Miketta/Tebel-Nagy   Liebe & Sex

Für Flora und Anna

Gaby Miketta
Claudia Tebel-Nagy

Liebe & Sex

Über die Biochemie leidenschaftlicher
Gefühle

≡ **TRIAS** THIEME HIPPOKRATES ENKE

Umschlaggestaltung:
Cyclus · D+P Loenicker, Stuttgart

Textzeichnungen:
Friedrich Hartmann, Nagold

Lektorat:
Susanne Warmuth

Die Deutsche Bibliothek –
CIP-Einheitsaufnahme

Miketta, Gaby:
Liebe & Sex: über die Biochemie
leidenschaftlicher Gefühle /
Gaby Miketta; Claudia Tebel-Nagy. –
Stuttgart: TRIAS Thieme Hippokra-
tes Enke, 1996
NE: Tebel-Nagy, Claudia:; Miketta,
Gaby: Liebe und Sex; Tebel-Nagy,
Claudia: Liebe und Sex

© 1996 Georg Thieme Verlag,
Rüdigerstraße 14,
D-70469 Stuttgart
Printed in Germany
Satz und Druck:
Gulde-Druck GmbH,
72070 Tübingen
Gesetzt auf CCS Textline
Herkules PRO

ISBN 3-89373-362-0

Zu diesem Buch

An Ratschlägen mangelt es nicht. Ratgeberbücher über Beziehungsprobleme, sexuelle Störungen und erotische Erfolgschancen für Mann und Frau füllen die Regale der Buchhandlungen. Psychologische Hilfe ist für jede Lebenslage zu finden. Dieses Buch ist ein Ratgeber der anderen Art. Es versucht, Liebe und Sex aus einer ungewohnten, naturwissenschaftlichen Perspektive zu erklären. Neue Forschungserkenntnisse von Evolutionspsychologen und Neurobiologen erweitern jetzt das Wissen um das menschlichste aller Gefühle. *Warum lieben wir auf welche Weise?* Das ist die zentrale Fragestellung dieses Buches. Wir geben keine Tips, wie man sich einen Millionär angelt oder die untreue Gattin ins heimische Ehebett zurücklockt. Wir wollen grundsätzliche Prozesse und Mechanismen verdeutlichen. Wie entsteht ein Liebesgefühl im Gehirn? Welche Liebesmoleküle steuern unser Verhalten und unsere Empfindungen in den einzelnen Phasen der Bindung?

Dieses Buch folgt chronologisch den Stadien der Verliebtheit, des Sexlebens, der langjährigen Beziehung, der unerschütterlichen Eltern-Kind-Bindung und des Liebesverlustes. Jedes einzelne Kapitel ist in sich verständlich. Wer mehr über den Orgasmus wissen will, muß deshalb nicht vorher lesen, nach welchen Suchmustern wir einen Partner wählen. Oder wer sich dafür interessiert, warum Zärtlichkeit gesund macht, muß sich nicht erst auf die Suche nach dem Homo-Gen begeben. Es liegt in der Natur der Sache, daß Frischverliebte über die Chemie ihres Liebestaumels wenig wissen wollen. Sie genügen sich selbst und schwören sich ewige Treue in guten und in schlechten Zeiten. Ist der erste Rausch verflogen, kehrt der Alltag ein. Mit der ersten Krise erhöht sich die Bereitschaft, nach Erklärungen für das Dilemma zu suchen. Und mit den neuen Erkenntnissen wächst, wie wir glauben, die Chance, sich selbst und seine Lieben besser zu verstehen. Liebe ist nicht nur Schicksal. Wir schließen uns der Philosophie von Sokrates an: »Es gibt nur ein einziges Gut für den Menschen: das Wissen, und nur ein einziges Übel: die Unwissenheit.«

Gaby Miketta
Claudia Tebel-Nagy

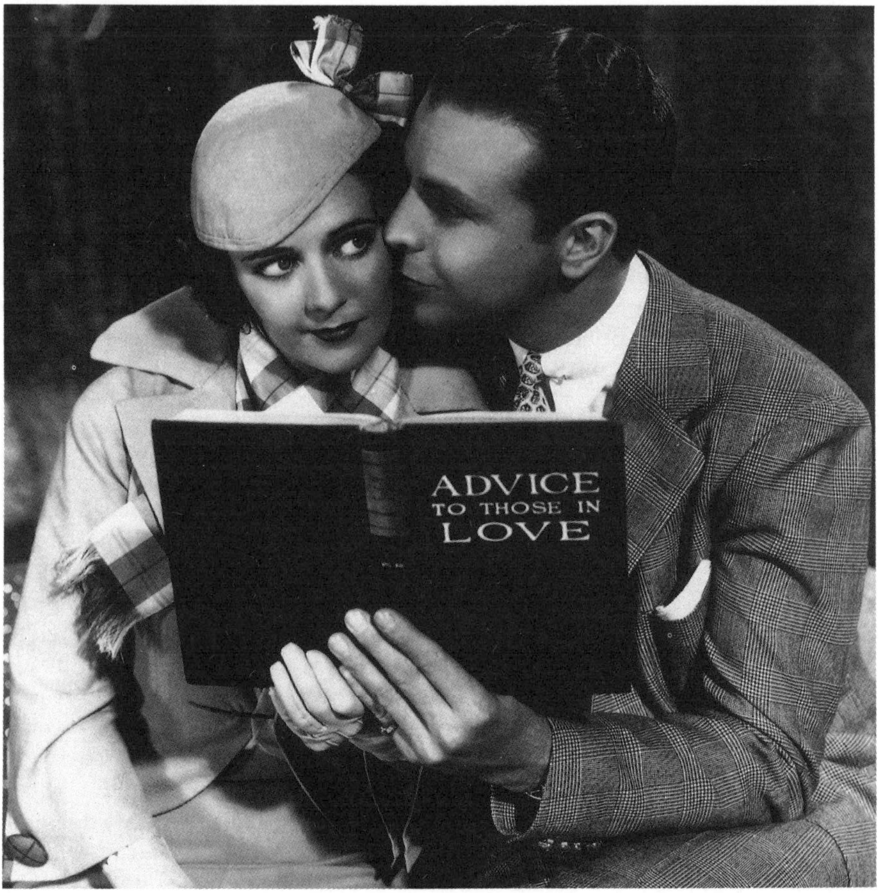

Ruby Keeler und Dick Powell in *Gold Diggers of 1933* – 1933 –

Liebeszauber

»Warum liebe ich ausgerechnet diesen Mann, warum nur ihn und keinen andern? Warum mag ich seinen Geruch, seine Augen, seine Stimme, weshalb genieße ich jede seiner Berührungen?« – »Was reizt mich so an dieser Frau? Warum erregt mich schon der bloße Gedanke, ihr wieder zu begegnen?« – »Warum liebe ich mein Kind so bedingungslos, würde alles für es tun, nehme jahrelange Entbehrungen in Kauf und fühle mich trotzdem glücklich, auf diese Art zärtlich und fürsorglich sein zu dürfen?«

Diese sinnsuchenden Fragen stellt sich wahrscheinlich jeder von uns irgendwann im Laufe des Lebens. Zwar nehmen wir unsere emotionale Welt meist als selbstverständlichen – wenn auch konfliktträchtigen – Teil des Daseins hin, ohne jedes einzelne Gefühl, sei es Wut, Trauer, Eifersucht oder Lust jedes Mal genauer zu hinterfragen, doch *ein* Gefühl bereitet uns, egal, ob wir es suchen, glauben gefunden zu haben oder verlieren, immer Kopfzerbrechen: *die Liebe.*

Offensichtlich entzieht sich dieser Zustand mehr als jeder andere einer Erklärung. Oberflächliche Beschreibungen nach dem Motto »Liebe ist...« können das Mysterium kaum erhellen: Ist Liebe gleichzusetzen mit Zärtlichkeit oder Zuneigung, Begehren oder Fürsorge, Sex oder Sehnsucht? Gehören zur Liebe auch Schmerz, Kummer und Erniedrigung? Oder müssen alle emotionalen Zustände zusammenkommen, um uns das Gefühl zu geben, es sei die wirkliche Liebe? Was passiert beim Verliebtsein, wenn tausend Schmetterlinge im Bauch umherschwirren, wir wenig Schlaf brauchen, keinen Hunger verspüren und kaum klar denken können? Ein kurzer Blickkontakt, erotische Signale, die klassische Werbephase, die erste geile Nacht – all dies kann in einem Flirt, einer Affäre oder mit dem ersehnten Ja-Wort enden.

Befragt man Menschen quer durch alle Gesellschaftsschichten, was vor allem Frauenzeitschriften in regelmäßigen Abständen zu tun pflegen, tauchen Begriffe auf wie »Geborgenheit«, »Treue«, »Vertrauen«, »Verantwortung«, »jemanden immer bei sich haben« und »dem anderen nahe sein wollen«. Natürlich fehlen auch »Sex«, »körperliche Nähe« und »Leidenschaft« nicht. Verliebtsein, so die allgemeine Umschreibung, ist ein leichtes, euphorisches Gefühl, während die Liebe in der zweiten Phase ein Zustand ist, den man sich erkämpfen muß und der gepflegt werden will. Obwohl jeder zu wissen meint, was es ist, entzieht sich das schwer definierbare Gefühl sprachlich dennoch der exakten Festlegung. Es sind eher Handlungen, Gedanken und Körperempfindungen, an denen wir die Liebe erkennen.

Meryl Streep und Clint Eastwood erlebten in dem Kinofilm *Die Brücken am Fluß* eine tiefe Verbundenheit, die sie zwar nur für drei Tage zusammenführte – eine Liebe, die aber bis an ihr Lebensende fest in der Erinnerung verankert war. Holly Hunter und Harvey Keitel zeigten in *Das Piano* eine der sinnlichsten Romanzen, die das Kino je in Bilder gefaßt hat. Und Sharon Stone und Michael Douglas demonstrierten in *Basic Instinct*, was Sex pur bedeutet, mit dem Schuß aggressiver Leidenschaft, von dem wir wahrscheinlich alle zeitweilig träumen. Alles sind Varianten der Liebe, und die Liste ließe sich beliebig verlängern. Wir alle kennen die Liebe und ihre Fallstricke gut, aber kaum jemand kann den Zauber der Gefühle erklären.

Das Konzept der Liebesbeziehung existiert in allen Kulturen, weltweit: Ob auf Bali, in Sibirien, oder bei den Yanomami im tropischen Regenwald des Amazonas, überall schreiben Menschen zärtliche Liebesbriefe, schwören sich ewige Zuneigung und heiraten. Selbst in Kulturen, die offiziell den Zustand des Verliebtseins negieren, töten sich Menschen, wenn sie »ihren« Partner nicht bekommen oder fliehen mit ihrer »wahren Liebe«. Der amerikanische Anthropologe William Jankowiak fand 1992 in 147 von 166 untersuchten Kulturen »romantische Liebe«, und er folgert aus diesem Forschungsergebnis: »Liebe ist ein universelles Phänomen.« Sie ist der Kitt, der unsere menschliche Gesellschaft zusammenhält. »Liebe ist so notwendig wie Brot«, erkannte auch Honoré de Balzac. Und Brot brauchen wir alle zum Überleben. Selbst unserer Urahnin Lucy, die vor rund 3,1 Millionen Jahren mit ihren Gefährten durch die ostafrikanische Savanne wanderte, dürfte die emotionale Bindung nicht fremd gewesen sein. Neueste Forschungen zeigen, daß auch im Tierreich Gefühle wie Liebe weitverbreitet sind. So weinen Elefantenmütter, wenn sie ihre Jungen verlieren, und Schimpansenmännchen kümmern sich intensiv um ihre Herzensdamen.

»Liebe zuerst bringt Lust, doch am Schluß nur Schmerzen dem Herzen«, wußte der römische Dichter Ovid in der *Ars Amandi*. Mit seinem Werk »Liebeskunst« wollte er die patrizische Jugend mit den Verführungskünsten vertraut machen und hat dabei vor knapp 2000 Jahren viele Forschungserkenntnisse der Neuzeit in poetische Worte gefaßt. Oscar Wilde dagegen entzauberte den Zustand mit britischem Humor: »Verliebtsein ist eine psychische Angina.« Aber Liebe ist nicht nur ein Wort, wie uns Mario Simmel weismachen wollte: Der Zustand Liebe zeigt unendliche Facetten, Phasen, Formen und Widersprüche. Das reflektieren auch die Wortstämme der Begriffe »Liebe« und »lieben«. Das lateinische Wort *»libere«* meint »belieben, gefällig sein«, in seiner abgewandelten Form *»libido«* den intensiveren Trieb des Begehrens. Aus dem germanischen Sprachbereich gehören zu dieser Wurzel außerdem die Sippen von *»loben«*, *»erhalten«* und *»glauben«*. Letzteres stand eigentlich für *»liebhalten, gutheißen«*. Diese zweigleisige Definition geben auch Wörterbücher:

Liebe

1. *»tiefempfundene Zuneigung, starke gefühlsmäßige Bindung an einen anderen Menschen, verbunden mit der Bereitschaft zu helfen, Opfer zu bringen, für den anderen da zu sein, zu sorgen usw.«*
2. *»auf körperlicher, geistiger, seelischer Anziehung beruhende leidenschaftliche, mit dem Wunsch nach Hingabe und (sexueller) Erfüllung verbundene Bindung an einen bestimmten Menschen (des anderen Geschlechts)«* (Brockhaus / Wahrig)

Leib und Seele, Geist und Körper scheinen untrennbar miteinander verbunden zu sein. Platon postulierte eine dreifache Stufung der Liebe:

1. körperlich-sinnliches Begehren (griech. *eros*, lat. *amor)*
2. Sorge für einen anderen Menschen tragen
   (griech. *philia*, lat. *amicitia*)
3. Orientierung an höheren Werten, in der antiken und christlichen Philosophie versteht man darunter die göttliche Liebe
   (griech. *agape*, lat. *caritas*)

Wahrscheinlich gehört zur Liebe in unserem heutigen Verständnis – im Gegensatz zu dem Gefühl, jemanden nett zu finden oder zu mögen – immer eine gute Portion Idealismus und die Bereitschaft, persönliche Ansprüche der Liebe zu opfern, auch gegen vernünftige Argumente. So gibt es kein rationales Argument, ein Kind in die Welt zu setzen, es zwanzig oder mehr Jahre zu versorgen, sich in Ängsten und Nöten zu verzehren, die eigene Karriere, die eigenen Freuden des Lebens hintanzustellen. Tun wir es, weil wir – ganz pragmatisch – um unsere Renten fürchten? Dann könnten wir die Kinder alle in einen Hort geben und ab und an besuchen und bräuchten sie nicht zu lieben. Wollen wir die Mühen auf uns nehmen, weil unsere Eltern das gleiche für uns getan haben, und wir ohne diese Liebe jetzt nicht leben würden? Müssen wir Kinder lieben, weil sie ohne unsere Liebe nicht gedeihen und wir – ganz im soziobiologischen Sinne – unsere Gene nicht erfolgreich weitergeben würden? Oder gibt uns das Gefühl, unsere Kinder zu lieben, schlicht überhaupt erst den emotionalen Sinn unseres irdischen Daseins? Lieben wir also um unser selbst willen?

Oder warum heiraten wir und binden uns, trotz so mancher Mißlichkeiten, an einen bestimmten Partner? Ginge es nur um Sex, kämen wir auf Dauer gesehen mit Bordellen billiger davon – sowohl Frauen als auch Männer. Bräuchten wir Menschen, die uns in der Not beistehen, die uns unterstützen und mit denen wir Spaß haben können, so erfüllten Freunde und Verwandte meist viel besser den Zweck. Während die Partner wechseln, bleiben einem echte Freunde, zum Beispiel eine Schwester oder ein Schulkamerad, auf Lebenszeit. Außerdem beklagen sie sich nicht, daß man älter wird, nicht mehr so hübsch ist oder vielleicht zu dick. Freunde sind in der Regel nachsichtiger als Liebespartner, weniger fordernd und rücksichtsvoller.

Warum also dreht sich die ganze Welt um die Liebe? Unaufhörlich wird sie in Schlagertexten verklärt, in Herz-Schmerz-Romanen immer wieder von neuem beschworen, in Poesie und Malerei verehrt. Wahrscheinlich wurde über nichts so viel geschrieben und gesungen wie über die Liebe. Nicht zuletzt ist sie auch ein mächtiger Wirtschaftsfaktor. Bräuchten wir ständig die neueste Mode, Schmuck, Schminke, Autos, Blumen, verführerische Essen in Restaurants, heiße Rhythmen in Diskotheken und Alkohol, wenn wir nicht alle auf der Suche nach Liebe wären? Mindestens die 13 Millionen Singles halten das Liebeskarussell in Deutschland in Bewegung. Fünf Millionen Kontaktanzeigen geben sie pro Jahr auf, knapp eine halbe Milliarde Mark setzen die 500 deutschen Eheanbahnungsinstitute um, zwischen 40 und 50 Millionen Mark investieren wir jährlich in Partner-Telefondienste. Single-Veranstaltungen wie die »Fisch-sucht-Fahrrad«-Partys erfreuen sich wachsender Beliebtheit. »Freizeit-Telefonbücher« für das unkomplizierte Partner-Shopping entwickeln sich – vergleichbar den »Schnäppchenführern« – zum Verkaufsschlager, und selbst Fernsehsendungen wie »Herzblatt« buhlen um die »Töpfchen«, die noch einen passenden Deckel suchen. Im Internet, der neuesten technischen Errungenschaft im Intim-Business, tummeln sich bereits Hunderte von digitalen Heiratsvermittlungen. Per Mausklick erscheint das Photo der Herzensdame, für zehn Dollar die e-mail-Adresse.

Haben wir das große Glück gefunden, setzen wir alles daran, es nicht wieder zu verlieren. Der Kummer über eine verlorene Liebe ist eines der intensivsten, schmerzhaftesten Gefühle überhaupt. Der Tod des Partners oder der Tod eines Kindes gehören zu den ergreifendsten und schrecklichsten menschlichen Erfahrungen. Deshalb erfüllt uns nichts mit mehr Unverständnis und Abscheu als der Mord an einem Baby. Wir können uns die Psychostruktur solcher Eltern nicht im entferntesten vorstellen, geschweige denn ihre Beweggründe nachvollziehen. »Wie kann eine Mutter so etwas tun?« Der Gewaltakt verstößt gegen alle Regeln der Liebe, demontiert jede emotionale Norm.

Tragisch ist, daß man Liebe nicht lernen kann. Während wir unser sexuelles Erleben in Orgasmusschulen, Flirtseminaren und Partnerworkshops trainieren, unsere Aufgabe als Eltern mit Hilfe pädagogischer Ratgeber erfüllen lernen, steht es um die Liebe schlecht. Wer wollte einem beibringen, das Gefühl für den oder die Richtige zu entwickeln? So schmoren wir ein Leben lang im Saft unserer instinktiven Wünsche und hoffen bei jeder sich bietenden Gelegenheit, endlich das große Los gezogen zu haben.

*Was ist Liebe? Wie und wo entsteht dieses Gefühl, das die Welt
bestimmt? Warum lieben wir überhaupt?*

In diesem Buch werden wir versuchen, solche Fragen nach dem der-
zeitigen Wissensstand zu beantworten. Wir werden von evolutionsbiologi-
schen Programmen erzählen, von Genen und Molekülen, von Gehirnen und
Gefühlen. Jahrhundertelang überließen Naturwissenschaftler die Frage
nach der Liebe Künstlern und Geisteswissenschaftlern. Das wohl intensivste menschliche Gefühl erschien ihnen zu flüchtig und wenig faßbar, als daß
eine Auseinandersetzung damit lohnend oder aussichtsreich erschien.
Selbst Biologen und Anthropologen wollten sich die Mühe nicht machen. Öffentliche Gelder waren für diese Art »schmutziger Forschungsthemen«, so
der amerikanische Sexologe John Money, kaum zu bekommen. Die New Yorker Anthropologin Helen Fisher erinnert sich im US-Magazin *Time*: »In den
sechziger Jahren sagte man mir, die Liebe und menschliche Beziehungen zu
erforschen, wäre ein schneller Weg, meine Karriere zu ruinieren.«

Vor gut zehn Jahren begann jedoch eine neue Ära. Mit den neuen
Methoden der Evolutionspsychologie, der Neurobiologie, der Molekularge-
netik und der bildgebenden Verfahren, begannen weltweit intensive For-
schungsaktivitäten. Wahrscheinlich auch deshalb, weil man sich neue Erkenntnisse über unsere Liebes- und Bindungsfähigkeit erhoffte. Nachdem
statistisch heutzutage jede dritte Ehe (in den USA schon jede zweite) geschieden wird, jedes zwölfte Kind mit einem alleinerziehenden Elternteil
vorlieb nehmen muß, allein in Deutschland vier Millionen Männer unter Impotenz leiden, tut unsere Gesellschaft wohl gut daran, das intime menschliche Miteinander genauer unter die Lupe zu nehmen und vielleicht neue –
von naturwissenschaftlicher Erkenntnis getragene – Problemlösungen und
Strategien für die Zukunft zu suchen.

Ein neuer Trend ist es, die neurobiologischen Konzepte der sozialen
Beziehungen zu erforschen. Standen früher Streß, Sex, Aggressionen, Angst
und Depressionen im Forschungsmittelpunkt, beginnen sich jetzt immer
mehr Wissenschaftler um die positiven sozialen Eigenschaften zu bemühen.
Für den englischen Begriff »*affiliation*« existiert allerdings keine wirklich
treffende deutsche Übersetzung; man könnte ihn noch am ehesten mit
»freundschaftliche Beziehungen« umschreiben. Darunter fallen alle sozialen
Kontakte zwischen Männchen und Weibchen, den Jungen, den Mitgliedern
der sozialen Gemeinschaft und auch den Außenstehenden. Wie lösen zum
Beispiel Affen Konflikte? Wie überwinden sie Aggressionen? Wie kümmern
sich Eltern der verschiedenen Tierarten um den Nachwuchs? Wie entstehen
Familienbande und soziale Organisationen? Seit 1991 ist die Literatur zu
diesen Aspekten sprunghaft angestiegen. Manche Wissenschaftler vermuten im Gehirn sogar ein Zentrum für das soziale Miteinander.

Das Herz, so glaubte seinerzeit noch der griechische Philosoph und Naturforscher Aristoteles, sei der gastliche Wohnort der Liebe. Die Seele, unser Bewußtsein und damit unsere Gefühle sollten dort entstehen. Hippokrates, der bedeutendste Arzt der Antike, und der französische Philosoph René Descartes schrieben dagegen dem Hirn seelische Qualitäten zu. Wobei Descartes, aus heutiger Sicht, einem verhängnisvollen Irrtum unterlag. Er trennte Körper und Geist in zwei unabhängige Einheiten, eine materielle Welt, die mathematisch und physikalisch beschreibbar ist, die andere unfaßbar und unsterblich. Mit dem »Kartesischen Dualismus« plagen sich die Wissenschaftler heute noch herum, und erst 1994 versuchte der amerikanische Neurologe Antonio Damasio mit seinem Buch *Descartes' Irrtum* eine endgültige Klärung. Heute steht fest: Denken und Fühlen – und damit auch die Liebe – entstehen in und mit unserem Gehirn. Nicht nur der Sex findet »zwischen den Ohren« statt, auch Emotionen wie Begehren und Treue haben dort ihren Platz. Unserem drei Pfund schweren Gehirn, bestehend aus rund 100 Milliarden Neuronen, verdanken wir diese Fähigkeit. In der komplexen Neuronenwelt liegt das Geheimnis des Liebeszaubers.

Die Chemie der Liebe, die Molekularbiologie der Zärtlichkeit, die Endokrinologie der emotionalen Bindung und die Genetik der Wollust sind die Hauptthemen dieses Buches. Wie man weiß, reagieren bestimmte Hirnareale auf bestimmte Signale, die jeweils unsere Gefühlsnuancen abstimmen. So schließen sich einige Gefühle gegenseitig aus: Streß und Sex oder – zeitweise – Mutterliebe und sexuelle Leidenschaft. Auch für diese emotionalen Wechselwirkungen muß es neurobiologische Schaltkreise geben. Sie entstehen im Zusammenspiel von Genetik und Umweltreizen. Im Liebesnest Gehirn entdeckten Forscher in den letzten Jahren viele neue Zusammenhänge: die Unterschiede in der Gehirnstruktur von Mann und Frau, von Homo-, Hetero- und Transsexuellen, die chemischen Variationen bei Potenten und Impotenten, Treuen und Treulosen; neue Erklärungen für Geschlechtsidentität und sexuelle Orientierung werden weltweit auf Kongressen diskutiert. Aber Liebe findet nicht nur im Gehirn, sondern im gesamten Menschen statt, also auch in Abhängigkeit von der sozialen Umwelt und den individuellen Erfahrungen.

Gefühle entstehen nicht zufällig, so wie wir es oft vermuten. Wir verlieben uns nicht plötzlich und ohne Grund unsterblich in jemanden. Wahrscheinlich entspricht derjenige im Detail den ererbten und im Laufe des Lebens zusätzlich durch Erfahrung erweiterten Mustern, die bei uns die chemische Warnblinkanlage aufleuchten lassen. Wahrscheinlich sendet dieser Jemand spezifisch die Reize aus, die zu unserem Suchmuster passen: olfaktorische (die Nase), visuelle (das Auge), akustische (das Ohr) und taktile (den Tastsinn ansprechende) Reize. Dieses Zusammenpassen von Reiz und Suchmuster löst eine physikalisch-chemische Kaskade aus, die am Ende in die Erkenntnis mündet: *Ich liebe dich.*

Da die Biochemie unseres Gehirns zum großen Teil im Erbmaterial, der Desoxyribonukleinsäure (DNS), festgelegt ist, muß der Liebeszauber konsequenterweise auch über die Entschlüsselung der DNS (zumindest ansatzweise) faßbar sein. Welche Liebesgene lassen welche Liebesmoleküle entstehen, die dann durch passende Liebesreize zu einem chemischen Liebeszauber führen, der am Ende unseren gesamten Körper erfaßt? Dieser Liebeszauber beeinflußt dann wiederum unsere Umwelt. Natürlich sollten soziale und psychologische Verstärker, also die Umwelteinflüsse, das entstehende Gefühl bestätigen. Sagen zum Beispiel alle Freunde, *der* Typ passe aber nun gar nicht zu einem, dann mag das Zusammengehörigkeitsgefühl gestärkt werden, und man meint, den Mann um so mehr gegen den Widerstand lieben zu müssen, aber trotzdem schleicht sich ein schaler Nachgeschmack ein. Die kognitive Saat des Zweifels wird auf Dauer an der Emotion nagen. Könnte man nicht – blind vor Liebe – Fehler übersehen haben? Nachweislich trübt ein starkes Liebesgefühl die vermeintliche Objektivität unserer Sinne. Es treten Realitätsverschiebungen auf. Jemand der, an objektiven Maßstäben gemessen, nicht gerade mit Schönheit, Intelligenz oder Sexappeal gesegnet ist, wird im Zauberschein der Liebe zu einem Adonis oder einer Aphrodite. Deshalb läßt sich Liebe als Phänomen wohl nur im Zusammenspiel zwischen Erbe und Umwelt, *nature* und *nurture* – so die plakative amerikanische Formel –, verstehen: Die Biologie und die Umwelteinflüsse beeinflussen sich gegenseitig. Oft entscheiden nur die entsprechenden Signalreize oder Moralvorstellungen oder Erfahrungen, welches Liebesverhalten wir zeigen.

Deshalb, so die neueste Vermutung einiger Wissenschaftler, lassen sich neurobiologisch auch kaum Unterschiede zwischen dem sexuellen Akt, der Mutterliebe und einer Liebesbeziehung treffen. Alle diese Liebesgefühle basieren auf dem gleichen chemischen Grundmuster, das variiert wird. So übt bei uns Menschen ein einziges Neurohormon, das Oxytocin, eine wichtige Funktion für den Orgasmus, beim Stillen und zur Festigung einer emotionalen Bindung aus. Es ist gleichzeitig Liebes-, Orgasmus- und Bindungshormon. Ein Rattenbulle kann mit Oxytocin dazu gebracht werden, sich entweder als fürsorglicher Vater oder aufdringlicher Wüstling zu gebärden. Wie er sich letztlich verhält, hängt von den Umweltreizen ab: davon, ob man ihm ein Neugeborenes oder eine geschlechtsreife Rattendame in den Käfig setzt. Die vor allem im prüden Amerika getroffene Unterscheidung, es gäbe eine Liebe oberhalb und unterhalb der Gürtellinie, ist damit wohl passé.

Doch der wissenschaftliche Streit um Liebe und Sex entpuppt sich mittlerweile als Grundsatzdiskussion zwischen Geistes- und Naturwissenschaften. Sollten jetzt auch noch die hehren Gefühle des Menschen, die uns evolutionär über alle anderen Lebewesen stellen, auf ein molekulares

Puzzlespiel reduziert werden? Manchen wird der neurobiologische Erklärungsansatz nicht gefallen, denn er klammert vieles von dem aus, was Philosophen, Dichter, Theologen, Sexualwissenschaftler, Psychoanalytiker und Psychologen an Wissenswertem erarbeitet und zusammengetragen haben. Unendlich viel Literatur aus diesen Perspektiven füllt weltweit die Bibliotheken. Andere mögen sich empören, die Liebe so »nüchtern« behandelt zu sehen. Und viele werden sich distanzieren und behaupten: »Das ist bei mir alles ganz anders! Was habe ich mit den Steinzeitmenschen zu tun?« Mancher moderne Mensch des bald 21. Jahrhunderts mag seine Liebe auch für so einzigartig halten, daß er nie auf die Idee käme, Lieschen Müller und Karl Meier könnten eventuell genauso lieben. Die individuelle Liebe wird von den Naturwissenschaften jedoch nicht erfaßt, denn sie können nur Prozesse erklären, die Allgemeingültigkeit haben. Die trügerische Annahme, daß die Naturwissenschaften nichts zum Thema Liebe beizutragen hätten, rührt vielleicht daher, daß wir in der Liebe unserem Gefühl mehr trauen als unserem Verstand. Beide Kräfte ordnen wir den angeblich konkurrierenden Fachrichtungen zu: die Liebe den Geisteswissenschaften, den Verstand den Naturwissenschaften.

Wir fassen in diesem Buch bewußt nur die Erkenntnisse von Neurobiologen, Hormonforschern, Genetikern und Evolutionspsychologen zusammen. Dabei können Neurone und Moleküle die Liebe beileibe nicht umfassend erklären. Das ist weder Anspruch noch Ziel. Diese Sichtweise schmälert deshalb auch in keinster Weise die Faszination dieses großartigen und lebensnotwendigen Phänomens, das die Natur uns Menschen zugedacht hat. Sie macht uns damit nicht zu Marionetten unserer DNS-Stränge und reduziert uns auch nicht auf tierische Paarungsstrategien. Vielmehr sollten sich die unterschiedlichen Ansätze ergänzen, ein Gesamtbild der Liebe heranreifen lassen. Wir sind wohl die einzigen Lebewesen, die die Bedeutung der Liebe vielleicht einmal begreifen und verstehen können, und deshalb sollten wir nichts unversucht lassen, diesem Verständnis näherzukommen.

Allerdings offenbaren sich auch mögliche Gefahren: Werden wir irgendwann mit neuen Aphrodisiaka aus dem Genlabor die Mega-Sexstimulanz per Katalog bestellen? Kann eine eifersüchtige Ehefrau den untreuen Gatten mit speziellen Anti-Liebesmolekülen im Morgenkaffee heimlich impotent machen? Halten wir jederzeit ein Liebesspray in der Hosentasche bereit, um die unwillige Kollegin/den spröden Kollegen gefügig zu machen? Wird die Liebe am Ende steuerbar? Wohl kaum, denn das Ineinanderwirken von Hunderten verschiedener Signalsubstanzen mit 100 Milliarden Nervenzellen, die sich zudem äußerst plastisch den individuellen Anforderungen anpassen, ist der simplen Manipulation schwer zugänglich. Die Liebe wird uns auch weiterhin ein einzigartiges Naturphänomen bleiben. Albert Einstein brachte die Grenzen einmal so zum Ausdruck: »Natur nur mit Hilfe der Naturwissenschaft beschreiben zu wollen, ist so, als wenn man eine Beethoven-Symphonie anhand ihrer Schalldruck-Kurve verstehen wollte.«

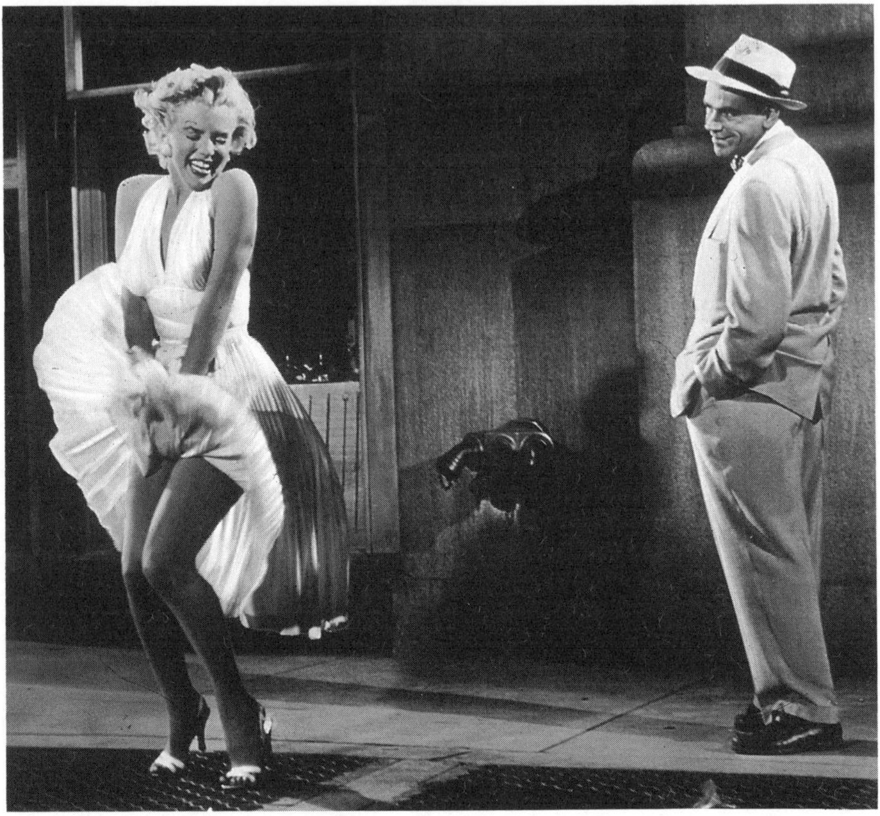

»Man hatte das Gefühl, man brauche nur die Hand auszustrecken, um sie berühren zu können.« Billy Wilder über Marylin Monroe.

Marylin Monroe und Tom Ewell in *Das verflixte 7. Jahr* – 1955 –

Liebesreize

Der erste Blick, ein zarter Duft, eine sanfte Stimme, ein inniger Kuß, dazu ein Schuß Phantasie – jede große Liebe beginnt mit einem betörenden Rausch der Sinne. Marylin Monroe ist Verführung in Perfektion.

Unter den »reizvollen« Idolen dieses Jahrhunderts ist Marylin Monroe die absolute Krönung. Von keinem Star gibt es mehr Photos als von ihr, keine wird häufiger kopiert. Sie verkörperte Erotik pur und bediente unsere Sinne mit einem Reizkonzentrat. »Sie war aus Fleisch, das sich wie Fleisch fotografierte. Man hatte das Gefühl, man brauche nur die Hand auszustrecken, um sie berühren zu können«, erzählte der Regisseur Billy Wilder seinem Biographen Hellmuth Karasek. Keiner konnte die frivole, kindlich-hilflose Blondine mit der atemberaubenden Silhouette und dem klugen Herzen so gekonnt ins Bild setzen wie Wilder in seinen zwei Filmen mit ihr: Die Monroe auf dem New Yorker U-Bahnschacht in *Das verflixte 7. Jahr* und die Monroe als Sugar Kane in *Manche mögen's heiß.* Beide Filme wurden in den prüden fünfziger Jahren gedreht, in denen man Sex in den USA nicht direkt zeigen durfte. Genau dafür war Marylin die perfekte Besetzung. Sie stimulierte nicht nur visuell, sondern heizte die erotischen Phantasien ganzer Kompanien an. Wilder war sich dessen bewußt, obwohl die chronisch unzuverlässige und unberechenbare Diva ihm schwer zu schaffen machte. Er nahm in Kauf, daß sie einen Satz in einer Szene erst beim 64. Mal, nach eineinhalb Tagen, fehlerfrei sprach: »Wo ist der Bourbon?« Ob er nochmals einen Film mit der »MM« drehen würde – auf diese Frage von Reportern, so erzählt Karasek, antwortete Wilder: »Ich habe das mit meinem Hausarzt, meinem Psychiater und meinem Buchhalter diskutiert, und die haben mir gesagt, ich sei zu alt und zu reich, um das noch einmal durchzumachen.«

Norman Mailer hielt die Monroe für das »mörderischste Publicity-Ungeheuer der Welt«. Die Sexbombe setzte ihr Publikum unter Spannung; sie brachte ihre Reize professionell zum Einsatz; sie wußte um ihre Wirkung, ihr Aussehen, ihre Stimme, ihre Bewegungen. Erst heiratete sie den populären Baseball-Star Joe DiMaggio, dann den intellektuellen Dramatiker Arthur Miller und zu guter Letzt brachte sie kurz vor ihrem Tod John F. Kennedy ihr legendäres Geburtstagsständchen. »Happy birthday, Mr. President« hauchte sie derart lasziv ins Mikrophon, daß den Anwesenden schlicht die Spucke wegblieb und sie zu der absoluten Überzeugung gelangten: Die Affäre mit Kennedy ist kein Gerücht.

Die Reize, mit denen uns die Monroe betörte, beschränkten sich dabei auf zwei Kategorien: visuelle und akustische Stimuli. Nur wenige von uns dürften die Gelegenheit gehabt haben, ihren individuellen Körperduft zu schnuppern oder sie zu berühren, geschweige von ihr berührt zu werden. Davon mögen Millionen Männer geträumt haben, auf ihrer Haut gespürt haben sie sie jedoch nur in ihrer Phantasie.

Optische Signale sind für uns die wichtigsten sexuellen Reize, und das hat einen einfachen Grund. Unsere Augen sind im Laufe der Evolution zu Hochleistungssehorganen herangereift. Dieser Sinn ist sozusagen die erste Erregungsschwelle. Wieviel Gewicht Männer am Anfang einer Bekanntschaft auf »innere Werte« legen, bekannte Karl Kraus auf ernüchternde Weise: »Es kommt gewiß nicht nur auf das Äußere einer Frau an. Auch die Dessous sind wichtig.« Ehe wir einen potentiellen Partner hören, riechen und fühlen, sehen wir ihn im Normalfall – ausgenommen Sie verlieben sich in die Stimme eines Radiomoderators oder den niegesehenen Forum-User beim Internet-Chat am PC.

Meist begegnen Sie ihm zufällig. Er steht belanglos mit Freunden schwatzend, ein Glas Champagner in der Hand, auf der Party herum, und eigentlich deutet nichts auf eine auch nur ansatzweise knisternde Atmosphäre hin. Und irgendwie geschieht es dann doch: Man sieht sich an, vielleicht einen Augenblick länger als üblich, spricht ein paar Worte miteinander, riecht sein Aftershave, berührt zufällig den Arm, lauscht seiner Stimme und der Erzählung vom Segeltrip in die Karibik. Innerhalb weniger Sekunden oder Minuten entscheidet sich, ob der flotte Segler eine Chance hat oder nicht. In Sekundenschnelle strömen Hunderttausende von Sinnesreizen auf unser Gehirn ein. Sie werden in Echtzeit verarbeitet, und sehr schnell stellt sich das grundsätzliche Gefühl ein: sympathisch oder unsympathisch. Ist diese Entscheidung nach der ersten Begegnung gefallen, beginnt die zweite, wohl aufregendste Flirtphase. Die Aufmerksamkeit ist erhöht. Jedes Detail begutachten wir kritisch: Ehering? Geputzte Schuhe? Teures Parfüm? Glänzende, schöne Haare? Gut sitzendes Jacket? Niedliche Lachfalten? Höflich? Humorvoll?

Nach diesem »Ganz-Körper-Psycho-Check« fällt zum zweiten Mal eine Entscheidung: langsam den Rückzug antreten oder heftig weiterflirten. Dann folgt die Profiwerbung: Wir streichen unser Haar aus dem Gesicht, schauen dem anderen intensiv länger als nötig in die Augen, rücken bei der Unterhaltung ein wenig näher, vielleicht bietet sich die Gelegenheit zu tanzen. Man registriert die Bewegungen, den Geruch, fühlt die Hand auf dem Rücken. Wir saugen jede Sinnesinformation begierig auf, fokussieren unsere Wahrnehmung und erlauben durch geschickte Verstärkung unserer Reize dem anderen auch, uns zu testen. Diese Tests beinhalten nicht nur eine Auseinandersetzung mit Gefühlen, sondern vor allem auch mit der Vernunft und dem Gedächtnis. Treffen Sie einen Mann in Begleitung seiner Ehefrau, lernen Sie Ihren neuen Chef kennen, oder machen Sie endlich die Bekannt-

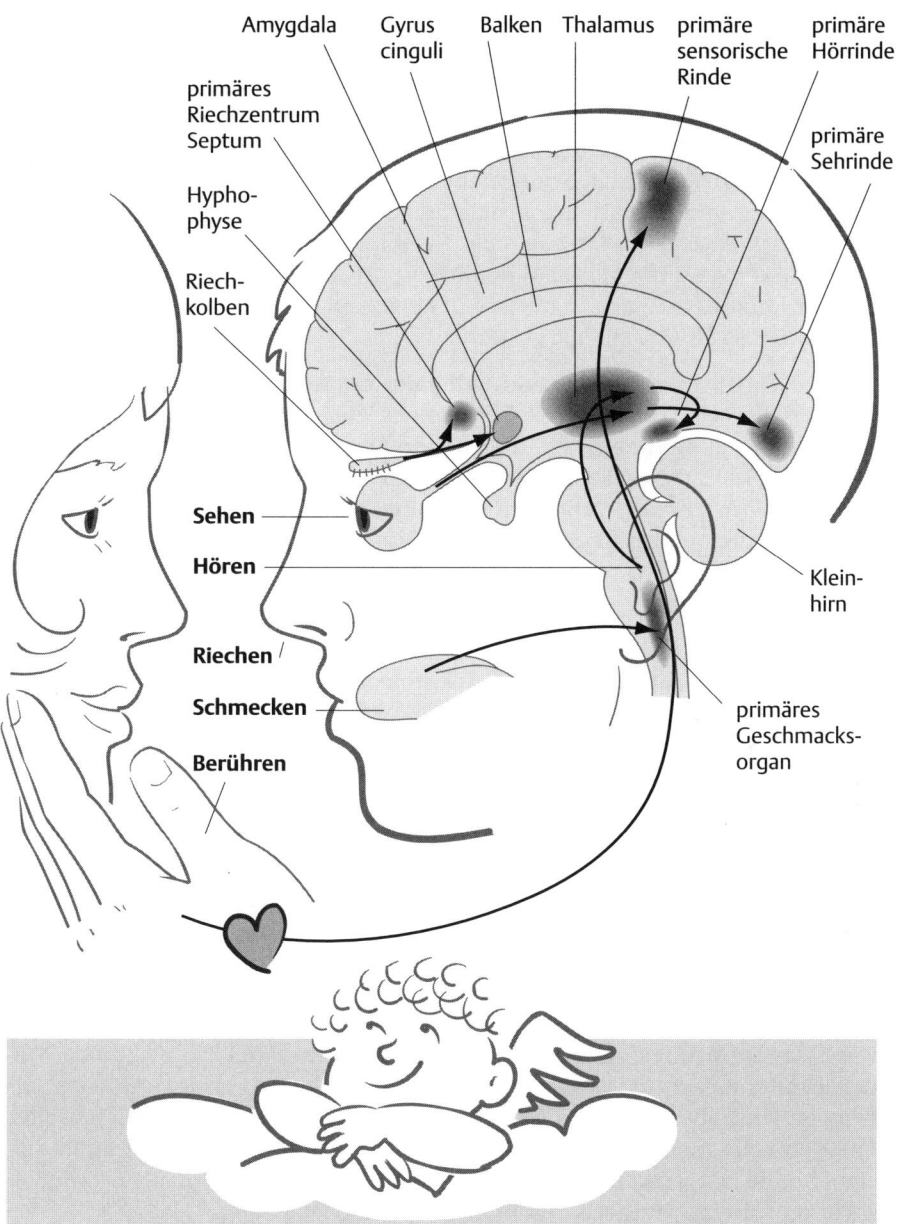

Abb. 1 **Schaltkreis der Liebesreize:** Was wir sehen, riechen, hören und fühlen, ist jeweils in unterschiedlichen Gehirnregionen repräsentiert. Diese sind jedoch miteinander verknüpft. Der Thalamus ist die Schaltstelle, in der Sinneseindrücke bewußt gemacht werden, in der Amygdala findet die emotionale Bewertung statt.

schaft des besten Freundes Ihres Geliebten, dann sind dies soziale Situationen, die eine wertfreie Wahrnehmung und Verarbeitung der eintreffenden Reize hemmen. Sinnesreize sind selten frei von einer sozialen und moralischen Bewertung. Die Situation und das Umfeld bestimmen die Reaktion auf Liebesreize. Wäre die attraktive Blondine nicht die beste Freundin Ihrer Geliebten, hätten Sie sich vielleicht verliebt, so passiert (meistens) gar nichts. Ausnahmesituationen ermöglichen oft eine weniger eingeschränkte Bewertung. Alleine im Urlaub, zum Beispiel, oder im Karneval oder leicht angetrunken oder in emotional besonders aufgewühlten Momenten empfinden wir Reize als »reizvoll«, die uns in einer anderen Situation nicht einmal einen zweiten Blick abgenötigt hätten.

Im Prinzip bombardiert jeder, der ein Auge auf einen potentiellen Partner geworfen hat, das Gehirn seines Gegenübers mit Sinnesreizen, von denen er annehmen darf, daß sie ihn positiv stimmen und ihm zeigen: Ich bin an dir interessiert. Gleichzeitig gieren wir selbst nach bestätigenden Signalen: Tanzt er absichtlich so anschmiegsam? Lacht er immer so herzlich aufreizend? Unterhält er sich nur noch mit mir und läßt jede andere abblitzen?

In den allermeisten Fällen *sieht* man den potentiellen Traumpartner zuerst, dann folgt der Smalltalk, dann wird der Körperkontakt eng bis maximal. Das ist die »normale« Reihenfolge. Und dies ist ein schlaues, gut durchdachtes Kalkül der Reizreihenfolge. Stellen Sie sich vor, das Prozedere liefe anders: Erst begrapscht Sie jemand von oben bis unten, hält Ihnen seine Achsel unter die Nase, flüstert Ihnen Kosenamen ins Ohr, und dann nimmt er Ihnen die Augenbinde ab und Sie dürfen ihm in die Augen schauen. Das klingt wie Folter, wie Vergewaltigung. Denn wir treffen unsere Entscheidung eben zu allererst optisch. Das ist der erste Filter, womit nicht gesagt sein soll, daß die anderen Liebes-Reizfilter eine weniger starke Bedeutung haben. Tatsache ist nur: Spricht einen ein Mensch, den man kennenlernt, optisch überhaupt nicht an, gibt man ihm viel seltener die Chance, seine weiteren Qualitäten zu offenbaren. Der elegante Rhetoriker, die süß duftende Friseuse, der Masseur mit den begnadeten Händen, können uns nur betören, wenn wir die Wahrnehmung zulassen, sie also die erste Hürde nehmen. Wobei Männer diesem »Ich sehe, also liebe ich!« noch sklavischer anhängen als Frauen. Die Schönheit einer Frau ist eines der wichtigsten Kriterien bei der Partnersuche. Selbst eine reiche, intelligente Frau kann es sich kaum leisten, häßlich zu wirken, wenn sie Männern gefallen will. Um mit Schiller zu sprechen: »Beim wunderbaren Gott – das Weib ist schön.«

60 Prozent der Eheleute lernen sich ganz konventionell auf privaten Partys, in Vereinen, bei kirchlichen Treffen, an der Universität oder am Arbeitsplatz kennen. Nur 10 Prozent begegnen sich in den Ferien, in einer

Bar oder durch eine Bekanntschaftsannonce. Bei Partnerbeziehungen zwischen Singles, die weniger als einen Monat hielten, machen Bar-, Urlaubs- und Kontaktanzeigen-Bekanntschaften immerhin 20 Prozent aus, so die Erkenntnisse einer der größten Studien in den USA aus dem Jahr 1994. Freunde und Arbeitskollegen scheinen die besten Kuppler zu sein. Bei den meisten Menschen ist der erste Schritt banal: Bill und Hillary Clinton lernten sich beim Jurastudium an der University kennen; Helmut und Hannelore Kohl verliebten sich als Teenager in der Tanzstunde bei Glenn Millers Hit *In the Mood*; Boris und Babs Becker verknallten sich bei einem Freundestreffen in einem Lokal ineinander.

Der Münchner Psychologe Andreas Hejj hat genauer untersucht, welche »Drehbücher« in unseren Köpfen während des ersten Rendezvous ablaufen. Dieses erste bewußte Treffen, dieses erste Kennenlernen, verleitet uns, in Erwartung von Liebe, Lust und Leidenschaft, regelrechte gesellschafts- und temperamentsgeprägte Regieanweisungen zu befolgen. Hejj befragte 136 deutsche Studenten, zwischen 20 und 30 Jahren, die mindestens 20 Handlungen aufzählen mußten, die bei einem Rendezvous vorkommen. Frauen kümmern sich dabei vor allem um ihr Aussehen (»zehn Sachen anprobieren«, »vor dem Spiegel auf und ab gehen«, »zwischendurch auf dem Klo nachchecken, ob Lippenstift nicht verschmiert ist«), um ihre Körpersprache (»mit Fingern am Weinglas spielen«, »mit Zunge Lippen umranden«, »mit Kuß verabschieden«) und das Gespräch (»Konversation machen«, »nicht zu laut lachen«, »kein neues Datum zum Treffen ausmachen«). Bei Männern ist diese Reihenfolge von Bedeutung: Gespräch (»vom Beruf erzählen«, »vom Sekt zu Hause erzählen«, »schlechte Busverbindungen aufzeigen«), Situationsgestaltung (»Wohnung aufräumen«, »frische Bettwäsche aufziehen«, »Platten auflegen«, »Sektkorken knallen lassen«) und an dritter Stelle das Aussehen (»baden«, »rasieren«, »parfümieren«, »Kleider aussuchen«). Die männlichen Regieüberlegungen enthalten etwa viermal soviel Hinweise auf Sex.

Die Verführung ist die dritte Stufe beim Kennenlernen. Wir setzen all unsere Sinne gezielt unter Hochspannung: Swing-Musik (oder Techno-Rhythmen), Champagner (oder Tabasco-Brand), Kaviar (oder Sushi), ein dezentes Veilchenparfüm beim Tanz im Kerzenschein (oder Uni-Sex-Fragrance auf dem Dancefloor). All dies sind – je nach Geschmack und Alter – animierende Streicheleinheiten für die Sinne. Eine intellektuelle Harmonie füttert das reizvolle Prozedere mit weiterem Treibstoff. Was nützt der schönste Mann, wenn man nun aber auch gar keine geistige Gemeinsamkeit entdecken kann? Vielleicht ein Buch, das beide kennen und mögen, vielleicht ein Urlaubsland, über das sich plaudern läßt? Man muß nicht unbedingt zu den Anhängern der »Intelligenz-ist-sexy-Welle« gehören, um eine angeregte und spannende Unterhaltung mit dem auch ansonsten begehrenswerten Part-

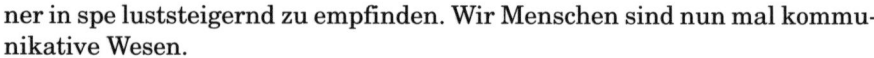

ner in spe luststeigernd zu empfinden. Wir Menschen sind nun mal kommunikative Wesen.

Gibt das Hirn das o. k., beginnt die vierte Phase der Erregung. Nach der obligaten Klärung »Gehen wir zu dir oder zu mir?«, kann der Dialog zweier Körper beginnen, der – wenn alles harmonisch wie geplant weitergeht – im orgiastischen Crescendo gipfelt. Ein Rausch der Liebesreize.

Von Gefühlen ist dabei noch nicht die Rede, es geht vor allem um Sex. In der Tat ist Liebe für Wissenschaftler ein »schwer zu operationalisierender Begriff«, wissenschaftlich im Tierexperiment zum Beispiel nicht erforschbar. Forscher bezeichnen das, was wir »Liebe« nennen, lieber neutral als »Fortpflanzung« oder »Reproduktion«, und meinen damit doch nur, daß die Attraktivität so groß ist, daß man sich näherkommt und nach der Nähe des anderen verlangt.

Auch die Reizwahrnehmung einer Mutter oder des Säuglings läuft in weiten Teilen nach schematisierten Mustern ab. Die Reiz-Reaktions-Muster sind nur bedingt durch Vernunft zu steuern. Deshalb sind einige der in den folgenden Kapiteln beschriebenen Reize des Liebesspiels im Prinzip automatisch auslösende Mechanismen. Wir reagieren nach einem angeborenen Muster auf bestimmte Signale. So wie alle Säuglinge bei Fischgeruch ihr Köpfchen wegdrehen, beginnen sie bei Vanille- und Bananenduft heftige Saugbewegungen auszuführen. Wie werden diese Sinnesreize im Gehirn verarbeitet? Wann werden sie emotional eingefärbt? Welche Gehirnteile sind daran beteiligt? Welchen Einfluß haben diese Informationen auf unsere Hormonproduktion? Und wie ändert sich dadurch wiederum unsere Wahrnehmung?

Die Natur hat ein ausgeklügeltes Programm entwickelt, nachdem wir in fundamentalen Bereichen das tun, was ihr dient. Trotzdem brauchen wir dabei, oder gerade deshalb, nicht auf die reizvollen Dinge des Lebens verzichten! Der griechische Philosoph Epikur schwärmte in seinem Werk *Über die irdische Glückseligkeit*: »Ich weiß nicht, was ich noch als Gutes ansehen soll, wenn ich die Freude des Geschmacks, die Freuden der Liebe, die Freuden des Gehörs, schließlich die Erregung beim Anblick einer schönen Gestalt abziehe.«

≡ Liebe auf den ersten Blick

»Liebe auf den ersten Blick ist ungefähr so unzuverlässig wie eine Diagnose auf den ersten Händedruck«, von dieser Erfahrung des irischen Schriftstellers George Bernhard Shaw weiß jeder ein Lied zu singen. Warnungen, daß Äußerlichkeiten täuschen können, wenn man durch sie Hinweise auf den wahren Charakter und die inneren Werte eines Menschen erwartet, schlagen wir eilig in den Wind. Nur zu gerne vertrauen wir der Optik. Visuelle Reize prägen den ersten Eindruck, entscheiden in Sekunden über Aufmerksamkeit, über spontane Sympathie oder Antipathie, über Verliebtheit und manchmal sogar tatsächlich über Liebe auf den ersten Blick. Optische Reize sind die erste Erregungsschwelle. Unsere gut trainierten und während der Evolution für unsere Zwecke optimierten Augen nehmen visuelle Signale intensiver, komprimierter, über eine größere Distanz und eindeutiger wahr als die akustischen, olfaktorischen oder taktilen Sinnesreize.

Seltenheitswert dürfte die prompte Reaktion auf einen pur visuellen Reiz von Geena Davis in dem Film *Thelma & Louise* haben: Als die unselbständige Ehefrau mit ihrer selbstbewußten Freundin Louise (Susan Sarandon) während einer Autofahrt einen jungen Mann an der Straßenecke erblickt, ist sie wie vom Blitz getroffen. Sie fiept, winselt und hechelt demonstrativ wie ein Hund, dem man eine Wurst vor die Nase hält. Das Opfer ihrer Begierde ist Brad Pitt, ein »Eyecatcher« für Frauenaugen: Ein Mann mit James-Dean-Appeal – breite Schultern, schmale Hüften, der knackige Po in einer engen Jeans, ein markantes Kinn und volles, lässiges Haar. Thelma traf mit ihrer instinktiv getroffenen Wahl ins Schwarze. Dieser Mann besorgte der bislang unbefriedigten Ehefrau den ersten Orgasmus ihres Lebens. Kinobesucher reagieren auf die eindeutige Hechelszene mit einer Lachsalve. Sie stellt jeden Gigolo in den Schatten, der sich nach einer reizvollen Frau umdreht und ihr hinterherpfeift. Doch Thelma verhält sich im Grunde »männlich« und treibt dieses Verhalten auf die Spitze; denn normalerweise unterliegen vor allem Männer visuellen Reizen. Für eine Frau spielt die Schönheit eines Mannes im Liebesreigen die zweite Geige. Er muß andere Qualitäten aufweisen, um ihre Gefühle in Wallung zu bringen. Charakter und Status sind für sie entscheidender (siehe Kapitel »Liebesmuster«, S. 60 f.). Zwar sind Herzensbrecher nie häßlich, aber überdurchschnittlich schöne Männer sind den meisten Frauen suspekt. Ein eitler Adonis wird vom weiblichen Publikum schnell als Gockel verhöhnt und steht unter dringendem Verdacht, sich nur um sich und sein Äußeres zu kümmern – statt galant und fürsorglich um das Wohlergehen seiner Partnerin. Die einzige Äußerlichkeit, die die meisten Frauen stört, ist, wenn Männer kleiner sind, als sie selbst. Kleine Männer sind selten Helden. David gegen Goliath ist der berühmte Ausnahmefall. Der virile Frauenschwarm Humphrey Bogart ging

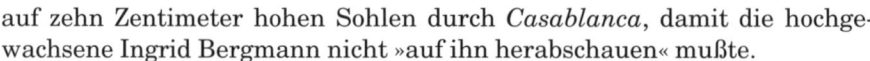

auf zehn Zentimeter hohen Sohlen durch *Casablanca*, damit die hochgewachsene Ingrid Bergmann nicht »auf ihn herabschauen« mußte.

Nackte Zahlen führen den gesellschaftlichen Wert männlicher Schönheit vor Augen. Männliche Verbraucher sind auf dem Sektor Kosmetik und Mode – verglichen mit den weiblichen – immer noch die reinsten Banausen. Und größtenteils suchen auch noch Frauen am Ladentisch die leibliche Dekoration für den Mann aus. Die an sich männliche Produktwerbung zielt hier bereits direkt auf den Geschmack der Frauen. Wenn sich der muskelgestählte, braungebrannte Davidoff-Mann im Meereswasser wälzt, will die Konsumentin, daß der Gatte wenigstens so gut riecht, wie dieses Bild von einem Mann. Wie ungleich das Geschäft mit der Schönheit ist, zeigt eine selten beachtete Tatsache. So beklagte sich der schwedische Versace-Beau Marcus Schenkenberg, höchstbezahltes Männermodel der Welt, bitterlich darüber, daß er bei gleicher Leistung grundsätzlich weniger Gage bekomme als seine weiblichen Spitzenkolleginnen, wie Claudia Schiffer oder Naomi Campbell, nämlich »nur« rund drei Millionen Mark pro Jahr. Die Fotomodellbranche dürfte die einzige Branche der Welt sein, in der Männer bei gleicher Arbeit schlechter bezahlt werden als Frauen. Für Männer existiert hier keine Gleichberechtigung am Arbeitsplatz!

Die Zeiten von Ludwig XIV. sind vorbei, in denen Puder und Perükken, Schnörkel und Schnallen den Mann von Welt schmückten. Statussymbole sehen heute anders aus. Prestigeobjekte, wie eine Rolex-Uhr oder ein Golfball am Mercedesschlüssel, prägen das Image und zeigen durchaus Wirkung. Auch wenn männliche Schönheit bei Frauen nicht extrem hoch im Kurs stehen, gibt es unterschiedliche Signale, die Frauen abhalten, auf einen potentiellen Liebhaber einzugehen: Die Palette geht von weißen Socken, die das weibliche Auge beleidigen, bis zu Eheringen, die bindungswillige Frauen in die Flucht schlagen.

An visuellen Reizen können Männer sich nicht sattsehen. Genaugenommen gibt es keinen Zentimeter an der Silhouette einer Frau, der nicht gnadenlos beurteilt wird. Die weibliche sexuelle Anziehungskraft definiert sich für Männer zu Beginn in erster Linie über ihre äußere Erscheinung. Bereits Fotos von einer schönen Unbekannten können Männer sexuell erregen, Pornofilme reizen in der Regel eher Männer. Weibliche Jugend und Schönheit hat auf Männer eine weitaus höhere Anziehungskraft als Intelligenz und Macht. »Es ist wichtiger, daß eine Frau gut aussieht als daß sie klug ist, denn Männer können besser sehen als denken«, spottet ein Feministenspruch. Dabei ist Schönheit durchaus ein Machtfaktor. Daß gutaussehende Frauen die besseren Chancen im Beruf wie auch bei den Männern haben, ist eine Binsenweisheit. Aber selbst Frauen, die sich selbst als uneitel einstufen, richten sich jeden Morgen vor dem Spiegel, bevor ihre Zensur sie für die

Öffentlichkeit freigibt. Schöne Frauen dürfen heute wieder ihre optischen Reize demonstrieren, ohne automatisch der langgepflegten Gleichung »Sie ist schön, aber ein bißchen doof« zu unterliegen. Das Geschäft mit der weiblichen Schönheit hat seinen absoluten Höhepunkt erreicht. Supermodels wie Claudia Schiffer, Linda Evangelista, Cindy Crawford und Co. werden zu weltweiten Stars, die ihre namenlosen Kolleginnen früherer Jahrzehnte an Gagen und Popularität weit übertreffen. Ihre Fotografen Richard Avedon, Peter Lindbergh oder Helmuth Newton werden nicht nur von männlichen Bewunderern ihrer Kunst hoch geschätzt. Noch vor zwanzig Jahren waren die Schönheitsidole Schauspielerinnen, wie Romy Schneider, Cathérine Deneuve oder Raquel Welch. Heute wollen alle Mädchen aussehen wie Linda Evangelista oder Elle MacPherson.

So unterschiedlich all diese Frauen auf den ersten Blick aussehen, so sehr gleichen sich ihre Akttraktivitätsmerkmale vom Scheitel bis zur Sohle: Sie haben schöne, glänzende Haare, ein ebenmäßiges Gesicht mit großen Augen und volle, wohlgeformte Lippen. Daß die Frauen der Schöpfung die Lippen leuchtend rot hervorheben, ist naturgemäß eine sinnvolle Maßnahme. »Wenn eine Frau sich die Lippen nachzieht, so ist das, wie wenn ein Soldat sein Maschinengewehr poliert«, behauptete Bob Hope. Ihre Haut ist makellos, und ihre Figur entspricht dem 90-60-90-Ideal auf langen Gazellenbeinen. Für heutige Verhältnisse sind fleischgewordene Männerträume der sechziger Jahre wie Marilyn Monroe oder Anita Ekberg etwas zu üppig. Aber nach wie vor spricht ihnen kaum einer die durchschlagende sexuelle Anziehungskraft ab.

Natürlich müssen nicht alle Merkmale im Schönheitskatalog perfekt sein, um eine Frau als attraktiv zu empfinden. Ein reizvolles Dekolleté wie das von Jane Russell, ein Minirock an den Schenkeln von Cher, der sinnliche Mund von Kim Basinger oder die Rehaugen von Audrey Hepburn können bereits im Soloauftritt (fast) jeden Mann »streichfähig« machen. Allerdings, das wußte bereits Gottfried Ephraim Lessing, »ist Reiz (...) Schönheit in Bewegung«. Die schönste Frau kann kaum einen Blumentopf gewinnen, bewegt sie sich wie ein Elefant im Porzellanladen. Der Wiener Verhaltensforscher Karl Grammer vom Ludwig-Boltzmann-Institut für Stadtethologie, der das Standardwerk *Signale der Liebe* schrieb, ist sogar der Meinung, daß die Art der Bewegung ein wichtiger Faktor bei der Partnerwahl sein kann. Als ein eindeutiges Zeichen sexueller Präsentation hebt Grammer den Hüftschwung hervor, den ein Profi wie Marilyn Monroe auf hohen Hacken und in hautengen Kleidern so eindrucksvoll zum Einsatz bringen konnte, daß es ihren männlichen Beobachtern den Atem verschlug. Ein weiteres typisches Signal weiblicher Präsentation ist der sogenannte »Hairflip«, bei dem Frauen ihr Haar ruckartig in den Nacken werfen und damit die ganze Halspartie entblößen. Anita Ekberg zeigt in Fellinis *La Dolce Vita* eine Meisterleistung dieser Kunst.

Die Augen eines Menschen bedeuten uns mehr, als tausend Worte sagen können. In ihnen meinen wir Aufrichtigkeit und Ehrlichkeit erkennen zu können. Sogar die Augenfarbe wird bei Heiratsvermittlungsagenturen, neben Haarfarbe und Größe als Auswahlkriterium erfaßt. Dem Genuß der Verliebten bleibt es vorbehalten, sich lange tief in die Augen zu sehen. Sie können kaum den Blick voneinander lassen. Bei der Silberhochzeit ist dieses Bedürfnis nur noch schwach ausgeprägt. Unsere Augen haben sich an den Anblick des Partners gewöhnt, reizvoll erscheinen dann eher neue optische Leckerbissen. So nutzen wir den Gesichtssinn als Wahrnehmungsquelle sowie als Fenster zur Seele: Bei Erregung vergrößern sich unwillkürlich die Pupillen eines Menschen, und das macht die Augen, das Gesicht und schließlich die gesamte Person anziehender. Wer seine Augen hinter einer dunklen Sonnenbrille versteckt, mag zwar »cool« erscheinen, aber er verhindert die wichtigste soziale Kontaktaufnahme. Mütter schauen nach der Geburt ohne Unterlaß ihr Baby an. Sie können sich nicht sattsehen, beobachten jedes Detail mit Argusaugen und nehmen, neben dem Hautkontakt und dem Babyduft, über die Augen eine innige Verbindung zu dem Säugling auf.

Wissenschaftler schätzen, daß etwa ein Drittel der Hirnrinde mit der Verarbeitung visueller Informationen beschäftigt ist. Im Vergleich dazu beansprucht das Hören nur drei Prozent und der Tastsinn acht Prozent. Allerdings erhalten wir auch rund 60 Prozent aller Umweltinformationen über die Augen. Dabei entsteht auf der Netzhaut – quasi ein Außenposten des zentralen Nervensystems – ein originalgetreues Abbild, nehmen wir an des flotten Seglers, der uns auf der belanglosen Party über alle Maßen interessierte. 120 Millionen lichtempfindliche stäbchenförmige Zellen unterscheiden in der Netzhaut die Grauwerte und sieben Millionen zäpfchenförmige Lichtsinneszellen ermöglichen uns das Farbensehen. Daß wir das markante Kinn als Silhouette der Partyeroberung sehen, verdanken wir also den »Stäbchen«, den optischen Genuß der vertrauenerweckenden blauen Augen den »Zäpfchen«. Diese 127 Millionen »Photorezeptoren« warten in zwei mal vier Quadratzentimeter Netzhaut auf erregende Signale. Viele verschiedene unterschiedlich aufgebaute Zellen verarbeiten die Signale in der Netzhaut wie in einem Filtersystem, die dann in der zweiten Station zu den Ganglienzellen gelangen. Hier werden Kanten und Lichtgrenzen verstärkt, so daß wir später ein Bild sehr strukturiert sehen können. Die Ganglienzellen münden in einem dicken Strang, dem Sehnerv, der übrigens nur noch aus einer Million Zellen besteht. Im Chiasma opticum überkreuzen sich dann beide Sehnerven, wobei ein Teil der Informationen bereits hier in andere Hirnteile geleitet wird. Das primäre Sehzentrum befindet sich in den sogenannten »Kniehöckern« des Thalamus, einer der Hauptrelaisstationen im Gehirn. Hiermit nehmen wir optische Eindrücke unterhalb der Bewußtseinsschwelle wahr. Sublime optische Signale, die wir nur vier Millisekunden lang

»sehen«, lösen deshalb trotzdem in uns Emotionen aus. Die optische Wahrnehmungsgrenze liegt bei etwa zehn Millisekunden. Hier sieht also nur der Thalamus, nicht die »bewußte« Hirnrinde. Die Psychologin Sheila Murphy aus Los Angeles und der Emotionsforscher Robert Zajonc zeigten Versuchspersonen unterschwellig Gesichter von Menschen. Ihr Ergebnis: Selbst die geringfügigst gerümpfte Nase ruft in uns Zweifel hervor, der leicht zynisch verschobene Mundwinkel verunsichert uns zutiefst, die minimal gehobene Augenbraue läßt uns genauer hinschauen. Gesichter sind für uns ein Lehrbuch der Emotionen. Sie gelten als wichtigstes Kommunikationsorgan, in dem wir soziale Signale messerscharf erkennen. Wenn Murphy und Zajonc recht haben, entscheiden bereits die ersten Millisekunden bei einem Treffen (von denen wir hinterher noch nicht einmal behaupten könnten, wir hätten etwas gesehen) über den weiteren Verlauf einer »Beziehung«.

Der größte Teil der visuellen Informationen wird erst in der primären visuellen Sehrinde am Hinterkopf so verarbeitet, daß wir einen optischen Eindruck wahrnehmen. Jetzt sehen wir ein Bild. Die Verschaltungen mit weiteren Zentren ermöglichen uns die Wahrnehmung von Bewegung, Tiefenschärfe, Farbe, Gesichtern oder Umrissen. Wieviele separate Systeme für die Analyse visueller Informationen aber wirklich existieren, ist derzeit ein umstrittener Punkt unter Gehirnforschern. Die sekundäre Sehrinde ist rund um die primäre Sehrinde angeordnet und für die Interpretation der visuellen Informationen verantwortlich. Hier erkennen wir dann Zeichen als Schrift, und nur deshalb können Sie diesen Text lesen. Sicher ist, daß viele hundert Millionen zusammenarbeitende Zellen erst eine optische Gesamtwahrnehmung ermöglichen. Sehen ist somit das wahrscheinlich komplizierteste sensorische System und ein Testfall für Bewußtseinsforscher. Hans Haltmeier schreibt in der Zeitschrift *Natur*: »Was die Sinneszellen der Netzhaut, des Innenohrs, der Nase, der Haut und der Zunge erfassen, dient lediglich als Rohstoff für den schöpferischen Vorgang der Wahrnehmung. Das Gehirn filtert, gewichtet, portioniert und verteilt die Signale schließlich an spezialisierte Zellgruppen in der Hirnrinde – 30 solcher Zentren fanden Forscher bisher allein für das Verarbeiten optischer Informationen.«

Wir unterliegen optischen Täuschungen, und bei manchen Menschen vermischen sich gar die Sinnesqualitäten. Sie fühlen Töne, schmecken Bilder oder sehen einen Orgasmus. Unser Gehirn kreiert aus den Reizen immer eine individuelle Wahrnehmungswelt. Deshalb sehen wir auch nicht alle die gleiche Farbe »rot«. Das Gedächtnis, unsere Gedanken, unser Bewußtsein, unsere Gefühle bestimmen mit, was wir sehen, hören und riechen. Eine objektive Schönheit kann es also gar nicht geben, allenfalls eine archaische Norm oder eine vorübergehende gesellschaftliche Übereinkunft, was wir als schön bezeichnen. Aber ob der Mund einer Frau für eine andere Person als starker sexueller Reiz fungiert, entscheidet das Gehirn des Sehenden. Ob uns das, was wir sehen, gefällt, ängstigt oder lustvoll stimuliert, ergibt sich auf einer bewußten, rationalen Ebene erst nach einer weiteren Verarbeitung der Signale (siehe Kapitel »Das Gehirn als Liebesnest«, S. 76). Allerdings beurteilen wir unsere visuelle Welt sehr schnell. Es vergeht kaum eine Sekunde, ehe wir beim Anblick einer Pistole erschrecken – oder schamhaft die Augen niederschlagen, sollte sich unser Demonstrationsobjekt, der segelnde Partygast, plötzlich ohne Vorwarnung die Hose ausziehen.

Obwohl die Reize komplex sind und viele Schaltstellen der Dechiffrierung und Interpretation durchlaufen müssen, erfolgt die Zuordnung schnell und zielsicher. Ein Beispiel: Zwei Partnersuchende wollen sich aufgrund einer Kontaktanzeige ein erstes Mal treffen und sich persönlich kennenlernen. Ausgemacht ist als Rendezvous-Erkennungszeichen vielleicht ein rosafarbenes Halstuch oder eine Zeitschrift unter dem Arm. Und was machen viele, die immerhin einige hundert Mark geopfert haben, um einen neuen Partner zu finden? Sie linsen unerkannt durch die Fenster des Cafés und gehen, bei optischem Nichtgefallen, erst gar nicht hinein. Der Kommentar: »Ich wollte nur mal sehen.« Alles entschieden, innerhalb weniger Sekunden, obwohl man vorher in wohlgeformten Worten auf eine Anzeige antwortete, mehrere Male am Telefon schwatzte, sich zu guter Letzt gar ein neues Kostüm kaufte – dann *ein* Blick und Ende.

Jedes Bild, das in unserem Gehirn entsteht, vergleichen wir mit unserem photographischen Gedächtnis. Hier sind die Bilder des Lebens gespeichert und innerhalb einer sechzehntel Sekunde abrufbar. Wir identifizieren einen Gegenstand ebenso wie ein Gefühl, das mit dem optischen Signal verbunden ist. Gebräuntes Gesicht, Goldkettchen, selbstsicheres Palaver, aufschneiderische Mimik und Gestik, werden bei einigen Frauen die Gedächtnis-Alarmglocken läuten lassen, wenn sie schlechte Erfahrungen mit diesem Männertypus gemacht haben, andere entlocken ihrem neuronalen Photoalbum nur positive Assoziationen. Die Emotionen entstehen durch die neuronalen Verbindungen zwischen Thalamus und Sehrinde zum limbischen System, wo die Reize eine Gefühlsfärbung erfahren.

»Um festzustellen, was es sieht, kann das Gehirn sich nicht damit begnügen, die Netzhautbilder zu analysieren, sondern muß aus sich heraus die visuelle Außenwelt rekonstruieren«, erklärt Semir Zeki, Professor für Neurobiologie an der Universität London. Diese Rekonstruktion unterliegt allerdings Einflußfaktoren: So hat Horst Fehm, Neuroendrokrinologe an der Lübecker Universitätsklinik, festgestellt, daß Hormone während des Menstruationszyklus die Wahrnehmung optischer Reize beeinflussen können. Er zeigte Frauen für kurze Zeit drei verschiedene Kategorien von Bildern: nackte männliche Models, Babys und Frauen, die sich die Haare kämmen. Um den Eisprung herum erkannten die Versuchsseherinnen wesentlich bes-

ser die sexuellen Signale, also den nackten Mann. Bei Frauen, die die Antibabypille einnahmen, trat diese spezifische Wahrnehmungsverbesserung
nicht ein. Das läßt natürlich vermuten, daß Hormone mitbestimmen, wie
schnell und präzise wir optische Reize realisieren. Männer dürften in hormonellen Hochdruckzeiten visuellen Reizen ebenfalls eine stärkere Aufmerksamkeit zukommen lassen. Das bestätigt auch die alltäglich menschliche
Erfahrung.

Lächeln ist für die Anbahnung einer Liebesbeziehung der bedeut-
samste Gesichtsausdruck. Ein Lachen macht Kontakt möglich, wirft Reser-
viertheit über Bord. Ein Verehrer, der nie lächelt, wird das Herz der Angebeteten mühsamer erobern. Denn Lachen bedeutet: »Ich bin nicht aggressiv.«
Allerdings ist Lachen nicht gleich Lachen. Menschen lachen andauernd,
falsch, aus vollem Herzen, aus Höflichkeit, Angst oder Nervosität. Und in jedem Fall aktivieren wir eine andere Kombination der 42 Muskeln, die uns
ein Lächeln ins Gesicht zaubern. Paul Ekman, Psychologe in San Francisco,
warnt jedoch aus wissenschaftlicher Überzeugung: Die wenigsten von uns
können Lügner gut erkennen. So sehr wir auch in dem Gesicht eines Menschen forschen, so sicher unser optischer Sinn auch bei kleinsten und kürze-
sten Signalen funktioniert, so oft lassen wir uns doch von den vorgetäusch-
ten – oder auch falsch interpretierten – Gefühlen eines Menschen täuschen.
Da »sieht« eine Ehefrau jahrelang nicht, daß ihr Angetrauter fremdgeht, obwohl es die Spatzen von den Dächern pfeifen. Und ein Mann erkennt die ab-
wehrende Haltung einer Frau nicht, obwohl sie ihre Arme vor der Brust ver-
schränkt und demonstrativ in die andere Richtung sieht. Vielleicht sollte
man besser sagen: Oft wollen wir bestimmte Signale nicht sehen. Gerne
täuscht uns die eigene Erwartungshaltung. Liebe und Begehren machen im
wahrsten Sinne des Wortes blind. Sechs echte Fälle von Liebesblindheit
konnten amerikanische Augenärzte 1995 ausmachen: Die Opfer, Männern
ebenso wie Frauen, sahen am Morgen nach einer wilden Sexnacht nur noch
unscharf.

Liebe geht durch die Nase

Nur was wir sehen, hören und ertasten können, erscheint uns real. Gerüche sind uns zu flüchtig: aus der Nase, aus dem Sinn. Ganz falsch! »Nicht waschen – komme zurück!«, so kündigte Napoleon seiner Geliebten Josephine die Rückkehr vom Feldzug an. Und Maria von Kleve, keine wirkliche Schönheit, betörte Heinrich III. von Frankreich ebenfalls olfaktorisch: Nach einem Tanz reichte sie ihm ihr naßgeschwitztes Tuch, damit auch er sich damit das Gesicht abtrocknen konnte. Der Körperduft überwältigte ihn. 1572 heiratete er Maria von Kleve. Als besonders leidenschaftlicher Schnüffler gab sich der französische Dichter Gustave Flaubert zu erkennen: »Ich glaube, ich liebe deine Pantoffeln ebenso wie dich. Ich atme sie, sie riechen nach Eisenkraut und einem Duft von dir, der mir die Seele aufgehen läßt.«

Nach den neuesten Forschungsergebnissen bestimmen Düfte weitgehend unser Leben und die Liebe – wenn auch meist unbemerkt. Das Riechorgan in unserem Gesicht ist ebenso entscheidend für sexuelle Reize wie die Sinneseindrücke über Augen und Ohren. Wenn man jemanden »nicht riechen kann«, hilft das schönste Dekolleté, der aufreizendste Gang nicht weiter. Oft lassen sich kaum objektive Gründe für Sympathie oder Antipathie finden. Riechtests haben immerhin ergeben, daß Menschen, die wir mögen, für uns angenehm duften, während uns Unsympathen »stinken«. Liebe geht also in der Tat auch durch die Nase – diesem Geheimnis der zwischenmenschlichen Kommunikation sind die Geruchsforscher jetzt auf der Spur.

Olfaktorische Reize sind vergleichbar mit Eintrittskarten für Kinofilme im Gehirn: von Herz bis Horror, alles liegt abrufbereit im Gedächtnis. Der Geruch eines bestimmten Bohnerwachses läßt die Schrecken des Krankenhausaufenthaltes wieder auferstehen, und mit dem Geruch des verschwitzten T-Shirts wird die vergangene Nacht zum erotischen Tagtraum. Ein französisches Medizinlexikon von 1819 bezeichnet den Geruchssinn gar als »Sinn der zärtlichen Erinnerungen«. Umgekehrt funktioniert das leider kaum. Der Geruchssinn ist ähnlich flüchtig wie die Gerüche selbst. Selbst bei größter Konzentration gelingt es uns im Normalfall nicht, den Geruch unseres ersten Liebhabers zu halluzinieren. Wir sehen sein Bild vor unserem geistigen Auge, wir hören seine Stimme, aber sein Geruch steigt uns nicht in die Nase. Erst wenn wir neben ihm stehen, könnten wir sagen: »Ja, das ist er.«

Wie sprachlos wir den Düften gegenüberstehen, zeigt die Tatsache, daß wir für rund 10 000 verschiedene Düfte, die wir in der Lage sind zu riechen, nur wenige hundert Namen haben. Wir behelfen uns mit Umschreibungen wie: »Es riecht wie damals im Hotel in Miami – eine Mischung aus Marguerita, Gaullois Blondes und Joop.« »Gerüche spielen eine viel größere

Rolle, als wir wahrhaben wollen«, ist der Direktor des größten Riechforschungszentrums der Welt überzeugt. Gary Beauchamp vom Monell Chemical Senses Center in Philadelphia meint, daß unsere Nase mitentscheidet, wen wir sympathisch finden, wen wir lieben oder mit wem wir Sex haben wollen.

Wie wichtig der Geruchssinn für unser soziales Zusammenleben von Beginn an ist, zeigt die inzwischen auch wissenschaftlich gesicherte Erfahrung aller Mütter: Babys erkennen den Geruch der Brustwarzen und der Milch sowie den Schweißgeruch ihrer Mutter nach wenigen Tagen. Benoist Schaal vom Institut für Reproduktionsphysiologie in Nouzilly in Frankreich konnte sogar nachweisen, daß sich Ungeborene im Mutterleib den Duft des Fruchtwassers einprägen. Dieses Fruchtwasser ist die erste olfaktorische Grunderfahrung für jeden Fötus – ein Duftgemisch aus Honig, Buttermilch, Karamel, Urin und ranzigem Fett. Zwei bis vier Tage alte Säuglinge erkennen ihr eigenes Fruchtwasser und wenden ihr Köpfchen dem damit getränkten Tuch zu.

Meist ordnen wir einem Geruch ein eindeutiges »gut« oder »schlecht« zu. Selten sind sie für uns indifferent. Lavendel, Rosen oder Orangenblüten duften einfach herrlich, während ein Misthaufen immer nur stinkt. Beides, Vergnügen und Ekel, sind von kurzer Dauer. Nach rund fünf Minuten werden die Riechnerven durch einen bereits bekannten Geruch nicht mehr erregt, deshalb können wir uns auch selbst nur selten riechen. Daß die Riechsinneszellen gegen bereits identifizierte Gerüche immun werden, ist eine natürliche, wichtige Sicherheitsvorkehrung. Würden wir permanent alle Gerüche wahrnehmen, entstünde im Gehirn ein fatales Sinneschaos.

Wir Menschen haben im Laufe der Evolution ein äußerst ambivalentes Verhältnis zu unseren Körpergerüchen entwickelt. Von allen Primaten besitzen wir die meisten Schweiß-, Talg- und Duftdrüsen, die nicht viel mehr zu tun haben, als uns einen charakteristischen Körpergeruch zu verleihen. Unter der Achsel, in der Anogenitalregion und auf dem Kopf konzentrieren sich so viele Drüsen, daß jeder Zoologe sie bei einem nichtmenschlichen Säugetier als Duftorgan bezeichnen würde. Und was tun wir? Mit Wasser und Seife versuchen wir, den Naturduft zu entfernen und ersetzen ihn mit Sexuallockstoffen von Pflanzen und Tieren, die in den Parfüms enthalten sind. Wir riechen nicht mehr nach Mensch, wenn wir die Bürotür öffnen, sondern nach Biber, Zibetkatze oder Moschusochse. »Jeder außerirdische Beobachter würde dieses Verhalten für äußerst bizarr halten«, amüsiert sich der australische Zoologe Michael Stoddart in seinem Buch *The Scented Ape* (»Der parfümierte Affe«).

Duftstoffe waren seit jeher Ingredienzien, die mit Sex, Liebe und Emotionen in Verbindung gebracht wurden. Bei religiösen Zeremonien setzten Assyrer und Ägypter Unmengen ein, Griechen und Römer führten die Tradition fort, und Shakespeare ließ seine Akteure Zibet auf ihren Körpern verreiben. Wir geben heutzutage in Deutschland immense Summen für Parfüms, Deodorants, Eau de Toilettes und Aftershaves aus. Die amerikanische Deoindustrie kommt auf einen Jahresumsatz von rund 2,4 Milliarden Mark. Unser Duft ist uns als olfaktorische Visitenkarten ebenso wichtig wie die Kleidung, die Frisur oder das schicke Auto.

Nicht alles, was wir riechen, riechen wir bewußt. Und gerade die Düfte, die von uns unbewußt wahrgenommen werden, sind oft von besonderer Bedeutung. Der Psychologe Michael Kirk-Smith wollte das mit mehreren Versuchen beweisen. So hat er zum Beispiel einige Stühle in einer Zahnarztpraxis mit Androstenon und Androstenol besprüht. Die beiden Stoffe, verwandt mit dem männlichen Geschlechtshormon Testosteron und vor allem im Achselschweiß enthalten, gelten im Tierreich als potente Sexuallockstoffe. So ist beim Trüffelsuchen nicht der Leckerbissen für die Sau die Triebfeder, sondern die Lust. Sie »vermutet« unter der Erde einen feurigen Eber, weil in den Trüffeln eine enorm hohe Konzentration von Androstenon enthalten ist. Der Eber setzt die erregende Wirkung des Sexduftes »geschickt« ein. Sein Atem und Speichel animieren das Weibchen beim Vorspiel und stürzen sie obendrein in eine Duldungsstarre während der Kopulation. So hält sie während der 15minütigen Begattung still – ein im Tierreich selten langer Akt.

Der Psychologe Kirk-Smith mußte nun feststellen, daß sich Frauen mit Vorliebe auf androstenonbesprühte Stühle setzen. Männer meiden dagegen mit Androstenol bestäubte Toiletten, so die Erkenntnis aus einem weiteren klassischen Riechexperiment. Wo offensichtlich ein anderer Mann seine Duftmarke hinterließ, fühlt sich ein Nachfolger nicht wohl. Androstenon wird dabei eher als sandelholzähnlicher und Androstenol als eher urinöser Duft wahrgenommen. Läßt man Frauen Ganzkörperphotos von Männern beurteilen, nachdem man ihnen Androstenon aus Männerschweiß auf die Oberlippe applizierte, dann beurteilen sie sie zur Zeit des Eisprungs positiver, erotischer und attraktiver. Die Voraussetzung ist, daß die Frauen keine Antibabypillen nehmen. Die Psychologin Regina Maiworm und Werner Langthaler von der Universität Münster haben dies an über 100 Frauen nachweisen können. Ein »männlicher Duft« könnte Frauen also freundlicher zu Männern machen, vermutet der Wiener Verhaltensforscher Karl Grammer. Ihre emotionale Einstellung zum anderen Geschlecht ändert sich – vor allem zum Zeitpunkt der Ovulation. Androstenon dürfte somit ein männliches Sex-Pheromon sein (siehe Kapitel »Pheromone als Sexlockstoffe«, S. 106). Männer beurteilen Frauen deutlich positiver, sanfter und freundlicher, wenn sie mit Fettsäuren aus Vaginalsekret stimuliert wurden. Darin sind sogenannte Kopuline enthalten, Stoffe, die aus Essig-, Methylpropan-

und Methylbutansäuren bestehen. Astrid Jütte vom Ludwig-Boltzmann-Institut für Stadtethologie in Wien testete einzelne Fettsäuren und konnte eine gestaffelte Wirkung beobachten: Je unattraktiver eine Frau auf einem Photo ohne Geruch eingeschätzt wurde, desto mehr gewann sie an positiver Einschätzung unter der Kopulinwirkung. Jütte vermutet:»Männer verlieren unter dem Einfluß von Kopulinen ihre kritische Haltung gegenüber der Attraktivität von Frauen. Zusätzlich steigt die Bereitschaft der Männer, sich aktiv um die Bekanntschaft der gezeigten Frau zu bemühen.« In einem zweiten Test zeigte sich, daß Kopuline den Testosteronspiegel von Männern ansteigen läßt, und das könnte die Bereitschaft zum Sex weiter erhöhen. So sind Kopuline nicht nur Duftstoffe, sondern sie gehören vermutlich wie Androstenon zu den Sexualpheromonen. Sie verändern die Wahrnehmung des anderen Geschlechts. Karl Grammer bezeichnet dies als eine Art »chemischen Geschlechterkampf«.

In einem Riechtest der Zeitschrift *National Geographic* von 1986 stellte sich allerdings heraus, daß nur 70 Prozent der Frauen und knapp über 60 Prozent der Männer Androstenon tatsächlich riechen können. Und nur jeder vierte wußte den moschusartigen, leicht scharfen Geruch richtig zu deuten. Andere Untersuchungen zeigen, daß Versuchspersonen im EEG bei der Hirnstrommessung eine eindeutige Reaktion aufweisen, auch wenn sie den Duft subjektiv gar nicht wahrnehmen. Das Gehirn registriert die Duftmoleküle trotzdem. Und sie beeinflussen unser Verhalten. Und nicht nur das: Sexdüfte wirken auch auf unsere Stimmung und den Hormonhaushalt. Martha McClintock, Psychologin an der Harvard University, suchte 1971 nach der Ursache für ein bis dahin ungeklärtes Phänomen: Im Studentenwohnheim hatten Frauen, die auf engstem Raum zusammenleben, einen synchronen Menstruationszyklus. Warum? George Preti vom Monell Chemical Senses Center hat 1986 nachweisen können, daß der Körpergeruch hier eine große Rolle spielt. Die Forscher strichen alle drei Tage einer Gruppe von Frauen Androstenon gemischt mit etwas Alkohol auf die Oberlippe, einer anderen Gruppe dagegen nur Alkohol. Gewonnen wurde das Androstenon aus dem Achselschweiß von Frauen, die einen phasenverschobenen Monatszyklus hatten. Die Versuchspersonen hatten sich nie gesehen, und doch war der Menstruationstermin in der Androstenon schnüffelnden Gruppe nach drei Monaten dem der Schweißspenderinnen angeglichen.

Der individuelle Körpergeruch wird von vielen Faktoren bestimmt, darunter Ernährung, Jahreszeiten, Streß, psychischer Verfassung allgemein und natürlich auch Hygiene. Was im Körperduft jedoch genau riecht, konnte man bis heute nicht entschlüsseln. Zwar lassen sich die Ausscheidungen einzeln mit Hilfe der Gaschromatographie analysieren, warum jedoch die Duftwolke aus der Achselhöhle der aktuellen Geliebten besser riecht als die von der Ex-Geliebten, sagen uns die chemischen Details nicht.

Achselschweiß ist die wichtigste Geruchsquelle. Die Haare unter den Armen lösten in der Evolution die von unseren Vettern olfaktorisch bevorzugte Anogenitalregion ab, vermutet Michael Stoddart:»Mit dem aufrechten Gang waren plötzlich die Achseln in Nasenhöhe und damit prädestiniert für die Geruchserkennung.« Während Hunde und Affen bei der Kontaktaufnahme mit einem Artgenossen ausgiebig das Hinterteil erkunden, geben wir uns die Hand, beugen uns vor, küssen uns zur Begrüßung leicht auf die Wange und kommen so den Achseln nahe genug, um eine Nase voll zum Test zu nehmen. Wobei Männer etwa sechsmal soviel urin- bis schweißähnlich duftende Androstenone abgeben wie Frauen. Vielleicht neigen wir deshalb dazu, von duftenden Damen, aber Männern, die riechen, zu sprechen. Erinnern Sie sich an den Film *Ein Fisch namens Wanda*, als Kevin Kline vor dem Sexakt immer eine kräftige Nase aus seiner eigenen Achselhöhle nahm? – Eine Art geruchlicher Selbststimulation.

Wir saugen die Duftmoleküle mit der Atemluft in die Nase – übrigens ob wir wollen oder nicht. Selbst im Schlaf»riechen wir«, weil wir atmen. So bemerken wir Gefahren, früher vielleicht ein Raubtier, heute immerhin noch den Schwelbrand im Zimmer. In den hinteren Nasenhöhlen treffen die Moleküle auf ein ungefähr fünf Quadratzentimeter großes Schleimhautareal pro Nasenloch, in dem sich die Sinneshaare der Riechzellen wie Seegras beim Wellengang wiegen. Zehn Millionen Riechzellen mit Rezeptoren für spezielle Duftgruppen lauern dort. Duftmoleküle, in Schleim gelöst, dokken an die für sie passenden Chemodetektoren an und lösen eine Reaktionskaskade in der betroffenen Zelle aus. Schnell bilden sich Botenstoffe, die das Geruchssignal verstärken. Das erklärt, warum wir Düfte selbst in Minikonzentrationen noch wahrnehmen. Bereits 0,000 000 000 7 Gramm Pfefferminzöl in einem Liter Luft werden dort eingefangen. Dann wird der Duftreiz in ein elektrisches Signal umgewandelt. Vom kleinen, bohnenförmigen Riechkolben laufen die Signale zur Riechrinde, ins Gedächtnis, ins limbische System und in die Hirnrinde (siehe Kapitel »Das Gehirn als Liebesnest«, S. 76). Sie werden sekundenschnell verarbeitet und bewertet. Im Thalamus, einer Art Sinneskontrollstation im Gehirn, und im präfrontalen Cortex der Hirnrinde werden uns Gerüche endlich bewußt: Wir riechen. Und im limbischen System, unserem Emotionszentrum im Gehirn, lösen sie Gefühle aus. Da dieses limbische System auch die Hormonregulation im Gehirn steuert, kann ein Geruch zum Beispiel direkt die Ausschüttung von Sexualhormonen beeinflussen. Während optische und akustische Reize meist viele Schaltstellen im Hirn passieren müssen, arbeitet unser Geruchssinn direkter. Kann man einen Menschen »nicht riechen«, dann ist das eine starke Aversion, die sich auch kognitiv nur schlecht überwinden läßt. Man kann sich nur bedingt einen Partner »schönriechen«. Eine wichtige Frage für Neurobiologen ist: Wie sind wir in der Lage, so viele unterschiedliche Düfte zu riechen? Wir be-

sitzen nur 1000 Rezeptortypen, riechen aber 10 000 Düfte. Kann jede Riech-
zelle nur einen Typ von Duftmolekülen decodieren? Oder mehrere? Wie sieht
die genetische Bauanleitung für die Rezeptoren aus, mit denen wir unseren
Geliebten aus Hunderten herausschnuppern können? Diese Fragen haben
in den letzten Jahren vor allem zwei Arbeitsgruppen wenigstens teilweise
beantwortet: Linda Buck und Richard Axel vom Howard Hughes Medical Institute in New York und Heinz Breer von der Universität in Hohenheim bei
Stuttgart. Sie identifizierten über 100 Geruchsrezeptortypen, die auf bestimmte Duftstoffklassen spezialisiert sind: etwa Moschus-, Eukalpytus-
oder Rosendüfte. Duftmoleküle ähnlicher Zusammensetzung besetzen dann
die gleichen Rezeptoren. Große Genfamilien in unserem Erbgut sind die Basis für die enorme Vielfalt der Rezeptortypen.

Was macht nun den Körpergeruch für unser Liebesleben so bedeutsam? Die ersten Hinweise auf eine Antwort brachte die Geruchsforschung
bei Mäusen. Die erkennen ihre Verwandten, ja sogar den Verwandtschafts-
grad am Uringeruch. Wahrscheinlich wird er von Molekülgruppen des Immunsystems mitbestimmt. Das Abwehrsystem kann zwischen »körperei-
gen« und »körperfremd« unterscheiden. Das könnte auch beim Menschen eine wesentliche Rolle bei der Partnerwahl spielen (siehe Kapitel »Die Pheromone als Sexlockstoffe«, S. 106).

Der Geruchssinn ist in der Evolution der älteste Sinn, also der
erste, der sich entwickelte. Bereits vor 3,5 Milliarden Jahren haben sich
einzellige Lebewesen chemotaktisch orientiert, ebenso wie später die Qual-
len und Fadenwürmer. Vor rund 550 Millionen Jahren, als bei den ersten
Lebewesen echte Gehirne entstanden, wurde oftmals die Hälfte des neu-
entwickelten zentralen Nervensystems in die Dienste des Geruchs gestellt.
Insekten, zum Beispiel Ameisen, bauen nahezu ihr gesamtes Sozialleben
auf spezielle Duftstoffe auf, die Pheromone. Damit markieren sie Reviere,
signalisieren Gefahr, finden Nahrung und erkennen Artgenossen. Ein
Schmetterling, der Seidenspinner *Bombyx mori*, hat diese Geruchskommunikation perfektioniert. Einige wenige Moleküle des weiblichen Sexualphe-
romons Bombykol, von den Antennen eines Männchens aufgefangen, veranlassen es, sofort aufgeregt und gezielt nach dem Weibchen zu suchen.
Über 1000 verschiedene Duftstoffe von Insekten wurden bisher chemisch
identifiziert.

Alle höheren Lebewesen haben den Geruchssinn in die Nase und
den Mund verlegt. Die absoluten Superriecher sind dabei Mäuse, Schweine
und Hunde. Unsere Sinnesfähigkeiten sind um Dimensionen schlechter.
Unser Riechvermögen ist dafür der einzige Sinn, der nicht über Medien stimuliert werden kann. Weder Fernsehen, noch Kino, noch Bücher, noch CDs
mit Musik bieten uns Duftreize. Bislang nicht, obwohl das erste Geruchs-

kino und die erste Riechzeitschrift in Vorbereitung sind. Trotzdem ist die Zusammensetzung eines Duftes so komplex, daß er nur schwer künstlich nachzuahmen ist. Diese Sinnesqualität erleben wir nur im direkten zwischenmenschlichen Miteinander. Selbst im Cyberspace, wenn virtuelle Reizwelten per PC und 3D-Helm und Datenanzug möglich sein werden, könnte der Geruchssinn vielleicht der einzige sein, auf dessen Stimulation wir verzichten müssen. So können wir auf dem Bildschirm den Sexualakt sehen, lautes Stöhnen hören, mit dem Datenhandschuh weiche Rundungen betasten, nur riechen können wir die erregte Cybergeliebte wahrscheinlich nicht. Die amerikanische Firma Ferris Productions bietet immerhin einen Cyber-Spielcomputer mit Nasenaufsatz an, aus dem die Düfte in die virtuelle Welt strömen sollen – zum Beispiel Fichtennadelduft für den Wald. Selbst im ersten Geruchskino werden nur über einige Düsen spezielle Düfte in den Vorführraum geblasen, zum Beispiel ein Grasduft, wenn das Paar im Heimatfilm über die Bergwiese wandert. Differenzierungen und individuelle Körperdüfte sind kaum möglich. Da die Riechschwellen bei jedem Menschen verschieden – und geschlechtspezifisch – sind, wird ein Vaginalsekret, wenn die kurzkettigen, leicht flüchtigen Fettsäuren mit ihrem ranzigen, gärenden Geruch durch den Saal wabern, vermutlich nicht jeden Duftkinobesucher begeistern. Und wenn ein schwer atmender, kämpfender Indiana Jones, alias Harrison Ford, oder Sylvester Stallone als Rocky von der Leinwand herunter auch noch ausdünsten könnten, wäre es vielleicht um die Fassung vieler Kinobesucherinnen geschehen. Vorläufig bleiben Düfte eine intime Angelegenheit.

≡ Melodien für Gefühle

Mark wünschte seinen Zuhörern jeden Tag zwischen sieben und acht Uhr einen wunderschönen guten Morgen, präsentierte amüsante Kurzmeldungen, gab Verkehrsdurchsagen aufmunternd weiter und plauderte übers Wetter. Den puren Unterhaltungswert dieser frühen Stunde darf man getrost als durchschnittlich bezeichnen, aber der Radiomoderator konnte sich vor weiblichen Avancen, ja sogar Heiratsanträgen, kaum retten. Seine Stimme, erotisch, vertrauenerweckend, beruhigend und dann wieder dynamisch, erweckte in den Zuhörerinnen ein Bild von einem Mann der Kategorie Robert Redford oder Richard Gere. Tatsächlich glich Mark eher Danny De Vito. Und da er das wußte, bemühte er sich nie um einen Fernsehjob.

So sehr eine Stimme Illusionen hervorrufen kann, so sehr kann sie sie auch wie eine Seifenblase platzen lassen. Jeder kennt die Situation, zumindest aus effektvollen Filmen: Eine atemberaubende Blondine, perfekte

Figur, geschmackvoll gekleidet, aufreizender Gang setzt sich an die Bar und wendet sich dem offensichtlich zutiefst beeindruckten Nachbarn zunächst mit einem lächelnden Seitenblick zu. Genau sein Geschmack. Wie sie aussieht! Und dieses Parfüm! Endlich das ersehnte: »Hallo, hätten Sie wohl bitte Feuer?« Pling! Aus der Traum. Ihre Stimme läßt all seine projizierten Erwartungen zusammenfallen wie ein Kartenhaus: Infantil kieksend wie eine Mickymaus, mit unbeschreiblichem Dialekt bohrt sie sich schmerzvoll in seinen Gehörgang, und auf einmal wird aus der atemberaubenden Schönen ein blondes Dummchen. Ihre Stimme versagte bei ihm, und die Stimmung ist dahin.

Was Sinnesreize angeht, wurde das Hören von der Wissenschaft bis Anfang der achtziger Jahre schmählich vernachlässigt. »Hören ist schon immer das Aschenputtel der Sinne gewesen«, klagte die amerikanische Zeitschrift *Discover* noch 1993, hegte aber die Hoffnung, daß die – weltweit nur rund 200 ernstzunehmenden – Hörforscher in Zukunft dem Sinnesorgan mit dem »Zweite-Klasse-Status« die Stellung verschaffen, die es verdient. In der Tat geben die meisten Menschen an, notfalls eher auf ihr Gehör als auf ihr Sehvermögen verzichten zu können, was aber wohl darauf zurückzuführen sein dürfte, daß ein Verlust, egal welchen Sinnes, für Gesunde nahezu unvorstellbar ist.

Was ihm in seiner zweiten Lebenshälfte zunehmend entging, wußte Ludwig van Beethoven nur zu schmerzvoll: Ab seinem 28. Lebensjahr verschlechterte sich sein Gehör, vermutlich durch eine Syphiliserkrankung, stetig. Elf Jahre vor seinem Tod war er vollkommen taub, drei Jahre davor vollendete er noch seine berühmteste Symphonie: die Neunte. Zwar funktionierte Beethovens Klangphantasie, um diese genialen Kompositionen zu schaffen, aber er kam nicht mehr in den Genuß, sie auch zu hören: »... wenn nicht der Dämon in meinen Ohren seinen Aufenthalt aufgeschlagen (...) Oh, schön ist das Leben, aber bei mir ist es für immer vergiftet.«

Das äußere Erscheinungsbild der Ohren hat längst nicht die Attraktivität unserer Augen und Lippen oder die zentrale Präsenz unseres Riechorgans. Mit Ausnahme von Prinz Charles und Mr. Spock nehmen unsere Ohren eine unauffällige Abseitsstellung ein, welche Frauen höchstens mit schmückendem Gehänge korrigieren können. Wir Menschen können noch nicht einmal, wie die meisten Tiere, mit selbigen wackeln. Naturforscher, wie Charles Darwin, stellten sich schon die Frage, ob die Ohrmuschel an sich nicht lediglich ein evolutionär inzwischen überflüssiges Rudiment sei. So konnte auch Vincent van Gogh, nachdem er sich in einer schweren Depressionsattacke eine Ohrmuschel verstümmelt hatte, mit demselben Ohr trotzdem noch hören. Heute weiß man, daß das äußere Ohr lokalisiert, aus welcher Richtung ein Geräusch kommt. Über den erotischen Reiz zarter Ohrläppchen gibt es einige literarische Schwelgereien, und die erogene Zone Ohr hat ihre Popularität, rieselt einem doch ein angenehmer Schauer über den ganzen Körper, wenn die Ohrmuschel den begehrenden Atem und Liebkosungen des Partners aufnimmt. Was aber passiert erst, wenn einem der oder die Geliebte das nie aus der Mode kommende »Ich liebe dich« zuflüstert? Mag manchen Liebenden dieser Standardsatz zu abgedroschen erscheinen, und ziehen sie andere Liebesbekundungen vielleicht vor, so werden sie vermutlich doch irgendwann vom Partner mit einem »Sag es wenigstens einmal!« zu den begehrten drei Worten genötigt.

Wie kann das Bekenntnis »Ich liebe dich« so tief dringen und einen Mensch auch in seiner Erinnerung nachhaltig immer wieder innigst berühren? Was einen pfeilschnell geradewegs bis ins Mark trifft, durchwandert in Wahrheit ein kunstvolles Labyrinth, bis es von seiner Endstation, dem primären Hörcortex in der Großhirnrinde, empfangen wird. Von dort aus verteilt sich das Signal, läuft in die Sprachverarbeitung und in das für die Emotionsverarbeitung zuständige limbische System (siehe Kapitel »Das Gehirn als Liebesnest«, S. 76).

Wir haben schon als Kinder gelernt, daß ein »Ich hab dich ganz doll lieb« tiefe Sicherheit gibt, und die emotionale Beruhigung, die es gibt, im Gedächtnis abgespeichert. »Ich liebe dich« sorgt ebenfalls für diese warme Bestätigung, daß es jemand ernst meint. Akustische und mechanische Reize werden im Vergleich zu den optischen auf viel verschlungeneren Wegen verarbeitet, bevor sie als Reizsignale wahrgenommen werden: Während Licht bis zur Sehrinde nur eine Relaisstation passieren muß, wird der Schall von vier Zwischenstellen bis zur Hörrinde umgeschaltet. Die Worte erreichen die Ohrmuschel in Form von Schallwellen, durchfluten den Gehörgang wie eine Meereswelle und prallen gegen das einen Quadratzentimeter große Trommelfell. Dieses Häutchen wird von der Schallwelle direkt eingedrückt, preßt die Luftmoleküle hinter dem Trommelfell zusammen und gerät durch das Zurückfedern der Moleküle in Schwingungen; es vibriert. Diese – im Fall unserer Liebeserklärung – »*good vibrations*« setzen im Mittelohr drei Gehörknöchelchen – Hammer, Amboß und Steigbügel – in Bewegung, und gelangen dann über letzteren ins Innenohr. Hier wird die Druckwelle über die Membran des nur zwei Quadratmillimeter großen »ovalen Fensterchens« in die Schnecke (Cochlea) gepreßt, die im Schädelknochen liegt. Erst dann wird das Liebesbekenntnis als bewußte Hörempfindung wahrgenommen. Die tiefsten Brummtöne, die ein Mensch wahrnehmen kann, liegen bei 20 Hertz und werden an der Schneckenspitze registriert. Die kieksende Mickymaus-Stimme der atemberaubenden Blondine hat den hoffnungsfrohen Barbesucher also bereits relativ »früh« gequält. Ein gesprochenes »a« aktiviert ein ganz bestimmtes Muster von Sinneszellen, das sich von dem Muster eines »o« haarscharf unterscheidet, obwohl beide Vokale vielleicht gleich hoch oder

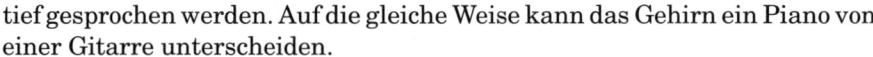

tief gesprochen werden. Auf die gleiche Weise kann das Gehirn ein Piano von einer Gitarre unterscheiden.

Bezeichnet man die Augen als »Tor zur Seele«, so ist das Ohr wahrscheinlich der Trichter zur Seele. Ist ein Mensch überlastet und leidet er unter zuviel Streß, so gibt die Seele einen ersten Warnschuß ab. Es kann zu einem Hörsturz kommen, einer plötzlich auftretenden Innenohrschwerhörigkeit als Folge einer Durchblutungsstörung, die bis zur Ertaubung führen kann. Das Ohr weigert sich, noch weitere negative Reize aufzunehmen und macht die Luken einfach dicht. Bei der Hörigkeit haben die meisten Schutzmechanismen versagt. Bis zur Selbstaufgabe kann sich sexuelle Abhängigkeit dem Partner gegenüber steigern. Es herrscht demütigende Gehorsamkeit.

Eine perfekte Dekodierung akustischer Reize funktioniert zwischen Mutter und Kind. Auch wenn Mütter ihr Baby nicht im Blick haben, wissen sie genau, in welcher Stimmung es sich befindet. Intuitiv können sie differenzieren, ob das Schreien ihres Kindes, das sich nur so verständlich machen kann, von Schmerz, Langeweile, Angst, Schreck oder Verlassenheit herrührt. Umgekehrt kann selbst ein Neugeborenes die Stimme der Mutter sofort von anderen unterscheiden. Es kennt sie bereits aus dem Uterus und reagiert schon Monate vor der Geburt auf sie. Die tröstende Stimme der Mutter kann das Baby meist sofort beruhigen. In der Regel bleibt diese hochsensible Kommunikationsfähigkeit ein Leben lang bestehen. Mütter erkennen auch später an der Intonation, daß ihr erwachsenes Kind etwas auf dem Herzen hat, obwohl es aus 8000 Kilometer Entfernung anruft und über das traumhafte Wetter im Urlaub spricht.

Vor allem die pränatale Wahrnehmung, die mütterliche Stimme, ihr Herzschlag, die Darm-, Knochen- und Muskelgeräusche haben einen prägenden Einfluß auf unsere spätere Gefühlswelt. Diese »Körper-Musik«, davon sind Hirnphysiologen inzwischen überzeugt, ist der Schlüssel für das Phänomen, daß nichts so unmittelbar unsere Gefühle beeinflußt wie Musik. Sie ist Emotion pur. Vor allem der mütterliche Herzschlag scheint eine fundamentale Wirkung auf unser Rhythmusgefühl zu haben. Man kann sich Klängen unmöglich völlig entziehen, genausowenig wie Gerüchen. Sie wirken, wie viele sagen, wie »Parfüm auf die Seele«. In einem Dokumentarfilm über Musiktherapien mit dem Titel *Herztöne* sagte der berühmte Violinvirtuose Yehudi Menuhin: »Ich habe statt der Stimme meiner Mutter Musik gehört.« Bereits mit sieben Jahren wurde er durch seine sensationelle Leistung, das Violinkonzert von Mendelssohn zu spielen, als Wunderkind gefeiert.

Musik beruhigt, putscht auf, manipuliert. Spätestens wenn in der Kirche der Hochzeitsmarsch ertönt, bleibt kein Auge mehr trocken. Marschmusik soll den Soldaten die Angst nehmen, Supermarktmusik säuselt den

Kunden das Geld aus der Tasche, und die Nationalhymne vor einem Fuß-
ballmatch stärkt (angeblich) den Mannschaftsgeist. Mozart harmonisiert
bereits Ungeborene, was man an der Herzfrequenz durch Ultraschall beobachten kann. Unter den sensorischen Reizen im Mutterleib ist vor allem das
Gehör geeignet, positive Reize zu vermitteln. Auch auf Frühgeborene hat
diese beschwingte klassische Musik einen nachweislich günstigen Einfluß.
In Kölner Frühgeborenen-Stationen erreichten »Frühchen«, denen man im
Brutkasten konstant Musik vorspielte, das Gewicht eines Neunmonatskin-
des bis zu zwei Monate früher als andere, die keine Musik hörten. »Akustische Signale, die wir pränatal oder postnatal empfangen, sind regelrechte
Hirnnahrung«, schreibt Hans-Helmut Decker-Voigt, Professor für Musik-
therapie an der Hamburger Musikhochschule, im *Spiegel special* »Musik«.
»Diese Nahrung trägt dazu bei, unsere Hirnelektrizität im (lebensnotwendigen) Gang zu halten. Der Mensch braucht die akustische und musikali-
sche Umgebung buchstäblich als Unterhalt – was unser Unterbewußtes
wohl weiß, sonst würden wir nicht von Unterhaltung sprechen«, meint Dek-
ker-Voigt, der die Studienfächer Musikpädagogik, Psychologie und Musik-
therapie absolviert hat. Musik statt Medikamente einzusetzen, wird immer
populärer und hat nachweislich positive Wirkung. Selbst autistische Kinder
kann man durch Musik dazu bewegen, Kontakt mit der Außenwelt aufzunehmen. Daß klassische Musik bei der Hirnentwicklung kleiner Kinder
auch Schaltkreise für mathematische Fähigkeiten stärken, haben amerikanische Hirnforscher bewiesen (siehe Kapitel »Die sexuelle Entwicklung des
Gehirns«, S. 180). Über eine musikpädagogische Langzeitstudie gab *Die
Zeit* einen Zwischenbericht: Der Paderborner Professor für Musikpädagogik
Hans-Günther Bastian untersucht seit 1992 die Entwicklung von 180 Kindern an Berliner Grundschulen mit Musikförderung und solchen ohne besondere Musikbetonung. »Schüler aus den musikbetonten Klassen waren
toleranter und weniger aggressiv. Nicht nur Musikalität, sondern auch
Selbstbewußtsein, Realitätssinn und sogar Intelligenz entwickelten sich
besser«, zitierte *Die Zeit* das Teilergebnis.

Welche Musik erotische Gefühle in Wallung bringt, ist eine Frage
des Geschmacks: ob Ravels Boléro der Leidenschaft erst den richtigen
Rhythmus verpaßt, wie bei der »Traumfrau« Bo Derek, oder ob der melan-
cholisch-leidenschaftliche Tango mit Schmerz und Temperament die Stimmung anheizt. Bei den meisten dürfte die Erinnerung an erotische Erlebnisse mit bestimmter Musik in Verbindung stehen. Erklingt »ihr Lied« im Ra-
dio, löst es bei Liebespaaren unmittelbar intensive Gefühle aus. Bestimmte
Harmonien sind wie Schmusewolle für die Seele, »Musik zum Träumen« lullt
uns in die Kissen. Der passende Klangteppich kann ein Rendezvous noch ro-
mantischer machen oder Streitende wieder streichelweich.

Um in die richtige Stimmung zu kommen, geben Tiere ihre musikalischen Kunststücke selbst zum besten. Paarungsbereite Weibchen locken zum Zeitpunkt des Eisprungs ihre Sexpartner mit eigenwilligen Tönen: Sie zwitschern, gurren, brüllen, röhren, plätschern oder schnarren. Die Männchen wissen sofort, was gespielt wird, stimmen lautstark in die Arien ein, und das konzertante Liebeswerk kann beginnen. Kanarienvogelpärchen haben sogar erst dann die Reifeprüfung zum Liebesakt bestanden, wenn sie nach langem Üben ihren Duettgesang perfekt beherrschen. Selbst im dichtesten Nebel können alle Tierarten Geschlecht und Alter am Sound erkennen. Im Prinzip ist das bei Menschen nicht viel anders. Die Stimme verrät, ob ein junger Mann nach dem Stimmbruch geschlechtsreif ist. Sie kann auch ein Hinweis sein, ob eine Frau ihre fruchtbare Zeit bereits hinter sich hat. Hormonelle Veränderungen während der Pubertät und den Wechseljahren lassen die Stimmfrequenzen in beiden Fällen sinken. Aufgrund ihrer unterschiedlichen Kehlkopfstruktur haben die Geschlechter verschiedene Stimmlagen: je höher sie ist, desto weiblicher wird eine Stimme empfunden, je tiefer, desto männlicher.

Ein Phänomen bei Frischverliebten ist häufig zu beobachten: In ihrer zärtlich-infantilen Albernheit sprechen beide oft in einer höheren Tonlage als normal und benutzen sogar manchmal babysprachenähnliche Worte. Verhaltensforscher glauben, daß dies aus unbewußter Angst vor dem ersten Geschlechtsverkehr geschieht, um so den Partner zu »besänftigen«. In bekannten Situationen kann die Stimme sogar den Inhalt des Gesagten konterkarieren: »Du bist ein kleines Miststück« im richtigen Ton hat unter Umständen die gleiche Wirkung wie »Schau mir in die Augen, Kleines«.

Welche Stimme wir beim anderen Geschlecht als sexy empfinden, scheint nicht nur eine Frage des individuellen Geschmacks zu sein. Bislang gibt es allerdings nur relativ unzulängliche Untersuchungen auf diesem Gebiet. Amerikanische Wissenschaftler baten eine Gruppe von Männern und Frauen, einmal »vorzusprechen«, wie eine sexy Stimme klingt. Beide Geschlechter senkten automatisch ihre Stimme und sprachen langsamer. Andere Studien ergaben, daß vor allem Männer von potentiellen Geliebten Abstand nehmen, wenn sie deren Stimme als unangenehm finden. Frauen zeigten sich hier nicht so heikel. Die waren wiederum empfindlicher für Lautstärken, erinnerten Intonationen besser und hatten selbst im Schlaf die feineren Ohren. Auf die Suche nach der sexy Stimme, die das andere Geschlecht in Stimmung bringt, begaben sich die amerikanischen Hörforscher Hal Daniel und Robert McCabe. Sie forderten 83 männliche und 161 weibliche Soziologiestudenten der East Caroline Universität auf, innerhalb von 15 Minuten zu beurteilen, welche Stimmen – hoch, mittel, tief – sie sexy finden. Beide Geschlechter beurteilten die mittlere Tonlage des jeweils anderen Geschlechts als die attraktivste. Als am wenigsten sexy empfanden Männer tiefe Frauenstimmen, umgekehrt törnten hohe Männerstimmen die meisten Frauen ab.

An welche Stimme ein Kunde beim Telefonsex gerät, ist Glückssache. Hier zählt einzig die geile Intonation und der Genuß, die Dinge beim Namen zu nennen. Den Rest besorgt die Phantasie. Der Vorteil für die Telefonsexhostessen ist nicht nur der, daß die Kunden ihnen nicht zu nahe kommen, sondern, daß ihre Stimme nicht zwingend altert. Oftmals können 60jährige Verbalakrobatinnen noch vorgaukeln, sie seien 25.

Lustgestöhne und Orgasmusschreie animieren die meisten Liebenden zu weiteren Taten. Offensichtlich verzichtet nur die Giraffe aus unerfindlichen Gründen unter uns Säugetieren auf jegliche Verlautbarung, somit auch auf den Brunftschrei. Bleibt bei menschlichen Liebenden jeder hörbare Beweis der Begierde aus, fühlt sich mancher als Versager. »Holde Schöne, hör diese Töne, hör mein zärtliches Liebesgestöhne«, frohlockt ein Ständchen aus Franz von Suppés Oper *Boccaccio*. Nun muß man weißgott nicht ganze Arien singen, um Leidenschaft zu bekunden. Manchmal reicht bereits ein Hauch: »Du mußt gar nichts sagen oder tun«, raunte Laureen Bacall in dem Film *To have and have not* Humphrey Bogart zu, »Du brauchst nur nach mir zu pfeifen. Du weißt doch, wie man pfeift, Steve? Du spitzt die Lippen – und bläst.«

≡ Die Haut als größtes Sexorgan

»David erschien an diesem Tag sehr viel später und ohne Begleitung auf der Bildfläche. Ich setzte mich dicht neben ihn, als er seine Bananen aß. Er wirkte besonders sanft, und nach einer Weile bewegte sich ganz langsam meine Hand auf seine Schulter zu und machte eine Bewegung, als ob ich ihn lausen wollte. Er schob sie mit einer raschen Bewegung fort – aber er tat es so beiläufig, daß ich einen Augenblick später einen zweiten Versuch riskierte. Diesmal erlaubte er mir tatsächlich, ihm mindestens eine Minute lang das Fell zu pflegen. Dann schob er meine Hand aufs neue behutsam beiseite. Dennoch: Er hatte es zugelassen, daß ich ihn anfaßte, hatte die körperliche Berührung eines Menschen toleriert – er, ein ausgewachsenes Schimpansenmännchen, das ein ganzes Leben in der Wildnis verbracht hatte.«

So beschreibt Jane Goodall, die berühmte Schimpansenforscherin, den ersten Hautkontakt mit David Greybeard, einem freundlichen und ungewöhnlich sozialen Schimpansen im Gombe Nationalpark im Westen von Tansania am Tanganjika-See im Winter 1962. Seit über 30 Jahren erforscht sie dort das Leben und das Verhalten unserer nächsten Verwandten, und noch immer, auch wenn man sie heute fragt, ist diese erste Berührung für sie ein magisches Erlebnis, das sie nie vergessen wird. Sogar ihr erstes Buch *Wilde Schimpansen* widmete Jane Goodall dem Andenken an David Greybeard, neben ihrem Ehemann Hugo van Lawick, ihrer Mutter Vanne und ihrem Mentor Louis Leakey. Der Tod keiner ihrer Schimpansen betrübte sie so sehr, wie der von Greybeard, als er während einer Grippeepidemie in Gombe starb. Einmal streckte sie ihm eine reife, rote Palmfrucht hin, und als das Schimpansenmännchen die Frucht nahm, hielt er »dabei meine Hand fest und sanft mit der seinen«. David Greybeard wollte seine Freundin Jane Goodall damit beruhigen. »Nicht mit meinem Intellekt, sondern auf einer elementaren emotionalen Ebene verstand ich, was der sanfte Druck seiner Finger bedeuten sollte: Die uralte Barriere, die im Laufe der Entwicklung zwischen dem Menschen und dem Schimpansen emporgewachsen ist, war für die Dauer jener wenigen Augenblicke überwunden.«

Berührungen sind der Kern des menschlichen Miteinander: wir geben uns die Hand, schlagen uns auf die Schulter, trösten einen Freund mit einer Umarmung, küssen uns, streicheln unsere Babys, kitzeln uns, Verliebte drücken sich gar die Pickel aus – alles Kontakte zwischen Haut und Haut und immer eine Geste der emotionalen Sicherheit. Was tun wir nicht alles, um unsere Helden oder Ideale einmal zu berühren. Uns genügen die Sinnessignale für Auge und Ohr nicht – wir wollen mehr. Einmal Robbie von »Take That« anfassen, oder dem Bundeskanzler die Hand schütteln, das wäre für manche die Krönung ihres Lebens. Erst eine Berührung, und sei sie noch so marginal, erhebt uns in den Zustand, jemandem wirklich nahe gewesen zu sein. Schimpansen, unsere nächsten Verwandten, verkümmern ohne soziale Hautkontakte. Sich gegenseitig das Fell zu pflegen, ist für sie eine der wichtigsten sozialen Tätigkeiten. Damit bekundet man Freundschaft, Hilfsbereitschaft und sichert den sozialen Rang in der Gruppe. Nach einem Streit streichen sich die Schimpansen über den Rücken, halten dem Gegner die Hand hin, auf daß er sie berühre, erst dann ist alles wieder in Ordnung. Die Geste bedeutet »Ich verzeihe dir«. Ohne das »Groomen«, dieses intensive Lausen des Fells, vermehrt sich aber vor allem das Ungeziefer. Das ist einer der Gründe, warum sich Schimpansen gegenseitig pflegen, aber mindestens genauso wichtig ist das Gefühl der Geborgenheit. Wird ein Mitglied der Gruppe nicht mehr »gegroomt«, ist es quasi ausgestoßen und wird sterben. Liebe drückt sich immer in möglichst engem und möglichst häufigem Körperkontakt aus, zumindest besteht immer die Sehnsucht danach. Wir kuscheln, wenn wir jung sind, mit unseren Eltern, später mit dem Partner, dann wieder mit unseren eigenen Kindern. Oftmals ist die Berührung sogar wichtiger als pure Lust, denn sie entspringt einem Gefühl inniger Verbundenheit.

Nackt sein ist nicht nur für FKK-Freaks ein Sinnesgenuß, wir alle spüren gerne Reize auf unserer Haut und zeigen sie auch gerne, denn die

Haut ist – bei genauer Betrachtung – unser flächenmäßig größtes Reizorgan.
Deshalb ist es bei der Liebe und beim Sex so maßgeblich bestimmend. Sanfte
Haut ist das Sinnbild für eine schöne Frau. Keine Lotion, kein Peeling, kein
Hormon, keine Laserbehandlung ist zu teuer, um sie weich und sanft wie einen Babypopo zu erhalten. Haut ist ein Signal für Jugend und Gesundheit.
Aber bitte falten- und knitterfrei, obwohl – frei nach Mark Twain – Falten
zeigen, wo Lächeln war. »Die Pfirsichhaut, das Idealbild der Gesichtshaut
junger Frauen, ist gut durchblutet, kaum pigmentiert, glatt und zeigt zarte
Verhornungen um die Hauptporen«, so die Definition in einem Lehrbuch
über »Licht und Haut«. Bei der Männerhaut sind wir gerne bereit, Abstriche
zu machen. Im allgemeinen haben Männer eine etwas dickere Haut als
Frauen und vertragen Temperaturschwankungen besser. Die Behaarung ist
meist dichter und setzt die direkte Sensibilität herab.

1,6 bis zwei Quadratmeter groß, einige Kilogramm schwer, bedeckt die Haut den Körper und ist gleichzeitig Schutzorgan gegen Verletzungen, Bakterien und Strahlen, Thermoregulator durch das Haarkleid
und die Verdunstung, Fettdepot für schlechte Zeiten, Immunorgan, das uns
vor krankmachenden Eindringlingen schützt – und ein wichtiges Sinnesorgan. Auf einem Quadratzentimeter drängen sich Millionen Hautzellen, bestehend aus vielen Schichten und mit unterschiedlichen Aufgaben betraut.
Hinzu kommen etwa 100 Schweiß- und circa 15 Talgdrüsen und etwa 3000
unterschiedliche Hautsinneszellen. So reagieren temperaturempfindliche
Nervenzellen unter der Haut auf Kälte und Wärme, Mechanorezeptoren
dagegen auf Druck, Vibrationen, Berührungen und Kitzeln. Mit den vier
verschiedenen Typen von Mechanosensoren erfassen wir auch die Intensität des Drucks, wie fest uns also jemand anfaßt, oder in welche Richtung die
Haut gedehnt wird, oder ob nur oberflächlich einige Haare und oberste
Hautschichten sanft berührt werden wie beim Kitzeln. In einer Hand – das
nur als Beispiel – arbeiten rund 17 000 für diese mechanischen Reize zuständige Nervenfasern. Nozirezeptoren in der Haut werden dagegen bei
Quetschungen und Verbrennungen aktiviert. Immer wenn Gewebe geschädigt wird, gibt der Schmerzsinn in der Haut Alarm. Chemosensoren registrieren chemische Reize. Wir müssen aber nicht nur Reize aus der Umwelt
wahrnehmen, sondern auch unsere eigenen Körperbewegungen, und die
Lage unserer Arme und Beine und Gelenke bestimmen. Sensoren in den
Muskeln, den Sehnen und Gelenken – nicht so sehr in der Haut – empfangen die Reize aus unserem Körper und leiten sie in das Gehirn weiter. Im
somatosensorischen Teil des Großhirns entsteht dann dieses Körperbe-
wußtsein. So kontrollieren wir gleichfalls über Sensoren und Nervenfasern
unsere inneren Organe, zum Beispiel spüren wir den Herzschlag, eine volle
Blase, ein Sättigungsgefühl und Atembewegungen auf diese Weise. Die
Schmerzen bei einer Gallenkolik, Verspannungen der Nackenmuskulatur

oder ein Juckreiz am Oberarm werden uns ebenso bewußt wie eine prikkelnde Gänsehaut beim Vorspiel. Die Fingerspitzen sind wahrscheinlich unsere sensibelsten Tastorgane. Sie spüren sogar noch Unebenheiten, die weniger als einen hundertstel Millimeter stark sind. Fast ebenso feinfühlig registrieren Lippen und die Zunge zärtlichste Berührungen. Die Mechanorezeptoren reagieren sehr sensibel auf jeden Kontakt, selbst wenn nur ein einzelnes Haar bewegt wurde. So wird noch die kleinste Berührung zu einem grandiosen Sinneserlebnis.

Im Muttermund, dem unteren Ende des Gebärmutterhalses, liegen auffällig viele Drucksensoren. Beim Geschlechtsverkehr stimuliert der Penis diese Neurone, die die Information an das Gehirn weiterleiten. Hier schütten Nervenzellen aufgrund dieses Drucksignals Hormone oder andere verhaltensaktive Botenstoffe aus. Bei Schafen ist es sogar möglich, mittels einer genitalen Stimulation ein Muttertier dazu bringen, ein Lamm anzunehmen, was sie zuvor verstoßen hat. Durch den Reiz aktiviert das »Mutterliebe«-Hormon Oxytocin wahrscheinlich emotionale Hirnareale und sorgt so für die enge Bindung zwischen Mutter und Jungem (siehe Kapitel »Das Orgasmushormon Oxytocin«, S. 125).

Die schwedische Physiologin Kerstin Uvnäs-Moberg vermutet, daß auch Massagen, zärtliche Berührungen und Wärme diese Hormon-Ausschüttung aktivieren können. Für Ratten scheint dies zumindest zu gelten. Daten über den Menschen sind rar. Kein Wissenschaftler kann bislang genau erklären, wie die Effekte, körperlich und psychisch, bei einem Hautkontakt zustande kommen. Die Erektion und Ejakulation des Mannes ist mit visuellen Reizen, durch Phantasie, aber auch durch taktile Reize auslösbar. In den erogenen Zonen lagern in der Haut besonders viele und sensible Mechanorezeptoren, die Signale an das Rückenmark und dann an das Gehirn weiterleiten. Hier erfolgt bei passender Gesamtsituation eine Lustempfindung.

Ohren, Nacken, Mund, Brustwarzen, die Analregion, die Klitoris, der Penis, der Hoden und die Schenkelinnenseiten sind die empfindlichsten Bereiche. Über die Nerven des Penis, vor allem den Nervus dorsalis penis, werden Berührungsreize an das Erektionszentrum im Rückenmark des Lenden- und Kreuzbeinbereichs weitergeleitet. »Insbesondere durch die Reibbewegungen von Penishaut und Eichel beim Hin- und Herbewegen in der weiblichen Scheide werden vermehrt Signale über die Penisnerven an die im Rückenmark befindlichen Erektions- und Ejakulationszentren geleitet. Dadurch kommt es dann zur Auslösung des sogenannten Ejakulationsreflexes«, erklärt Dr. Hartmut Porst in seinem Buch *Was jedermann über Sexualität und Potenz wissen sollte*. Wenn Liebe unter die Haut geht, dann stellen sich Millionen feiner Härchen zu einer erregten Gänsehaut auf.

Wie bei allen Reizen hängt die Wahrnehmung und die Bedeutungs-
zuweisung einer Berührung entscheidend von den Umgebungsbedingungen
ab. Eine minimale Erregung erinnert uns an das Krabbeln einer Spinne auf
der Haut und macht jegliche Erotik zunichte. Schmerzen törnen den einen
an, den anderen völlig ab. Eine Massage kann stimulierend oder entspan-
nend sein. Die Beispiele sind vielfältig. Immer entscheidet unsere psychische Prädisposition mit, wie wir Reize auf unserer Haut bewerten.

Ein Faktor, der unsere Hautsensibilität beeinflußt, sind Hormone.
Sinkt im Alter der Geschlechtshormonspiegel, sinkt auch die Empfindungs-
schwelle der Haut. Frauen können besser herausfinden, ob ihnen mit einem
oder mit zwei Bleistiften auf die Haut getippt wurde, wenn sie im Alter eine
Östrogentherapie erhielten. Die amerikanische Biologin Winnifred Cutler
kennt zahlreiche Studien, die den Zusammenhang belegen. »Wenn Männer
älter werden, nimmt also die sinnliche Empfindungsfähigkeit des Penis ab –
und gleichzeitig auch die Häufigkeit ihrer sexuellen Aktivitäten«, erklärt sie
in ihrem Buch *Rhythmus der Liebe*. Allerdings beeinflußt auch Sex die Sensitivität. Wer häufiger Geschlechtsverkehr hat, bekommt einen empfindliche-
ren Penis. Unklar ist, ob ein »sensibler« Mensch mehr Lust hat, oder die Lust
»sensibler« macht. Erfahrungsgemäß reagieren wir in sexuellen Powerzei-
ten schneller und eindeutiger auf Reize. Wer heftig verliebt ist, und die Statistik der »Sexakte pro Woche« Lügen straft, dem genügt manchmal nur ein
Blick, eine kurze Berührung, um die Spannung wieder in die Höhe zu treiben. Auch hier könnten Sexhormone zusammen mit dem Aufmerksamkeitshormon Adrenalin die Sinnesleistungen ankurbeln.

Die beruhigende, streßdämpfende Wirkung einer Massage, oder
wenn wir jemandem die Hand halten, wird von Endorphinen vermittelt (siehe Kapitel »Das lange Glück der Ehe«, S. 145). Diese körpereigenen Glücks-
moleküle machen uns ausgeglichen und zufrieden. Deshalb fühlen sich Kinder wohl, wenn sie liebkost werden, und Verliebte, wenn sie nicht müde werden, zu schmusen und händchenhaltend zu flanieren. Die Gesellschaft für
Rationelle Psychologie in München hat herausgefunden, daß sich Frischverliebte 38,7mal am Tag berühren, weitaus häufiger als langjährige Partner.
Deshalb bezeichnet der Anthropologe Ashley Montagu Berührungen als
»Vitamine für Leib und Seele«. Durch Massagen regen wir aber auch die
Durchblutung der Haut an und fördern den Stoffwechsel – das hält uns gesund. Vor allem Frühgeborene profitieren von dem engen körperlichen Kontakt, wenn sie herumgetragen oder im Brutkasten sanft gestreichelt werden. Sie entwickeln sich schneller als Frühchen, die diese Reize nicht erhalten. Hier wird noch deutlicher, daß wir Menschen »Traglinge« sind, die ohne
zärtliche körperliche Nähe und Wärme nicht gedeihen. Der Tastsinn ist das
erste relativ gut ausgebildete Reizverarbeitungssystem eines Neugeborenen. Es hält mit seinen kleinen Fingerchen die Brust seiner Mutter fest, es

spürt sofort mit seinen Lippen die Brustwarze und saugt, ohne daß ihm jemand das hätte beibringen müssen. Zärtliches Streicheln, sanftes Massieren, liebevolle Berührungen kennzeichnen den ersten Mutter-Kind-Kontakt. Schmuserituale beim Wickeln oder Baden und innige Augenblicke wie beim Stillen stärken die Bindung aneinander. Durch Hormone, die dann vermehrt ausgeschüttet werden, stabilisiert der Hautkontakt die Beziehung auf einer biologischen Ebene. Das gilt für Eltern und ihre Kinder genauso wie für Partner. Berührungen sind die Basis der Liebe. Ohne Haut auf Haut macht Liebe wohl im Normalfall auf Dauer keinen Spaß, abgesehen vom Quickie oder vom Gummioutfit als spezieller Variante.

Die Sprache des körperlichen Kontakts ist eine universelle Sprache, die alle Menschen verstehen. Mögen sich die Maori zur Begrüßung die Nasen reiben oder die Eipo in Neuguinea einander unter dem Kinn kraulen, Berührungen sind trotz aller kulturellen Unterschiede eine internationale Sprache. Körperliche Nähe bedeutet immer Intimität. Der Verhaltensforscher Irenäus Eibl-Eibesfeldt konnte bei vielen Naturvölkern, vor allem zwischen Eltern und Kindern, häufigeren intensiven und unmittelbaren Körperkontakt beobachten als in unseren technisch-zivilisierten Kulturen. »Der Körperkontakt vermittelt einem Kind Vertrauen und Sicherheit. Wie sich der geringe Körperkontakt in unseren Kulturen auswirkt, darüber können wir nur Vermutungen anstellen«, warnt Eibl-Eibesfeldt. Bei Fremden scheuen wir dagegen engen Kontakt: Ein Kind flüchtet immer in die Arme seiner Bezugsperson, wenn es Trost sucht, und wir wagen nur den anzufassen, den wir kennen. Bedeutsam scheinen aber nicht nur Berührungen, sondern auch gemeinsame Bewegungen. Ohne rhythmische Harmonie – das ist natürlich der Idealfall – ist der Akt nur halb soviel wert. Die Stimulation der Hautsinne durch Reibung, und das muß nicht immer nur die sanfte zärtliche Massage sein, stimuliert die Lust.

Tanzen ist dabei sicher die Vorstufe des Aktes, mal mehr mal weniger, aber ein sinnlicher Tango oder auch das *Dirty Dancing* von Patrick Swayze symbolieren den stilisierten Geschlechtsverkehr. Miteinander tanzen, vereinigt alle Sinnesreize: Wir sehen uns in die Augen, riechen den anderen ganz nah, hören Musik, berühren uns und spüren die rhythmischen Körperbewegungen des anderen. Kein Wunder, daß Tanzen zu Beginn einer Beziehung beliebt und wichtig ist.

Auch Ovid erkannte die Bedeutung der Bewegung vor über 2000 Jahren:

Ich will – wer zweifelt daran? –, daß ein Mädchen das Tanzen beherrsche, daß sie die Arme bewegt, wenn es verlangt wird beim Wein. Meister des Ausdruckstanzes, die Zierde der Bühne, erregen Liebe: So groß ist der Reiz, den die Bewegungskunst hat.

≡   ## Erotische Phantasien

In nahezu allen Bereichen der Liebe entlehnen Forscher Erkenntnisse aus dem Tierreich, wenn sie menschliches Verhalten und unsere Vorlieben zu erklären versuchen. Ein Revier beherrschen wir Menschen jedoch exklusiv: die erotische Phantasie. Im Reich der Phantasie können wir unseren Gelüsten und Sehnsüchten freien Lauf lassen, ohne daß einem der Verstand, die Scham oder gesellschaftliche Normen das Spiel verderben. In der Phantasie brechen wir aus dem Alltag der Liebesreize aus, streifen Gewohnheiten ab und wagen uns sogar auf »verbotenes« Terrain.

Phantasien und Visionen lassen Künstler zu Genies werden, Wissenschaftler zu Nobelpreisträgern und normale Mitmenschen zu glücklicheren Zeitgenossen. Trotzdem können wir wohl nicht ganz aus unserer Haut, beziehungsweise unserer Hirnrinde. Die innere – kortikale – Zensur treibt uns vielleicht die Röte ins Gesicht, wenn wir gerade in Gedanken unseren Partner ans Bett fesseln, wie Sharon Stone Michael Douglas in *Basic Instinct*. Und das sind sicher die harmloseren Phantasien. Die gesamte Pornographie-Branche lebt von den meist ungelebten Sexvorstellungen der Männer: ein flotter Dreier, homosexuelle Abenteuer, Perversionen, deren begriffliche Umschreibung wir sonst kaum über die Lippen bringen. Absolute Spitzenreiter sind Herzensphantasien in Liebesromanen und im Filmgeschäft. Ohne die Einbildungskraft könnte diese Branche überhaupt nicht existieren. Der Phantasie sind hier keine Grenzen gesetzt: ob in als Soft-Pornographie verrufenen Filmen wie *Im Reich der Sinne* oder bei gesitteten Hollywoodmärchen wie *Pretty Woman*. Phantasie ist darin immer ein Spiel mit der Liebe, eine Lust an der Kreativität und gleichzeitig Balsam für die Seele. Hier sind wir Helden oder dürfen endlich die Schutzbedürftige spielen. Pornos für Männer, Liebesfilme für Frauen, so klischeehaft diese Aussage ist, sie ist wahrscheinlich richtig. Die beiden amerikanischen Evolutionspsychologen Bruce Ellis und Donald Symons behaupten, daß der Liebesroman und die Pornographie die jeweiligen sexuellen Phantasien beider Geschlechter repräsentieren. Doch ein wenig scheinen sich die Zeiten zu ändern, nachdem sich auch Magazine für Frauen, wie *Playgirl*, die halbnackte bis nackte Männer zeigen, durchaus auf dem Markt etablieren. Vielleicht sind die phantasieanregenden Photos ein wenig poetischer als in Pornoblättern, vielleicht sind die männlichen Models mit mehr Bedacht ausgewählt, aber die Ellis-Symons-These scheint zumindest in Ansätzen Opfer der modernen emanzipierten Frau zu werden. So wagte es immerhin die neue deutsche Frauenzeitschrift *Amica* im Januar 1996, das knackige schwarze Modell Wayne Samuels spärlichst bedeckt auf den Titel zu heben; im Heft ist er sogar nackt, mit allem, was ein Mann zu bieten hat, zu sehen. Der Erfolg gab den Blattmachern Recht. Attraktive Männer sind für Frauen auch unbekleidet durchaus reizvoll. Schiller war ein Verfechter des freien Gedankens und schrieb an seinen Freund Christian Gottfried Körner: »Es scheint nicht gut und dem Schöpfungswerk der Seele nachteilig zu sein, wenn der Verstand die zuströmenden Ideen, gleichsam an den Toren schon, zu scharf mustert.« Der Feingeist Goethe forderte den Philosophen Immanuel Kant sogar auf, neben den drei akzeptierten Grundvermögen der Seele, dem Denken, dem Fühlen und dem Wollen, die Phantasie als viertes gleichrangig anzuerkennen.

Wahrscheinlich ist der größte Liebesreiz in der Tat unsere Imaginationskraft. Ohne äußere Anlässe, während eines langweiliges Vortrags, tauchen plötzlich Bilder, Gerüche, Wortfetzen auf und lassen uns für Sekunden in das Reich der Phantasie entschwinden. Nicht immer sind diese Eindrücke sexuell gefärbt, oft sind es Emotionsbruchstücke, und – vor allem bei Frauen – nur im sexuellen Umfeld angesiedelt. Wir stellen uns vor, wie unser Tischnachbar wohl nackt aussähe, überlegen, ob der Autofahrer an der Ampel heute morgen verheiratet war, oder erinnern uns an den letzten Sonntag, als der Eilpostbote so freundlich lächelte. Wie fühlt sich diese Haut wohl an? Wie mag die schnuckelige Bedienung küssen? Mein Gott, hat die einen engen Rock an! Solche Gedankenfetzen und Scheinbilder okkupieren von Zeit zu Zeit für Sekunden unseren Kopf. Dabei ist eine wichtige Frage: Stammen die Vorstellungen aus dem Erinnerungsfundus unseres Gedächtnisses und werden nur beliebig neu zusammengesetzt, oder sind es Neuproduktionen, die keinerlei Bezug zu Erlebtem haben? Sicher können wir nur von einem schönen Frauenkörper träumen, wenn wir irgendwann in irgendeiner Form einmal diese weichen Konturen gesehen und mit bestimmten Assoziationen verbunden haben. Dennoch können Phantasien völlig den Boden der realen Vorstellung verlassen. Wie Traumbilder generieren sie sich aus dem Gehirn in einer Abstraktion, die eine völlig neue Qualität darstellt. Dies ist eine spezifisch menschliche Eigenschaft, und deshalb ist sie auch stark an spezifisch menschliche neuronale Systeme im Gehirn gekoppelt, wie eben die Hirnrinde und das große assoziative Gedächtnis, das in Ansätzen sicher sonst nur noch die Primaten besitzen.

Die sexuellen Phantasien von Männern und Frauen unterscheiden sich allerdings drastisch: Kreisen sie bei ihm um Sex, pornographische Handlungen, den anonymen Geschlechtsakt und ungewohnte Sexpraktiken, geht es bei ihr eher um zarte Romantik, gefühlsbetonte Intimitäten, um emotionale Krisen oder um Flirts und Rendezvous. Sex spielt wahrscheinlich eine untergeordnete Rolle. Meist entstehen diese Phantasien, wenn eine reizvolle Situation, ein Bild, ein Anruf, irgendein Stimulus die Maschinerie der Einbildung anwirft. Oft existiert aber noch nicht einmal ein Reiz, der den Schalter umlegt. Eine endogene Erregung, die im Zusammenspiel zwischen Hirnrinde und dem emotionalen Hirn entsteht, bemächtigt sich unserer Nervenzellen. Offensichtlich braucht unser Hirn die Erholung von den vernunftsmäßig gesteuerten Zügeln. Es schweift ab, ohne die Fähigkeit zur Konzentration zu verlieren. Bei Männern geschieht dies ungefähr alle 20 Minuten.

Wie oft denken wir an den Geliebten, während wir im Supermarkt den Korb füllen oder die Fortsetzung einer Fernsehserie anschauen? Das sind eben nicht immer nur gelebte Erinnerungen, sondern auch erotische Phantasien, über die nie gesprochen wurde, die nie real waren. Diese heimliche autoerotische Betätigung untersuchte auch der bislang umfassendste Report »Liebe in den 90ern«. 54 Prozent der Männer denken danach täglich oder mehrmals täglich an Sex. 43 Prozent tun es einige Male im Monat oder in der Woche. Frauen sind da zurückhaltender: 19 Prozent haben täglich an Sex gedacht, dagegen 67 Prozent einige Male in der Woche oder im Monat. Bruce Ellis und Donald Symons ließen 307 kalifornische Studenten einen Fragebogen über sexuelle Phantasien ausfüllen und kamen ebenfalls zu der Erkenntnis, daß »Männer mehr Phantasien haben und über mehr Partner phantasieren«, so die Zusammenfassung des Buchautors Matt Ridley. Etwa die Hälfte der Frauen erklärte, während einer Phantasie niemals den Partner zu wechseln. Nur 12 Prozent der Männer konnten dies von sich behaupten. Das optische Erscheinungsbild von den jeweiligen Partnerinnen war den Männern wichtiger als die Vorstellung von Berührungen oder Gefühlen. Eine landläufige Meinung ist, daß sich besonders diejenigen mit sexuellen Phantasien über Wasser halten, die sonst nicht zum Zuge kommen. Der USA-Sex-Report aus dem Jahr 1994 widerlegt diese Ansicht: Die phantasievollen Personen haben »allem Anschein nach besonders viel Partnersex und ein besonders ausgeprägtes Interesse für die Vielfalt sexuellen Erlebens«, so die Autorin Gina Kolata. Unterteilt man die Befragten nach traditionell eingestellten und sexuell erlebnisorientierten Personen, haben die Experimentierer häufiger sexuelle Phantasien und masturbieren doppelt so oft wie die Traditionsbewußten. »Die Phantasie ist die schönste Tochter der Wahrheit, nur etwas lebhafter als die Mama«, meint der Schweizer Schriftsteller Carl Spitteler.

Diese kontextunabhängigen Phantasien geben uns vielleicht den Antrieb, uns Reizen zuzuwenden. »Die Liebe besteht zu drei Vierteln aus Neugier«, soll Casanova oft argumentiert haben. Ihn trieb es immer wieder in die Arme einer Dame, wohl um die Neugier zu befriedigen, ob sie seiner in der Phantasie produzierten Erwartung wohl entspräche. »Wir sind sehr neugierige Wesen und suchen aktiv nach neuen Informationen«, bestätigt der Ethologe Irenäus Eibl-Eibesfeldt. Der Mensch suche Nahrung für seine Phantasie.

Ob die Phantasie dann in eine Motivation und eine Handlung umgesetzt wird, hängt von der Hirnrinde, unserem echten Denkorgan, ab. Hier entscheiden wir, ob der Moment passend ist, einen Mann im Zug oder eine Frau im Café anzusprechen, ob – um auf unsere Partysituation zurückzukommen – es sich geziemt, den sexy Segler zu bitten, auf dem Nachhauseweg einen kleinen Umweg zu fahren und uns mitzunehmen.

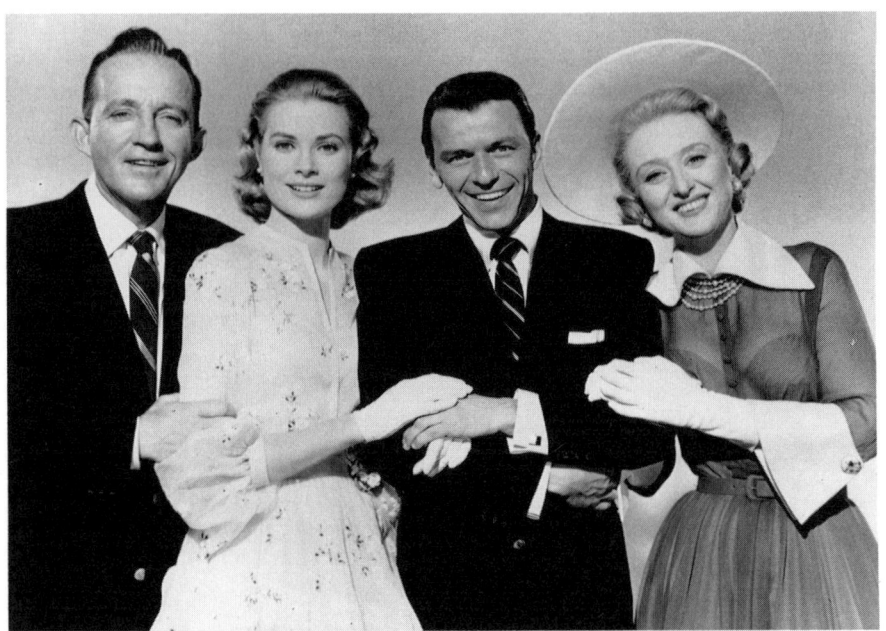

»Oh, how lucky we are, while I give to you and you give to me true love, true love. So on and on it will always be, true love, true love....«

Bing Crosby, Grace Kelly, Frank Sinatra und Celeste Holm in *Die oberen Zehntausend* – 1956 –

Liebesmuster

Ob die Liebesreize auf fruchtbaren Boden fallen, entscheidet nicht
der Zufall. Erotische Evolutionsstrategien und Partnersuchmuster
lassen uns oft unbewußt die Wahl treffen. Die attraktive, verwöhnte
Grace Kelly findet ihre wahre Liebe nach einigen Versuchungen in
dem reichen, fürsorglichen Bing Crosby.

Von der Liebe nimmt man an, daß sie einem »passiert«, daß man sie
nicht »erzwingen« kann, daß sie »von Gott gegeben« ist oder vom Schicksal.
Man wird von »Amors Pfeil getroffen« und wundert sich, wo »die Liebe hin-
fällt«. Das Liebesband zwischen Eltern und Kindern scheint in die Wiege gelegt und unzerstörbar zu sein. Bei soviel Passivität könnte man verzweifeln,
und unglücklich Liebende tun das auch. Dabei ist Liebe nicht zufällig. Ob
wir es glauben oder nicht: Wir suchen unsere/n Liebste/n nach einem in
Grundzügen festgelegten Muster aus. Wir checken nach einem vorgegebe-
nen Raster ab, ob wir jemanden lieben oder nicht. Während man einen Menschen nur Sekunden anschaut, bewertet das menschliche Gehirn Millionen
von Informationen und kommt sehr schnell zu einem positiven oder negativen Urteil. In diesem Bewertungsprozeß vergleicht das Gehirn neu eintref-
fende Reize mit bereits vorhandenen Erwartungen, Vorlieben und archaischen Suchmustern.

Die Liebe zu unseren Kindern erscheint uns am selbstverständlich-
sten. Und das, obwohl sie uns – bei aller Freude – in unserer Freiheit ein-
schränken und uns Sorgen bereiten. Ein ganz bestimmtes Schema, das jedem Kind auf der ganzen Welt eigen ist, veranlaßt uns, uns immer wieder liebevoll um es zu kümmern. Dieses sogenannte Kindchenschema weckt den
Beschützerinstinkt – ob für eigene, adoptierte oder fremde Kinder. Zwar verhält es sich mit der Auswahl unserer Lebenspartner komplexer, aber der Mechanismus ist der gleiche. Wie bei einer Fahndung prüfen wir unbewußt, ob
jemand durch unser inneres Raster fällt oder hängenbleibt. Danach entscheiden wir, ob ein Funke überspringt oder nicht.

Diese Muster – so die neue These einer Gruppe von Evolutionsbiologen und -psychologen – sind so alt wie die Menschheit und dienen nur einem
Zweck: der Fortpflanzung und dem Schutz des Nachwuchses. Die Evolution
begünstigt diejenigen, die ihre Erbanlagen möglichst oft *und* gut weitergeben. Das wiederum prägt in gehörigem Maß männliches und weibliches
Sexualverhalten. Männer wie Frauen haben ausgeklügelte erotische Strategien entwickelt. Wir schleppen also das Erbe unserer Vorfahren mit und
prüfen automatisch einen Liebeskandidaten, ob er nach dem bewährten Liebesmuster tauglich ist oder nicht. Sind wir also doch letztendlich zur Passivität verdammt, Marionetten der Evolution, die an DNS-Strängen zappeln?

Nein, kontern die Evolutionspsychologen, Erziehung, soziale Umstände, Bildung, Erfahrung und die Fähigkeit, rational zu denken, beeinflussen unsere Art zu lieben ebenfalls. Das biologische Erbe gibt prinzipielle Verhaltensmuster vor. Adam und Eva hatten zwar nicht die Qual der Wahl, aber es gibt Beweise, daß wir noch genauso lieben wie unsere haarigen Vettern. Clemens Brentano sah darin nichts Anrühriges und meinte:»Adam und Eva haben's Lieben erdacht, ich und mein Schätzle haben's auch so gemacht.«

≡ Partnerwahl: angeboren oder anerzogen?

Unsere Großmütter wußten schon ziemlich genau, was ein guter Heiratskandidat mitbringen muß. Wie aus der Pistole geschossen kommt das Rezept für den Enkel: Suche dir eine Frau, die jung, schön und anständig ist. Und der Enkelin wünscht die lebenserfahrene Dame nichts mehr als einen vermögenden Mann mit gesellschaftlichem Ansehen, der zuverlässig und ehrlich ist. Nach welchen Suchmustern junge Leute von heute ihre Partner auswählen, haben Wissenschaftler in unterschiedlichen Kulturen untersucht. Die Ergebnisse muten auf den ersten Blick an wie Auszüge aus einer »Bubba«-Psychologie (eine Bezeichnung, aus dem Jiddischen entlehnt, die Forschungsergebnisse meint, von denen Großmütter auch ohne öffentliche Forschungsmittel hätten erzählen können). Auf einen Nenner gebracht: Der moderne Mensch des ausgehenden 20. Jahrhunderts trifft seine Partnerwahl noch immer nach den Fortpflanzungskriterien der Steinzeit.

Männer, so resümieren die Evolutionspsychologen (mit unseren Großmüttern), bevorzugen Frauen, die attraktiv, jung und treu sind. Diese Eigenschaften signalisieren nämlich Fruchtbarkeit, Gesundheit und Sicherheit. Bei einer treuen Frau muß ein Mann nicht befürchten, daß sie fremdgeht, und er vielleicht die Kinder eines Nebenbuhlers großzieht. Frauen hingegen achten bei einem potentiellen Partner vorrangig auf Herzensgüte, Zuverlässigkeit, hohen Status und Einkommen, was ihnen einen guten Familienvater und Ernährer verspricht. Diese Ergebnisse sollen sogar für beziehungsängstliche, männliche Singles und erfolgreiche, unabhängige Karrierefrauen gelten. Kein Wort mehr von dem romantischen Gefühl Liebe, das Literaten und Philosophen seit Menschengedenken zu schwärmerischen Werken anregt. Eher scheint die Rede von Investmentfonds zu sein. Umsonst gibt es nichts. Ich lege mein Gefühl nur dann an, wenn ich daraus Profit schlagen kann. Liebe macht demnach offensichtlich nicht blind, sondern berechnend. Und doch, was so modern klingt, ist in Wahrheit zutiefst archaisch, wie bei Adam und Eva. In unseren modernen Schädeln arbeiten die Gehirne unserer Urahnen. Könnte hier nicht die

Ursache für manche unserer heutigen Partnerprobleme liegen? Trotz fort-
schrittlichster Technologien und höchstem Bildungsstand scheinen wir
nicht in bester Harmonie mit unserem Sexualtrieb zu leben: Zwar heiraten
90 Prozent aller Menschen irgendwann im Leben, aber, so wird geschätzt,
fast ebensoviele gehen auch irgendwann wieder fremd. In den USA wird inzwischen jede zweite Ehe geschieden, in Deutschland jede dritte. Der
Schlüssel zum Verständnis des sexuellen Verhaltens von heute liegt nicht
allein im kulturellen Umfeld, wie es einige Anthropologen, Soziologen und
Psychologen in ihren Bereichen zum Ausdruck bringen, und auch *nicht nur*
in den Genen. Viel eher, so die neue These, könne man die menschliche Natur nur dann verstehen, wenn man die Evolution des menschlichen Gehirns
verstehe. Unsere Partnerwunschbilder entstehen nicht zufällig, sondern
funktionieren nach ganz bestimmten Auswahlkriterien, die sich evolutionär als tauglich erwiesen haben. Als » sexuelle Selektion« bezeichnet man
demnach die Evolution von Merkmalen, die die Fortpflanzungschancen eines Individuums erhöhen.

Die Partnerwahl ist nicht so simpel, wie man annehmen könnte. Es
findet nicht einfach eine Entscheidung statt, sondern ganze Serien von stra-
tegischen Manövern gehen der Partnerwahl voraus, Informationssammel-
und Auswahlprozesse spielen unbewußt – manchmal gar bewußt – eine große Rolle. In dem Zusammenhang stellt sich auch die Frage, ob die Suchmuster in den verschiedenen Kulturen dieser Welt gleich sind oder ob Tradition,
Religion und soziale Gesetzmäßigkeiten unterschiedliche Partnerwahlkriterien schaffen.

Die umfangreichste Partnerwahlstudie führte weltweit der amerikanische Evolutionspsychologe David Buss an der Universität von Michigan durch und veröffentlichte sie 1993. Über fünf Jahre lang haben 50 Wissenschaftler insgesamt 10047 Frauen und Männer in 37 Kulturen auf
sechs Kontinenten und fünf Inseln nach ihren Kriterien bei der Partnerwahl befragt. Darunter in Sambia, wo Vielweiberei praktiziert wird, und in
Schweden, wo das Zusammenleben ohne Trauschein so normal ist wie die
Ehe, in kapitalistischen wie in kommunistischen Systemen, in Konfessio-
nen aller Art. »Die sexuellen Strategien sind überall gleich«, dokumentiert
Buss, »ein Gujarati in Indien wählt mit dem gleichen Suchmuster seine
Partnerin wie ein Zulu in Südafrika oder ein Student in den USA.« Selbst
extreme, kulturelle Unterschiede modifizieren nur unsere Partner-
Wunschbilder. Um uns für einen Partner zu entscheiden, benutzen wir
offensichtlich genetisch programmierte Strategien im Werbe- und Wahl-
verhalten. Unsere Partnerwahlkriterien sind als Prototypen gespeichert,
vergleichbar einem Stichwortkatalog, anhand dessen wir Kandidaten ab-
prüfen, auswählen oder durchfallen lassen.

Hinzu kommen im Laufe unseres Lebens erlernte und im Gedächtnis gespeicherte Informationen. Wer konkret zum Traummann oder zur Traumfrau wird, entscheidet sich nach der Theorie des amerikanischen Sexologen John Money im Kindesalter zwischen fünf und acht Jahren. Bereits in dieser Phase entwickeln Kinder in Reaktion auf ihre Familie, Freunde oder besondere Ereignisse eine ganz individuelle »lovemap«. Diese unbewußte Liebeskarte setzt sich aus unendlich vielen Eindrücken zusammen, die gefallen oder mißfallen: Die Art, wie die eigene Mutter das Kind umarmt und liebkost, wie sie riecht, auf welche Weise sie es bestraft, wie der Vater scherzt, sich bewegt oder welche Stimmung zuhause herrscht.

Mögen Sie lieber lockige Haare, die etwas molligere Variante, große sinnliche Augen, ein temperamentvolles Lachen? Oder bevorzugen Sie den dunkelhaarigen smarten Dandy, der nicht mit seinen Muskelpaketen protzt und sich lieber um Premierekarten für die Oper bemüht? Die in der Kindheit geprägte Liebeskarte ist der mentale Referenzvergleich für die Liebesobjekte, denen wir in der Jugend ab der Pubertät beginnen gegenüberzutreten. John Money stellte diese These bereits 1986 auf, und mußte eine gehörige Portion Kritik hinnehmen. Einige Forscher sind überzeugt, daß sich eine Art Liebeskarte erst in der Pubertät selbst bildet, wenn Signale des anderen Geschlechts überhaupt eine sexuelle Bedeutung bekommen. In dieser Phase werde die Ästhetik geprägt, also die Dinge, zu denen wir uns emotional hingezogen fühlen, die uns kalt lassen oder die wir gar ablehnen. Das gilt für den Musikgeschmack, zum Teil für die Kleidung und den Typ, den wir für uns kreieren. Und vielleicht eben auch für den Partnertyp. Warum fühlen sich manche Frauen immer wieder zum Typ »Looser« hingezogen, manche zum »professoralen Wichtigtuer« und wieder andere zum »Naturburschen«? Obwohl solch eine immer gleiche Partnerwahl keiner objektiven Kosten-Nutzen-Analyse standhält, kommt man unter Umständen von der speziellen Anziehungskraft seines »Typs« nicht los. Das gleiche gilt auch für Männer. Manche stehen auf blonde Haare und Stöckelschuhe und stellen dieses Merkmal über alles. Da kann ihnen eine Super-Frau mit flottem Kurzhaarschnitt alles bieten, sie paßt nicht zur Liebeskarte und fällt »aus dem Bild«. Unterstützung bekommt John Money von der Johns Hopkins University jetzt vor allem von den Neurobiologen, die die Entwicklung des kindlichen Gehirns erforschen. Für viele Fähigkeiten besitzt ein Kindergehirn sogenannte »offene Lernfenster«, in denen es Sprache, Bewegung, aber auch emotionale Bindungen besonders gut erlernt, ja sogar für die weitere Entwicklung benötigt. Dieses emotionale Lernen fängt schon sehr früh im ersten Lebensjahr an, und differenziert sich immer weiter bis zur Pubertät. Dann sollten wir eine Vorstellung von den Eigenschaften eines Menschen haben, die uns guttun oder uns beunruhigen. Mögen wir den Draufgänger, den sensiblen Tröster, den distanzierten Verehrer? Sowohl körperliche als auch psychische Merkmale sind mit einer Bewertung in unserem Gedächtnis gespeichert. Das bedeutet natürlich nicht, daß man diese »lovemaps« nicht ändern kann. Sowohl die kognitive Erkenntnis, daß der »Typus«, der zwar zu meiner Liebeskarte paßt, aber dafür mein Leben ruiniert, aber auch außergewöhnliche Umstände bewirken einen Bewertungswandel. Da verlieben sich Menschen in Ausnahmesituationen ineinander – während eines Flugzeug-Kidnappings oder im Krankenhaus nach einer schweren Operation oder im Job unter schwierigen Machtverhältnissen – und stellen fest, daß derjenige, den es getroffen hat, eigentlich nicht der Typ ist, den man sonst immer bevorzugte. Aber in Streßsituationen oder unter ungewöhnlichen Begleitumständen, werden Eigenschaften wie Mut, Hilfsbereitschaft oder Macht derart dominant, daß das Liebeskartenhaus schon mal zusammenfällt. Da verliebt sich die Entführte in den Kidnapper, der frisch Operierte in die Krankenschwester, die junge Redaktionsassistentin in den älteren Chefredakteur, obwohl sie sich vorher nie für reifere Männer begeistern konnte.

Und Partnerwahl bedeutet überraschenderweise erst einmal Damenwahl! Bei der Liebesouvertüre spielt die Frau die erste Geige. Verhaltensforscher und Psychologen stellten fest, daß Männer zwar in der Gesellschaft als die treibende Kraft angesehen werden, in Wirklichkeit aber nur auf die ausgestrahlten Signale der Frauen reagieren. Frauen ziehen die Männer durch Blicke, Hüftschwung, Hairflip und Berührungen in ihren Bann. »In den ersten Phasen der Werbung scheint sie den Ausschlag zu geben«, faßte die amerikanische Psychologin Monica Moore 1989 auf einer Versammlung der Society for the Scientific Study of Sex ihre Untersuchungen in Toronto zusammen. »In den späteren, offeneren Phasen kommen die Männer dann mehr zum Zug: die Bitte um eine Verabredung, der Anlauf zum ersten Kuß, der Vorschlag ins Bett zu gehen. Es sieht so aus, als hätten Männer und Frauen sich das ganze aufgeteilt.«

Was Frauen wollen

Männer verlieben sich auf den ersten Blick, Frauen auf den zweiten. Auf diesen Nenner könnte man den heutigen Stand der »Liebesforschung« bringen. Sowohl Männer als auch Frauen entscheiden manchmal sogar innerhalb von 30 Sekunden, ob sie aneinander interessiert sind oder nicht. Das hat Christiane Tramitz von der Forschungsstelle für Humanethologie in Andechs bei München nachgewiesen. Von tatsächlichem Verliebtsein kann hier sicher noch nicht gesprochen werden, aber irgendwie und irgendwann muß es ja auch erst mal losgehen.

Während sich Männer grundsätzlich schneller und häufiger auf sexuelle Abenteuer einlassen (was als »Verlieben auf den ersten Blick« gedeutet werden könnte), geben sich Frauen deutlich zurückhaltender. Ihre Kriterien für eine Partnerwahl sind so komplex, daß sie es sich schlicht nicht erlauben können, schnell zu entscheiden. Schließlich sind sie es, die eine kraftraubende Schwangerschaft riskieren und gegebenenfalls ihre Kinder allein aufziehen müssen. Erklären läßt sich die weibliche Sprödigkeit auch schlicht durch eine ganz fundamentale, biologische Gegebenheit: die Beschaffenheit der Keimzellen. Die weiblichen Eizellen sind groß, relativ ortsgebunden und nur unter hohem Energieaufwand herzustellen. Außerdem ist der Vorrat begrenzt und nicht wieder auffüllbar. Die männlichen Samenzellen hingegen sind klein und mobil. Das Kontingent ist immer auffüllbar. Männer können innerhalb einer Stunde bis zu zwölf Millionen Spermien produzieren und investieren bei jeder Ejakulation zwischen 100 und 200 Millionen. Dabei bleiben die Herren der Schöpfung grundsätzlich bis an ihr Lebensende zeugungsfähig. Frauen dagegen sind mit etwa 45 Jahren am Ende ihrer fruchtbaren Tage.

Natürlich kann es auch dem Mann nicht egal sein, was mit seinem Erbgut passiert. Aber ihm wurde keine nennenswerte Zurückhaltung auferlegt. Schlußendlich hat er, sollte es zu keiner Dauerbindung kommen, kaum etwas investiert. Wird die Geliebte nach einem One-night-Stand schwanger, so hat er sein Erbgut weitergegeben, ohne im Zweifelsfall für die Kosten einer Dauerbeziehung aufkommen zu müssen. Was Frauenrechtlerinnen seit Generationen ideologisch auf die Barrikaden treibt, sehen Wissenschaftler als emotionslose Kosten-Nutzen-Rechnung der Evolution. Heute sind sicher auch die Frauen sexuellen Abenteuern weniger abgeneigt als früher, was nicht zuletzt auf die Existenz von Verhütungsmitteln zurückzuführen ist. Grundsätzlich aber sind sie deutlich später zum Geschlechtsverkehr bereit als Männer. Während der Werbezeit prüfen Verliebte jedenfalls erst einmal, ob sie jeweils die notwendigen Eigenschaften für eine ernste Beziehung mitbringen oder nicht. Der Ethologe und Ethnologe Desmond Morris hatte in den siebziger Jahren bereits darauf hingewiesen, daß Dauerpartnerschaften in der Evolution deshalb notwendig geworden seien, weil zwei den Nachwuchs besser und sicherer aufziehen können als einer allein. Welche Strategien verfolgen Frauen nun konkret, um einen Kandidaten auf Herz und Nieren zu prüfen? David Buss kam in seiner internationalen Studie zu folgender Prioritätenskala:

- In den 37 befragten Kulturen waren für alle befragten Frauen zärtliche *Zuneigung, Herzensgüte und Aufrichtigkeit* die wichtigsten Merkmale für eine ernsthafte Bindung.
- Daran schloß sich *Zuverlässigkeit*, also Treue, als Pluspunkt für einen Ehekandidaten an.

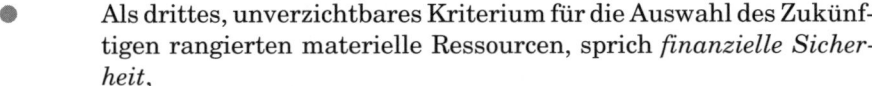

- Als drittes, unverzichtbares Kriterium für die Auswahl des Zukünftigen rangierten materielle Ressourcen, sprich *finanzielle Sicherheit*,
- dicht gefolgt vom *gesellschaftlichen Status* des Mannes. Dabei machen offensichtlich weder kommunistische noch kapitalistische Weltanschauungen einen Unterschied, genausowenig wie Religion oder Rasse. Frauen, so fand Buss heraus, bewerteten dieses Kriterium doppelt so hoch wie Männer umgekehrt bei Frauen. Sogar Frauen, die über eigene materielle Ressourcen verfügen, bevorzugen besserverdienende Männer. Die Lust auf mehr kennt dabei keine Grenzen: Selbst Millionärinnen in den USA wollen Männer, die zumindest auch Millionäre sind, obwohl das mit dem Überleben von Mutter und Kind sicher nichts mehr zu tun hat.
- Nicht unwesentlich bei der Auswahl des Partners erwies sich zudem das *Alter* des Mannes. Frauen hatten eine Vorliebe für Männer, die älter sind als sie selbst, am besten um dreieinhalb Jahre.

Männer also, die über diese besonders gefragten Eigenschaften verfügen, lassen Frauen am ehesten »schwach werden«, allerdings mit Zurückhaltung: Selbst wenn eine Frau an einem Mann näher interessiert ist, läßt sie ihn erst mal »zappeln«. Bleibt er am Ball, wenn sie sich spröde gibt, hat sie einen Hinweis darauf, daß er es ernst meint. Sie wiederum signalisiert ihm durch ihre Schamhaftigkeit, daß sie nicht gleich zu haben ist, eben auch nicht für potentielle Rivalen – und damit fähig zur Partnertreue. Je länger dieses Spielchen dauert, desto mehr ist auch der Mann darauf erpicht, daß sein Werben nicht »vergebliche Liebesmüh« war und es womöglich zu einem Verlustgeschäft kommt.

Männer, die materielle Werte bieten, sind beim weiblichen Geschlecht auf der ganzen Welt bevorzugt. Finanziell unabhängige Frauen gibt es zwar sehr wohl. Aber selbst in einem kulturell und industriell so hoch entwickelten Land wie Deutschland können nach vier Jahrzehnten Frauenbewegung 78 Prozent der berufstätigen Frauen ihren Unterhalt nicht allein bestreiten. Und was sind vierzig Jahre gegen den Rest der Evolution?! Der gesellschaftliche Status des Mannes ist für Frauen enorm wichtig. Weltweit heiraten Frauen, so David Buss, »mit Vorliebe auf der gesellschaftlichen Stufenleiter nach oben. Frauen, denen es in unserer evolutionären Vergangenheit nicht gelang hinaufzuheiraten, waren zumeist weniger gut in der Lage, für sich und ihre Kinder zu sorgen«. Heute klingen diese versorgerzentrierten Erklärmuster seltsam, wenn nicht sogar provokant. Aber die Entwicklungen der jüngsten Evolution haben deren ursprüngliche Gesetzmäßigkeit nicht außer Kraft setzen können. Selbst, wenn sie in der ersten Phase der Verliebtheit nicht im Vordergrund stehen, so findet in der Regel spätestens, »wenn's ernst wird«, Nachwuchs sich ankündigt, ein Wertewandel statt.

Sehr wohl allerdings existiert zu diesem Thema ein ganz empfindliches Sensorium in der Gesellschaft, was moralisch geht und was nicht. Während sich Marilyn Monroe, Betty Grable und Lauren Bacall, Sexsymbole der sechziger Jahre, in dem Film *Wie angelt man sich einen Millionär?* gesellschaftlich sanktioniert auf die Suche nach dem optimalen Versorger begaben, galt die 27jährige Anna-Nicole Smith, vollbusiges, platinblondes US-Model, durch ihre Heirat mit einem 90jährigen Multimillionär als berechnendes Flittchen, nach dessen Tod 1995 sogar als illegitime »Absahnerin«. Dagegen wird der ehemals mittellosen Ivana Trump Hochzeit und Scheidung mit ihrem milliardenschweren Baulöwen Donald als Cleverness ausgelegt. Sie hat durch Heirat mit einem der oberen Zehntausend einen hohen Status erreicht und kann nun selbstverständlich auf dem teuersten gesellschaftlichen Parkett der Welt tanzen.

Was Männer suchen

»Treue ist, meist nur noch, die zur Moral erstarrte Liebe von gestern«, erklärte der österreichische Schriftsteller Hans Lohberger. Vielleicht eine klassisch männliche Definition? Ist Männern Treue wichtig? Ja, können Evolutionspsychologen heute nachweisen. Aber nicht unbedingt die eigene. Während Frauen erklärtermaßen hohen Wert auf eine dauerhafte Beziehung legen, haben Männer damit eher weniger im Sinn. Trotzdem versprechen sie ihren Bräuten ewige Treue, »bis daß der Tod sie scheidet«. Was ihren Fortpflanzungsauftrag angeht, so könnten die Herren der Schöpfung es im Prinzip ja auch dabei belassen, ihren Samen zu spenden, um dann wieder ihrem Drang nach sexuellen Abenteuern nachzugeben. Warum macht die Evolution diesem Vergnügen einen Strich durch die Rechnung und Männer bereit, Ehen einzugehen? Demnach müßten Dauerbeziehungen bereits unseren Ahnen Vorteile gebracht haben und flüchtige Liebesabenteuer Nachteile. Eine Gefahr für promiskuitive Männer besteht sicher auch heute darin, ihren Samen wahllos zu verteilen, so daß sie die Kontrolle über ihre Gene verlieren. Zeigen sie wenig Bereitschaft, bei der Fürsorge um die Kleinen mitzuhelfen, könnten die Erfolgschancen für ihren Nachwuchs sinken. Unsere Steinzeitmänner allerdings hatten grundsätzlich geringe Chancen, überhaupt an eine Gespielin zu kommen, signalisierten sie nicht durch zuverlässige Anzeichen die Absicht, sich auf eine dauerhafte Beziehung einzulassen. Der männliche Konkurrenzkampf ging los: buhlen, balzen, bluffen, damit man nicht als Einsiedler übrigblieb. Man mußte den Damen der Schöpfung etwas bieten und mit Prestigeobjekten winken. »Frauen sind ganz klar die Überlegeneren«, setzte uns Filmgenie Orson Welles erst mal auf die falsche Fährte, um dann klarzustellen: »Hätte es die Frauen nicht gegeben, säßen wir noch immer in den Höhlen und fräßen rohes Fleisch. Wir

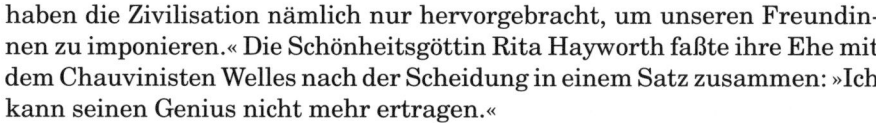

haben die Zivilisation nämlich nur hervorgebracht, um unseren Freundin-
nen zu imponieren.« Die Schönheitsgöttin Rita Hayworth faßte ihre Ehe mit
dem Chauvinisten Welles nach der Scheidung in einem Satz zusammen:»Ich
kann seinen Genius nicht mehr ertragen.«

   Scheidungen waren in der Steinzeit vermutlich noch nicht etabliert
und vorübergehende Sexualbeziehungen kaum finanzierbar. Es galt, die
Richtige zu finden. Woher nun wußte unser Urahn, daß sich seine Investitionen bei der Auserwählten auch lohnten, sprich, daß sie überhaupt fruchtbar
war? Die Frauen selbst konnten es nicht beantworten. So sehr sich dieses
Partnerwahlkriterium wie eine Zucht- und Investmentversicherung anhört,
so selbstverständlich ist es noch heute, gerade in hohen gesellschaftlichen
Schichten. Ob Lady Diana Gattin des britischen Kronprinzen Charles werden konnte, hing grundsätzlich davon ab, ob sie physisch in der Lage war, einen Thronfolger zu gebären. Die Scheidung des persischen Schahs von der
schönen Soraya, die keine Mutter geworden war, entspricht der kalkulierten
Taktik, den Fortbestand von Familie, Macht und Vermögen zu sichern.

   Männer mußten also im Laufe der Evolution Strategien entwik-
keln, um Anhaltspunkte für den geheimen Fortpflanzungswert der Frauen
zu erkennen. Als zwei wesentliche und naheliegende Hinweise dafür haben
sich Jugend und Gesundheit erwiesen. Im Alter von 23 Jahren ist die Frau
auf dem Höhepunkt ihrer Fruchtbarkeit. Von da an geht's bergab. In allen
37 Kulturen, die David Buss in seiner Partnerschaftsstudie untersucht hat,
wünschen sich Männer Frauen, die jünger sind als sie selbst, im Durchschnitt um 2,5 Jahre. Das Durchschnittsalter der gewünschten Partnerin
lag bei 24,83 Jahren, also in etwa das Alter, in dem Frauen am fruchtbarsten
sind. Der Verhaltensforscher Karl Grammer vom Ludwig-Boltzmann-Institut für Stadtethologie in Wien untersuchte den Partnermarktwert im Hinblick auf Alter und Nettoeinkommen der Männer. Dabei kam heraus, daß ältere Männer mit hohem Status noch jüngere Frauen wünschten als Männer
mit niedrigem Status. Ganz im Sinne einer Heiratsmarkttheorie»verkau-
fen« sich Männer mit hohem Status teurer. Sie haben viel zu bieten und wollen dafür auch viel bekommen. Bei geschiedenen Männern sollte die
Wunschpartnerin sogar um zehn Jahre jünger sein als er selbst. »Je höher
das Einkommen eines geschiedenen Mannes ist«, so Grammer, ehemaliger
enger Mitarbeiter von Irenäus Eibl-Eibesfeldt in der Forschungsstelle für
Humanethologie, »um so weniger tolerant werden (sie) gegenüber gleichalt-
rigen oder älteren Frauen.« Grundsätzlich kann man sagen, daß um junge
Frauen aufgrund ihres hohen reproduktiven Wertes ein großer Wettbewerb
stattfindet. Der über 80jährige Frauenschwarm Frank Sinatra, in jungen
Jahren mit begehrten Stars wie Mia Farrow und Ava Gardner verheiratet:
»Mit dem Vergnügen ist es wie mit der Lebensversicherung: Je älter man
wird, desto mehr kostet es.«

Um begehrt zu bleiben, investieren Frauen Unsummen in ihre Schönheit. Der Mythos vom Jungbrunnen unterhält heute nicht umsonst unzählige kosmetische, pharmazeutische oder modeorientierte Industriezweige mit Milliardengeschäften aller Währungen. Ironischerweise waren es »gerade die Partnerpräferenzen der Homosexuellen«, so David Buss, die die tiefe Verwurzelung dieser fundamentalen Mechanismen bezeugen:»Das Alter ist das Schreckgespenst der Schwulen.« Homosexuelle Männer haben somit die gleiche Präferenz wie heterosexuelle. Für lesbische Frauen hingegen spielt Alter eine untergeordnete Rolle; großen Wert allerdings legen sie auf dauerhafte Beziehungen, was bei Schwulen eher die Ausnahme ist. Die wiederum zeigen ausgeprägte ästhetische Auswahlpräferenzen für ihre Partner, während Schönheit für Lesben als Kriterium unwichtig ist. Die evolutionsbedingten Mechanismen, kann man daraus schließen, sind so stark, daß nicht einmal andere sexuelle Orientierungen sie ändern können.

»Was ein Mann schöner is als ein Aff, is ein Luxus«, urteilt Friedrich Torbergs *Tante Jolesch*. Stimmen Konto und Status, können Frauen bei weniger attraktiven Männern auch schon mal zwei Augen zudrücken. Jackie Kennedy zum Beispiel – das darf man unterstellen – muß es bei dem weltreichsten Reeder Aristoteles Onassis getan haben. Für Männer hingegen ist die Schönheit einer Frau der absolute Treibstoff. Sie kann das starke Geschlecht sogar zu handfesten Waffen greifen lassen, denkt man an den Trojanischen Krieg, den Paris auslöste, als er die Schöne Helena entführte. Die begehrenswerte Schönheit Kleopatras brachte ihre Anbeter Cäsar und Antonius an den Rand des Wahnsinns.

Natürlich bestehen kulturelle Unterschiede, was die Normvorstellungen von Schönheit angeht, und auch innerhalb einer Kultur sind die Geschmäcker verschieden. Doch lassen sich die männlichen Ideale weiblicher Schönheit rund um den Globus auf einen elementaren Nenner bringen: glatte, faltenlose Haut, reiner Teint, leuchtende Augen, volle Lippen, gesunde Zähne, glänzendes Haar, ein straffer Körper, dazu Verhaltensmerkmale wie ein elastischer, jugendlicher Gang, schwungvolles Auftreten und lebhafter Gesichtsausdruck. Diese Suchmuster waren für unsere Vorfahren die offensichtlichsten Beweise für Gesundheit und Jugend, sprich für Fruchtbarkeit. Auch heute noch gelten Pickel, Flechten, Geschwüre weltweit als Anzeichen von Unreinheit oder Krankheit und werden deshalb als unattraktiv bewertet.

Was wir als schön empfinden, gilt allgemein als anerzogen, nicht als angeboren. Die Ergebnisse psychologischer Studien in Amerika Mitte der achtziger Jahre stellen diese Ansicht in Frage. Judith Langlois und ihre Kollegen führten Untersuchungen mit Säuglingen durch, um ausfindig zu machen, wie früh sich Schönheitsideale bei Menschen herausbilden. Als erstes mußten Erwachsene die Bilder von Frauen im Hinblick auf deren Attraktivität bewerten. Anschließend wurden ein bis zwei Monate alten Säuglingen gleichzeitig zwei Gesichter von unterschiedlicher Attraktivität gezeigt. Dasselbe Prozedere fand noch einmal mit einer Säuglingsgruppe von sechs bis acht Monaten statt. Dabei kam heraus, daß sowohl die jüngeren als auch die älteren Babys die von Erwachsenen für schön befundenen Gesichter länger anschauten als die anderen. Dieses Ergebnis spricht für die Annahme, daß die Präferenz angeboren ist. Welche Gesichter wir schön finden und welche nicht, scheint in der Beurteilung auch keine kulturellen Unterschiede zu kennen. Portraitfotos von Frauen unterschiedlicher Rassen legte Michael Cunningham Männern unterschiedlicher Rassen zur Bewertung vor. Überraschenderweise gab es bei allen Männern, ob aus China, Amerika, Indien oder Südafrika, eine starke Übereinstimmung darüber, welche Frau schön ist und welche nicht. Denkt man an die Wahlen zur Miss Universum, so wirkt diese Einstimmigkeit gar nicht mehr so erstaunlich.

Was setzt sich ästhetisch durch? Künstler, Forscher, Historiker sind der Meinung, daß jenes als schön begriffen wird, was den meisten gefällt. Die Evolutionspsychologen erklären »Schönheit« ganz ähnlich. Vereinfacht gesagt: Schönheit ist Durchschnitt. Der vollkommenste Durchschnitt ist das Ideal. Was so paradox klingt, haben Biologen und Psychologen in vielen Untersuchungen belegen können. Durchschnittliches Aussehen signalisiert den genetischen Durchschnitt der Population und vielleicht sogar Resistenz gegen Krankheiten. Ein einheitliches Schönheitsideal dient dem Gruppenzusammenhalt und grenzt sich gegen andere Gruppen ab. Im Prinzip setzen sich die Theorien des lange Zeit verschmähten Charles Darwin wieder durch, der bereits 1874 schrieb: »Die Menschen einer jeden Rasse ziehen das vor, was sie zu sehen gewohnt sind, sie können keine Veränderungen ertragen, sie lieben Abwechslung und bewundern es, wenn ein charakteristischer Punkt bis zu einem mäßigen Extrem geführt wird.«

Was sind denn nun die konkreten Zutaten für ein schönes Frauengesicht, auf das sich die Mehrheit der Männer einigen kann? Die evolutionären Theorien weiblicher Schönheit sind durch modernste Computertechniken in der Beweisführung einen Schritt weitergekommen. Um herauszufinden, was Männer als attraktiv empfinden und was nicht, kopierten Langlois und Rogman gleichgroße Portraitaufnahmen von bis zu 32 Frauen übereinander. Die gemeinsamen Züge wurden hierdurch verstärkt. Das Ergebnis ist beeindruckend: Ausnahmslos alle männlichen Testpersonen fanden das Mittelbild, auch »Centerfold« genannt, attraktiver als die individuellen Frauenbilder, aus denen dieses Durchschnittsgesicht komponiert worden war.

Eibl-Eibesfeldt interpretiert diese ästhetischen Präferenzen mit der Annahme, daß wir den Prototyp deswegen am schönsten finden, weil ihm »ein uns angeborenes Referenzmuster als Leitbild zugrunde liegt«. Das heißt, wir checken Personen automatisch aufgrund von vorhandenen Bezugsmustern (Referenzen) ab, vergleichen, und verhalten uns dementsprechend. Für die Partnerwahl würde das bedeuten, daß die sexuelle Selektion in letzter Konsequenz auffordert: »Heirate Partner, die jenen ähnlich sind, mit denen du aufgewachsen bist.«

Durchschnittliche Gesichtszüge sind ebenmäßig und gelten deshalb als attraktiv. Der Biologe Randy Thornhill und der Psychologe Steve Gangestad gingen sogar soweit, zu behaupten, daß das symmetrische Durchschnittsgesicht deswegen bevorzugt wird, weil es Parasitenresistenz anzeigt: Unregelmäßigkeiten, Asymmetrie, Narben usw. geben Hinweise auf eine negative Beeinflussung der Gesundheit während der Entwicklungsjahre. Je älter man wird, desto mehr nehmen die Asymmetrien zu. Daraus wiederum läßt sich ableiten, daß symmetrische Gesichtszüge Jugend und gleichzeitig Fruchtbarkeit anzeigen.

Auf der Suche nach dem Ideal des attraktiven Frauengesichts drehen sich viele empirischen Untersuchungen millimeterweise um diese Merkmale wie das Skalpell eines Schönheitschirurgen. Viele Studien gehen davon aus, daß Männer jene Frauen besonders attraktiv finden, die kindliche Gesichtszüge aufweisen. Frauen mit diesem sogenannten Kindchenschema signalisieren angeblich Hilflosigkeit und Unterwürfigkeit. Andere Untersuchungen beschäftigen sich mit Blondinen, die ihren Mythos nur der Tatsache verdanken, daß sie seltener und deshalb auffälliger sind als Dunkelhaarige. Daß alle Männer Blondinen bevorzugen, ist schon rechnerisch nicht möglich: Blond wäre dann längst dominant, hätte seinen Seltenheitsbonus verloren, und Dunkelhaarige wären für Männer wieder attraktiver. Alles in allem: Die »Idealschöne« wurde bisher nicht gefunden. Einig sind die Wissenschaftler nur in der Bewertung von Nasen: Lange, gebogene oder dominante Nasen gelten allgemein als unweiblich und unattraktiv. Nasenkorrekturen stehen denn auch bei Schönheitsoperationen an erster Stelle. Fast immer mißfallen männlichen Testpersonen ausgesprochen breite Lippen. Wenn schon nicht der perfekte Kirschmund, dann eher zu schmal als zu groß. Große, helle Augen finden mehr Anklang als kleine, dunkle. Auch darf der Abstand zwischen Nase und Mund beziehungsweise Mund und Kinn nicht zu groß sein.

Während die Normvorstellungen von einem schönen Gesicht weltweit auf dem gleichen Muster beruhen, gibt es über die Attraktivität von Körperbau und Figur ganz unterschiedliche Ansichten. Die Geschmäcker sind von Land zu Land verschieden und komplizierterweise verändern sich die Ideale in unregelmäßigen Abständen auch innerhalb von Kulturen. Dementsprechend schwierig ist es, evolutionsbedingte Vorlieben von Männern für ganz bestimmte weibliche Merkmale festzumachen. Wissenschaftliche Studien der letzten 50 Jahre haben in vielen Kulturen bei Frauen Maß

genommen, Hüftumfang, Größe und Form der Brüste, Taille oder Länge der
Beine millimeterweise vermessen. Die kulturelle Vielfalt der männlichen
Ideale müßte die Wissenschaftler im Prinzip zur Verzweiflung gebracht haben. Schlanke Frauen werden in westlichen Gesellschaften verehrt, körperliche Fülle dagegen signalisiert in vielen Kulturen Afrikas, Australiens und
Asiens Wohlstand und Gesundheit. Im Prinzip, so faßt Grammer in seinem
Buch *Signale der Liebe* die Attraktivitätsforschung zusammen, geht es bei
den Idealen für Körpermaße um die Verteilung von Fettpolstern an unterschiedlichen Körperstellen: Insgesamt sind Frauen westlicher Kulturen
heute größer und schlanker als ihre Mütter und Großmütter. Die deutsche
Durchschnittsfrau, so der Verband der Damenoberbekleidungsindustrie, ist
heute 166,2 Zentimeter groß und hat die Maße 88,4 – 77,2 – 92,5. Daß Männer schlanke Frauen mögen, gilt als unbestritten, doch welchen Stellenwert
dick und dünn haben, darüber sind die Geschlechter offensichtlich unterschiedlicher Ansicht. Der amerikanische Psychologe Paul Rozin führte 1988
ein Experiment durch, dessen Ergebnisse ganze Industriezweige erschüt-
tern könnte. Männern und Frauen wurden hier neun Fotos von unterschiedlichen weiblichen Figuren vorgelegt, die von sehr dünn bis sehr dick reichten. Die Frauen sollten angeben, welche Figur ihrem eigenen Schönheitsideal entspricht und danach, welches Schönheitsideal sie bei den Männern
vermuten. Frauen wählten die Figur, die überdurchschnittlich schlank war,
sowohl für ihren eigenen Geschmack als auch in Projektion für den ihrer
Männer. Die meisten Frauen schätzten ihre Männer zu ihrer eigenen Überraschung falsch ein: Deren Wahl fiel auf die absolute Durchschnittsfigur. Su-
perschlanke Frauen werden von Männern also nicht favorisiert.

Ganz egal, ob dick oder dünn, eine männliche Präferenz wird bei allen Untersuchungen deutlich: ein bestimmtes Verhältnis von Taillen- zu
Hüftumfang. Die amerikanische Psychologin Devendra Singh wies 1992
nach, daß die optimale Differenz zwischen Hüftumfang und Taille bei rund
30 Zentimetern liegt. Während Frauen bei Männern erst einmal den Blickkontakt suchen, um dort signifikante Informationen abzurufen, tasten Männer mit ihren Blicken zuerst die Figur ab, vor allem die Körpermitte. Innerhalb von fünf Sekunden geben ihm die biologisch »heißen« Körperstellen die
Informationen, die er subjektiv braucht. Bereits für unsere Vorfahren war
das weibliche Taille-Hüft-Verhältnis ein zuverlässiger Anhaltspunkt über
die Gesundheit der Frau, aber auch darüber, ob nicht bereits eine Schwangerschaft vorliegt. Schlanke Taillen sind nie aus der Mode gekommen – auch
wenn die Bewertung dieses unbewußten Check-ups von vielen heute als
überzogen eingestuft werden mag.

Betrachtet man weibliche Kurven durch die rein physiologische
Brille, so geben die Fettanteile und ihre Verteilung über die Fortpflanzungs-
fähigkeit eine klare Auskunft: Wenn das Gewicht eine gewisse Grenze über-

schreitet, wird eine Frau fruchtbar. Ein Mädchen von 18 Jahren und einer Größe von 165 Zentimetern muß mindestens 47 Kilogramm wiegen, bevor der Zyklus einsetzt. Nimmt sie ab, setzt ihr Zyklus wieder aus. Die Ursache dafür liegt darin, daß das Fett Sexualhormone nicht nur speichert, sondern zudem Androgene, männliche Hormone, in Östrogene umwandelt. Große Brüste weisen also auf den Hormonzustand und somit auf die Befähigung zum Eisprung hin. Demnach liegt es im Interesse der Frauen, Busen und Po, auffällige Konzentrationen von Fett, zu demonstrieren, um ihren Attraktivitätswert zu steigern. Und das genau erleichtern die Modeschöpfer.

Während Männer mit ihrem eigenen Treuebegriff eher großzügig umgehen, erwarten sie von ihren Lebenspartnerinnen absolute sexuelle Loyalität. In allen Kulturen ist es der weibliche Ehebruch, der absolut verpönt ist. Wie wenig die Männer mit sich spaßen lassen, geht es um sexuelle Untreue der Partnerin, läßt sich an einigen Statistiken ablesen. Alfred Kinsey, Zoologe und Sexforscher, zeigte 1953 in einer amerikanischen Studie, daß 51 Prozent der geschiedenen Männer als Hauptgrund den Ehebruch ihrer Frau angaben. Das taten nur 27 Prozent der geschiedenen Frauen. Bezeichnenderweise hatten dieselben Männer dieser Studie doppelt so häufig außereheliche Liebschaften wie die Frauen. In den letzten Jahren fragten sich amerikanische Wissenschaftler, ob Untreue nicht sogar genetisch verankert ist. Vor allem seitenspringende Ehemänner empfinden diesen Ansatz als Absolution. Nicht böser Wille, sondern schwaches Fleisch bringt die Unruhe ins eheliche Bett. Der evolutionäre Vorteil ist dabei unübersehbar: Männer erhöhen die Chance auf weitere Nachkommen, verbreiten ihre Gene also munter weiter, wenn sie fremdgehen. Der Schauspieler Anthony Quinn brachte es auf diese Weise mit verschiedenen Frauen zu 13 Kindern.

Eifersucht ist keine peinliche Charakterschwäche, sondern hat sehr wohl die Funktion, eine Partnerschaft zu schützen und ihrer Bedrohung durch Kontrolle und andere Verhaltensweisen entgegenzuwirken. Diese fundamentale Aufgabe überschreitet allerdings nicht selten ihre Grenzen. Die Urangst, eventuell um die Vaterschaft betrogen zu werden, führt in Extremen zu Unterdrückung, Gewalt und in einigen Gesellschaftssystemen zu rituellen Beschneidungen, die den Frauen die Lust am Sex nehmen. – Männliche Eifersucht als Keuschheitsgürtel für Frauen? Man kann auch sagen, um die Männer im Zaum zu halten. Es gibt für Frauen kaum eine effektivere Taktik, den Partner an sich zu binden, als ihn eifersüchtig zu machen. Eifersucht verursacht bekanntlich psychische und physische Leiden (siehe Kapitel »Liebesverlust«, S. 217). Die WHO überlegt sogar, ob sie Eifersucht nicht auf die Liste der psychosomatischen Krankheiten nehmen soll. Eifersucht mobilisiert aber auch auf bisher unbekannte Weise: Die englischen Reproduktionsbiologen Robin Baker und Mark Bellis fanden heraus, daß Männer, die ihre Partnerin für untreu halten, dreimal so viele Samenzellen produzieren wie der Durchschnitt. Tatsächliche Seitensprünge interpretieren Biologen als Test, ob der Markt für die eigenen Gene nicht sogar Besseres zu bieten hat. Seit etwa zehn Jahren vermutet man bei ehebrüchigen Frauen sogar eine – wenn auch unbewußte – Strategie. Frauen fordern die Spermien des Ehemannes mit denen des Liebhabers zu einem Spermienwettkampf um das Ei auf, sozusagen zur Qualitätsprüfung. Viele halten diese Theorie für überzogen. Trotzdem liefern neue Studien immer wieder Hinweise, daß die Theorie so falsch vielleicht nicht ist. So zeigt eine bemerkenswerte Untersuchung von Karl Grammer, daß Frauen tatsächlich häufiger genau zu dem Zeitpunkt fremdgehen, an dem ihre Empfängniswahrscheinlichkeit am höchsten ist. In Wiener Diskotheken filmte und befragte Grammer Frauen nach Partner- und Verhütungsdetails. Um überprüfbare Aussagen über den Zyklus machen zu können, wurden im Blut der Frauen Hormonwerte analysiert, parallel dazu per Computerbild der Anteil der freien Haut gemessen, den das Disco-Outfit zur Schau stellte. Heraus kam ein aufschlußreiches Ergebnis: Verheiratete Frauen, die nicht die Pille nahmen, gehen häufiger zur Zeit des Eisprungs tanzen. Ausgerechnet dann präsentieren sie auch mehr nackte Haut, maximal 40 Prozent. Hierzu paßt auch das Ergebnis einer – allerdings umstrittenen – Stichproben-Blutgruppenanalyse in den USA: Schätzungsweise jedes zehnte Kind stammt angeblich nicht vom Ehemann der Mutter.

Wer paßt zu wem?

Der Skandal um Prinz Charles und Lady Di dürfte evolutionstheoretisch gar nicht stattfinden. Da verläßt der britische Thronfolger seine allseits bewunderte, schöne, um zwölf Jahre jüngere Ehefrau, die ihm zwei prächtige Söhne geschenkt hat, und nimmt sich ausgerechnet die verheiratete Camilla Parker-Bowles, die älter ist als er und auch noch als unattraktiv beschrieben wird.

»Die Partnerwahl läuft wahrscheinlich viel weniger an Idealtypen orientiert ab, als wir vermuten«, glaubt der Flirt- und Attraktivitätsspezialist Karl Grammer. Die weltweit übereinstimmenden und damit wohl archaischen Wunschvorstellungen, die wir von dem Traumpartner haben, geben uns lediglich Suchbilder vor. In der Realität passen wir diese Ideale notgedrungen der aktuellen Lage auf dem Heiratsmarkt an. Die Partnerwahl wird von vielen Faktoren beeinflußt, wie Tradition in der Familie, Prägungseinflüsse der eigenen Kindheit, der eigene Partnermarktwert, die Erreichbarkeit von Partnern, die dem Traumbild entsprechen, Freizeitverhalten und sicher noch von vielem mehr. Die bisher wenig untersuchte Frage, »Wer muß welche Abstriche machen?« dürfte die Partnerwahlforschung in den nächsten Jahren bestimmen: Könnte Kompensation ein Weg sein, um gut funktionierende Paarverbindungen zu erklären, die evolutionstheoretisch eigentlich keine Aussicht auf Erfolg haben dürften? Könnte so zum Beispiel ein Mann, der wenig Status und Geld hat, seinen Mangel durch Verständnis und Fürsorglichkeit wettmachen? Darf eine sehr treue Frau weniger attraktiv sein? Hat eine unattraktive Frau ihren wohlhabenden Mann durch häufigen und guten Sex erfolgreich an sich gebunden? Partnerwahl ist offensichtlich eine flexible Strategie, die den Regeln der Evolutionspsychologen nicht puristisch folgt. Unerklärlich wäre sonst auch die Tatsache, daß Männer die Kinder aus der ersten Ehe ihrer Frau adoptieren und liebevoll versorgen. Auch waren alleinerziehende Väter und Mütter in der Evolution bisher nicht vorgesehen.

Eins allerdings haben die Evolutionsbiologen bei ihren bisherigen Versuchen, der erfolgversprechenden Partnerschaft auf die Spur zu kommen, immer wieder festgestellt: Es gilt die Devise »Gleich und gleich gesellt sich gern«. Das Ähnlichkeitsprinzip, die Homogamie, stellt die Ungleichartigkeit der Partner, auch Heterogamie genannt, in internationalen Untersuchungen eindeutig in den Schatten, seitdem es Partnerwahlstudien gibt. Unklar ist noch, ob Mann und Frau sich bereits vor ihrer Partnerschaft ähnlich waren oder ob sie sich erst im Laufe ihres Zusammenlebens aneinander angepaßt haben. Vor allem bei alten Paaren kann die Assimilierung bis zur Konformität gehen. Glückliche Ehen jedenfalls setzen zumindest die Anpassungsfähigkeit eines Partners voraus.

In einem interessanten Versuch an der Universität Münster bestätigten die Psychologen Werner Langenthaler und Regina Maiworm die Homogamietheorie, von der heute auch die meisten Heiratsvermittler ausgehen. Die Paarforscher ließen Studenten raten, welche Männer und Frauen, gekleidet in gelbe Einheitstrikots, in einer ihnen unbekannten Gruppe zusammengehören. Dabei kam heraus, daß die Studenten häufiger als zufällig in der Lage waren, richtige Paare zu erkennen. Diese Paare hatten alle ein ähnliches Attraktivitätsniveau: Hübsch zu hübsch, groß zu groß, dick zu dick, unattraktiv zu unattraktiv etc. Sogar für die Forscher überraschend war die Tatsache, daß Schüler im Alter zwischen 10 und 18 Jahren Paare ebenso gut erkannten, wie die »Profis« unter den Partnersuchern im Alter zwischen 20 und 30 Jahren. Beziehungsduos wurden selbst dann ausgemacht, wenn man den Betrachtern Fotos aus Jugendtagen zeigte, als sich die Paare noch gar nicht kannten. Das beweist, daß wir den »Marktwert« eines Menschen überraschend sicher beurteilen. Dazu gehört auch die realistische Einschätzung der eigenen Person und dementsprechender Chancen. Obwohl Männer schöne Frauen bevorzugen, rufen sie die an, die ihnen an Attraktivität ähnlich sind. Ein wenig attraktiver Mann beispielsweise wird Hemmungen haben, sich um eine sehr schöne Frau zu bemühen, nach dem

Motto, »Die bekomme ich ja doch nie«. Glück durch Gleichheit in der Partnerwahl bezieht sich allerdings nicht auf das Auswahlkriterium Status:
Frauen bevorzugen, wie wir inzwischen wissen, Männer mit höherem Aus-
bildungsstand, Nettoverdienst und Status. Hier gibt es auch keinen Anpas-
sungsprozeß während einer Partnerschaft. (Dies nur nebenbei: Hinsichtlich
dieser sozio-ökonomischen Auswahlkriterien von Frauen muß man sich
nicht wundern, daß Männer in der Gesellschaft wirtschaftlich und politisch
dominant bleiben.)

Es wird noch lange dauern, bis die Forschung der Evolution der Liebe ganz auf die Schliche gekommen ist. Lebenslang glückliche Partnerschaften sind heute die Ausnahme. Das Liebesleben hat sich allein in den letzten
fünfzig Jahren gewaltig verändert. Unsere Großmütter noch trösteten späte
Mädchen, Mauerblümchen und Muttersöhnchen mit der plastisch-rigorosen
Einsicht: »Auf jeden Topf paßt ein Deckel.« Aber der Markt ist inzwischen
unendlich groß und vielfältig geworden – sowohl der Heiratsmarkt als auch
der für Töpfe.

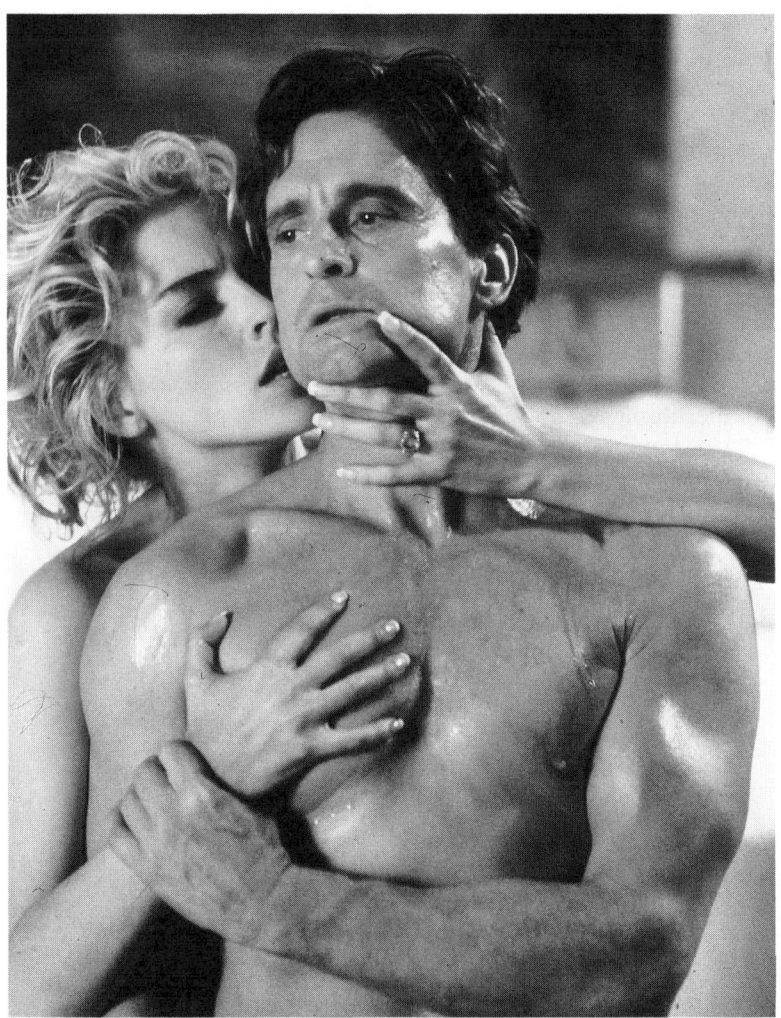

»Es war der Fick des Jahrhunderts.«

Sharon Stone und Michael Douglas in *Basic Instinct* – 1992 –

Liebesmoleküle

Nicht nur der Orgasmus findet zwischen den Ohren statt. Unser drei Pfund schweres Gehirn regelt mit Hilfe vieler Hormone, Botenstoffe und Signalmoleküle das, was wir Liebe und Leidenschaft nennen. Mit einer unbändig-archaischen Erotik geben sich Sharon Stone und Michael Douglas dem sexuellen Feuerwerk ihrer Neurone hin.

»Liebe ist die romantische Bezeichnung für einen sehr gewöhnlichen, biologischen oder sagen wir chemischen Prozeß. Darüber wird eine Menge Unsinn geredet und geschrieben« – sittenstreng wehrte sich Greta Garbo als *Ninotschka* gegen das, was ihr gerade blühte: die Liebe. Und keiner glaubte ihr damals auch nur ein Wort. Heute beschäftigen genau diese Prozesse eine ganze Reihe von Forschern. Eine Zeitlang klang alles ganz simpel: Das Liebesmolekül PEA macht uns verliebt, das Neurohormon Oxytocin bringt den Orgasmus, und Testosteron steuert das Begehren. Doch so einfach ist die Liebe nicht auf einen biochemischen Nenner zu bringen. Immer wieder glaubten Wissenschaftler, und vor allem die sie zitierende Presse, sie hätten des Rätsels Lösung gefunden. Und regelmäßig stellte sich einige Jahre später alles viel komplizierter dar. Die Geschichte der Liebesmoleküle ist deshalb ein wechselvolles Stück Wissenschaftshistorie zwischen Hoffnung und Enttäuschung, zwischen nobelpreisverdächtigen Erkenntnissen und dem Hohngelächter der Kollegen.

Die Schaltzentrale für die Liebesmoleküle ist unser Gehirn. Hier entstehen Sehnsüchte und Hoffnungen, Lust und Leidenschaft, Glück und Traurigkeit. Die Sinnesreize, die ständig auf uns einströmen, treffen in den Hirnzellen nach einer ersten neuronalen Verarbeitung auf Instinkte, auf evolutionsbiologische Partnermuster und auf gespeicherte Erfahrungen.

Innerhalb von Minuten (bei manchen mag es etwas länger dauern) entscheidet das Gehirn: »Ich bin verliebt.« Dieser Bewußtseinsprozeß, der wenig mit logischem Denken zu tun hat, läuft in bestimmten Hirnarealen ab. Sicher existiert innerhalb des Gehirns weder ein isoliertes Gefühlszentrum noch eine Art sexueller Kernregion, beteiligt ist vielmehr die gesamte Masse unserer Neurone. Dennoch kommt einigen Gebieten, und vor allem Neuronenschaltkreisen, eine besondere Bedeutung zu. Liebesmoleküle steuern diese Nervenzellen und lassen uns am Ende in feinsten Nuancen empfinden. Sei es der Wunsch nach Zärtlichkeit oder ein eher geistiges Tête-à-tête, ein Regelkreis im Hirn formt die Emotionsvariationen. Wahrscheinlich existiert in unserem Körper keine einzige Substanz, die man nicht mit ein wenig gutem Willen in irgendeiner Form mit Sexualität und Liebe in Verbindung bringen kann; denn selbst wenn ich meinen Blutzuckerspiegel nicht mehr regulieren kann, hat das Einflüsse auf mein Befinden und damit sicher in irgendeiner Weise auch auf mein Liebesleben. Im Gesamtorganismus erfüllt jedes einzelne Molekül seine Funktion nur im harmonischen Miteinander perfekt. Die Nervenzellen und Botenstoffe, die es uns ermöglichen zu lieben, sind ebenso an der Entstehung anderer Gefühle, wie Angst, Wut oder Traurigkeit, beteiligt. Neurobiologisch betrachtet, ist die Liebe nichts Besonderes.

Zunächst scheint es auch gleichgültig, ob wir auf der Suche nach der »ganz großen Liebe« sind oder nach einem erquicklichen One-night-Stand Ausschau halten. Die Entscheidung, welche Bedeutung eine Beziehung hat, wird später gefällt. Wichtig ist zunächst die Anziehung, was die Amerikaner mit *attraction* umschreiben, erst später entsteht die Bindung *(attachment)*. Wobei Liebe, in unserem Verständnis, beides beinhaltet.

Welche Hormone machen uns zur Liebe bereit? Welche Liebesmoleküle lassen das Gefühl »Verliebtheit« entstehen, verstärken oder modulieren es? Welche Botenstoffe ermöglichen Männern eine Erektion? Was macht uns bei der Liebe so glücklich? Was verschafft uns den befriedigenden Orgasmus? Welche Moleküle lassen uns attraktiv duften?

Diese Fragen beantworten wir – soweit es die wissenschaftliche Erkenntnis erlaubt – in diesem Kapitel. Wobei die Macht eines einzelnen Liebesmoleküls begrenzt ist. Es existiert kein Beweis, daß ein einziges Liebesmolekül alleinverantwortlich ist. Somit gibt es keine einfachen Erklärungen und wahrscheinlich auch keine simplen Lösungen, etwa eine kleine Pille gegen Liebeskummer, ein Pflästerchen gegen Impotenz, eine Spritze für Liebessüchtige, ein Spray, um uns in jemanden verliebt zu machen. Ungeachtet dessen versuchen wir seit Menschengedenken, uns mit einer hausgemachten »Sexpharmakologie« zu erfreuen: Liebestränke, Geheimrezepte, diverse Pülverchen und Tinkturen. Das Programm »Reproduktion« ist bei uns, wie bei allen Tieren, fest einprogrammiert. Die Natur muß sicherstellen, daß – im Sinne der Arterhaltung – eine Vermehrung erfolgt. Diese Instinkte müssen deshalb bei uns ebenfalls vorhanden sein, so wie bei jedem Lebewesen, sonst gäbe es uns schon lange nicht mehr auf Erden, ja, wir hätten womöglich nie existiert. Während bei einem Hund der Duft einer läufigen Hündin fast zwangsläufig Paarungsversuche hervorruft, selbst wenn das vom Größenunterschied kaum realisierbar sein sollte, werden beim Menschen instinkthafte Wünsche meist durch die Großhirnrinde gebremst. Ein Liebesgefühl entsteht und erhält sich immer im Abgleich mit eintreffenden Umweltreizen. Ertappen wir zum Beispiel einen Menschen, in den wir verliebt sind, beim Fremdgehen, dann mögen sich unsere Gefühle schnell abkühlen. Prügelt ein Ehemann im Alkoholrausch seine Frau grün und blau, dann kann Liebe in Haß umschlagen. Oder wir lernen jemanden kennen, der noch besser als der jetzige Partner zu unserem Suchmuster paßt und zudem noch eindeutige Signalreize aussendet, dann projizieren wir die Gefühle manchmal schnell auf den »Neuen«.

Die konstanteste Form der Bindung ist die Liebe zu unseren Kindern. Sie können stehlen, lügen, uns ins Unglück stürzen, sie bleiben immer unsere Kinder, und wir werden sie immer lieben. Sind diese Verbindungen in unserem Hirn erst einmal gebahnt, haben wir dieses Kind liebkost, versorgt, nächtelang am Bettchen gewacht, den ersten Schultag miterlebt und es bei Kummer getröstet, dann bestehen sie meist ein Leben lang. Drastisch führt uns diese engen Bande der auf einer wahren Geschichte beruhende Film *Nicht ohne meine Tochter* vor Augen. Sally Field scheut keine Mühen und Gefahren, um mit ihrer Tochter aus dem Iran zu fliehen. Sie würde sie niemals alleine bei ihrem Vater zurücklassen. Diese festen Nervenzellverbindungen sind nur unter extremen Bedingungen zu löschen. Allerdings wird diskutiert, ob es hier geschlechtsspezifische Unterschiede gibt. So verlassen Väter öfter und offenbar mit weniger schlechtem Gewissen ihre Kinder als Mütter. Neurobiologen stellen sich diese Art der Liebe ähnlich wie das Fahrradfahren vor: Wir üben die Bewegungsabläufe auf dem Fahrrad so lange, bis wir die Technik der Fortbewegung auf zwei Rädern perfekt beherrschen. Dabei knüpfen Nervenzellen im motorischen Rindenfeld und im Kleinhirn feste Verbindungen, die nie mehr auseinandergehen. Selbst wenn wir Jahrzehnte nicht fahrradfahren, verlernen wir es nicht. Wobei es allerdings eine Rolle spielt, ob wir diese Kunst mit fünf Jahren erlernen oder mit fünfzig: In jungen Jahren lernt man schneller und »haltbarer« als später, weil das Gehirn noch flexibler ist.

Das gleiche gilt wohl auch für die Liebe. In unserer Kindheit lernen wir durch unsere soziale und psychische Umwelt – Eltern, Kindergarten und Freunde –, was gefühlsmäßige Beziehungen zu einem anderen Menschen bedeuten: Schutz, Trost, Wohlbehagen. Durch die Hormonproduktion in der Pubertät wird dann unser Hirn darauf vorbereitet, sich verlieben zu können. Die hormonelle Initialzündung schafft die Basis für sexuelle Anziehung und große zwischenmenschliche Gefühle. Im Laufe der nächsten Jahre erproben wir unterschiedliche Liebessituationen, verlieben uns schnell, aber nehmen genauso schnell wieder Abschied von dem großen Gefühl, um es gleich neu zu probieren. Liebe und Liebeskummer liegen in dieser Zeit dicht beieinander. Aber im Laufe der Zeit lernen die meisten von uns, »sicherer« zu lieben, lernen dieses Gefühl einzuordnen und ihm die angemessene Bedeutung beizumessen. Wenn wir uns dann als »Liebeserfahrene« neu verlieben, stürzen wir nicht mehr in das völlige Chaos der Gefühle, sondern beginnen irgendwann, es bewußt zu durchleuchten. Wir denken über das Gefühl nach, erinnern uns an eine frühere Empfindung, überlegen, ob die neue Emotion sinnvoll ist, Aussicht auf Erfüllung hat oder unterdrücken sie aus Angst vor Enttäuschung. Dann übernimmt unsere Hirnrinde als »Denkkappe« einen großen Teil der Kontrolle über die Liebe.

Gesteuert wird die Empfindung mit Hilfe vieler unterschiedlicher Signalsubstanzen, wobei einige unter bestimmten Bedingungen eine Leitfunktion ausüben, andere dagegen eine Nebenrolle spielen. Nicht zwangsläufig werden alle Signalmoleküle im Hirn produziert. Einige Hormone überfluten über den Blutkreislauf und die Bluthirnschranke unser sexuelles Zentralorgan, um dann ihre Effekte zu entfalten. Vor allem die Neurotransmitter Adrenalin, Serotonin und Dopamin bestimmen unsere generelle Stimmungslage. Hinzu kommen Sexualhormone und Neurohormone, körpereigene Opiate und Duftstoffe, die unsere sexuellen Begierden und unser Verhalten modulieren.

Das Gehirn als Liebesnest

Wer die Liebe ergründen will, muß mit dem Gehirn beginnen. Knapp drei Pfund schwer, liegt es, umgeben von der knöchernen Schädeldecke, schwimmend in der Hirnflüssigkeit. Die gallertartige Masse steuert alle Lebensvorgänge in unserem Körper: Der Hirnstamm am Übergang zum Rückenmark kontrolliert zum Beispiel die Atmung, den Herzschlag und den allgemeinen Wachheitsgrad des Gehirns. Das darüberliegende Kleinhirn (Cerebellum) ist für die Koordination von automatischen Bewegungsabläufen zuständig und kümmert sich um den zeitlichen Ablauf unserer Bewegungen. In der Mitte des Hirns filtert der Thalamus als wichtigste Relaisstation die meisten Signale, die über die Augen, Ohren oder die Haut Eingang finden. Er verteilt die Erregungen in höhere Hirnebenen. Vom Thalamus aus gehen lange, sogenannte Projektionsbahnen in viele andere Hirnareale. Reize werden so über große Strecken weitergeleitet und neu verschaltet. Das ermöglicht uns blitzartige Reflexe. Sehen wir zum Beispiel ein Auto auf uns zurasen, erteilt das Hirn den sofortigen Befehl, zur Seite zu springen – vorausgesetzt wir haben gelernt, daß dies eine Gefahr darstellt.

Die rund 100 Milliarden Nervenzellen bilden neben allen anderen Funktionen auch die »Hardware« der Liebe. Das Kernstück ist die sogenannte Emotionsspirale. Dieser Neuronenkreislauf wird meist mit Signalen aus dem Thalamus gespeist. Eine ältere und in einigen Details überholte Auffassung ist, daß die Emotionalisierung im limbischen System stattfindet. Diese These wurde Anfang der fünfziger Jahre entwickelt, entpuppte sich jedoch im Laufe der nachfolgenden Jahrzehnte als zu einfach. Vor allem Joseph LeDoux vom Center for Neural Science der New Yorker Universität plädiert dafür, die alte Einteilung »unten das archaische limbische System für Instinkte und Gefühle« und »oben die Fähigkeit, rational zu denken, Entscheidungen zu treffen, der Sitz der Vernunft« aufzugeben. Genausowenig wie es ein Gedächtniszentrum gibt, existiert im Gehirn ein Emotionszentrum. Den Be-

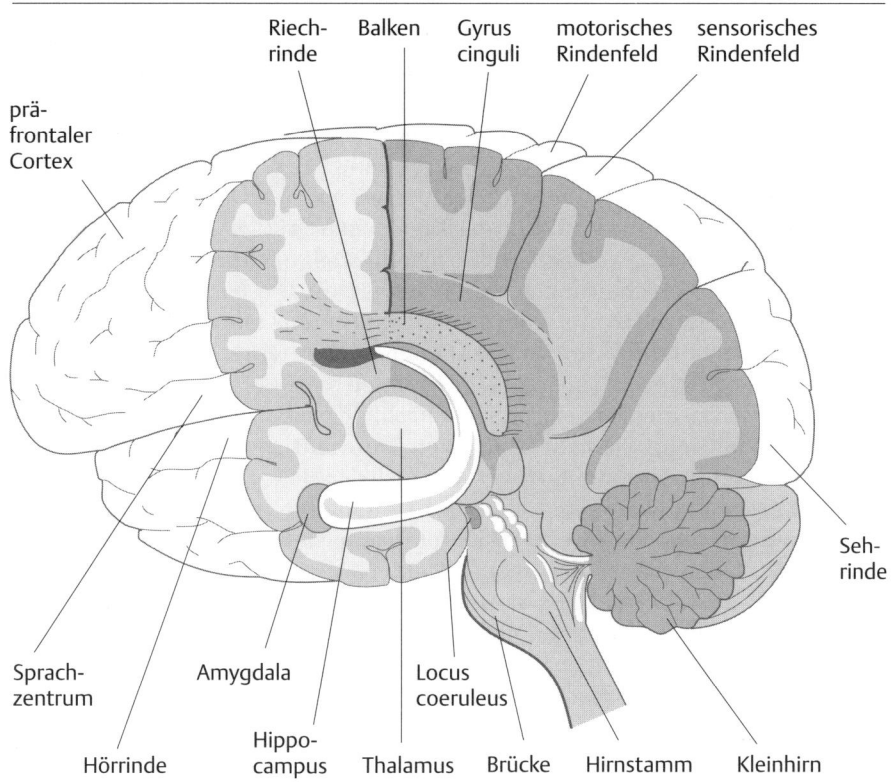

präfrontaler Cortex

Riechrinde — Balken — Gyrus cinguli — motorisches Rindenfeld — sensorisches Rindenfeld

Sehrinde

Sprachzentrum — Amygdala — Locus coeruleus

Hörrinde — Hippocampus — Thalamus — Brücke — Hirnstamm — Kleinhirn

Abb. 2   **Entscheidung für die Liebe:** In der Hirnrinde als großem assoziiertem Gedächtnis entscheiden wir, welche Bedeutung wir einzelnen Sinneswahrnehmungen beimessen. Entweder legen wir die Arme um eine begehrenswerte Person und küssen sie oder wir sagen distanziert »Ciao« und gehen.

griff »limbisches System« definieren Wissenschaftler zudem nicht alle in exakt gleicher Weise. Welche neuronalen Strukturen dazugezählt werden, ist oftmals willkürlich. Das »limbische System« ist deshalb eher ein Synonym für alles, was mit Gefühlen zu tun hat.

Heute sind die Emotions- und Gehirnforscher überzeugt, daß Gefühle, und damit auch die Liebe, in einer ständigen Auseinandersetzung zwischen gespeicherten Erinnerungen und neuen Wahrnehmungen entstehen, zwischen der »vernünftigen« Hirnrinde und dem »emotionalen« Gehirn. Es sind Bewertungszustände unserer Nervenzellen. Richard Lane von der Universität in Arizona untersuchte dazu Versuchspersonen, die sich lustige oder traurige, auf jeden Fall stark emotional gefärbte Spielfilme ansehen mußten. Er konnte feststellen, daß dabei vor allem die Amygdala, ein Areal dieser Emotionsspirale, besonders aktiv ist. Sollen wir uns dagegen an gespeicherte Gefühle erinnern, dann werden Regionen in der Hirnrinde aktiviert. Vielleicht ist sogar ein großer Teil der Vernunft »limbisch«, wenn man nämlich Dinge intuitiv macht und sich auch bei vermeintlich rationalen Entscheidungen von seinem Gefühl leiten läßt. Die Motivation zum Denken und Handeln ist sicher ebenfalls eine Funktion des limbischen Systems. Ohne dieses wäre der ganze Neocortex, wie die Großhirnrinde auch genannt wird, mit seinen tausendfachen Verschaltungen ziemlich wertlos. Die Natur hat uns offensichtlich nicht einen Hirnteil zum Denken und einen anderen zum Fühlen gegeben. Beides entsteht nur im Zusammenspiel miteinander: Es kann kein Denken ohne Fühlen geben und keine Emotion ohne Lernen, Gedächtnis und Vernunft. Genau dies läßt sich auch neurobiologisch nachweisen. Die einzelnen Areale im Gehirn sind abhängig vom Informationsfluß aus anderen Gebieten und leiten den Impuls ihrerseits nach der Bewertung der Information auf vielfältige Art weiter, so daß Liebe in einem Erregungsfluß nahezu aller Neuronen entstehen muß; eigentlich sollte man sagen: in dem Informationsaustausch enorm vieler Körperzellen, denn Nervenzellen erwirken mit ihrer Aktivität vielfältige Reaktionen in den Hormondrüsen, der Muskulatur und dem Herz-Kreislauf-System. Diese Änderungen registriert das Gehirn, so daß die neuen Signale über diese Rückkopplungsschleife (Feedback) unser Gehirn animieren, wiederum neue Bewertungen vorzunehmen.

Ein Bereich der Hirnrinde, der somatosensorische Cortex, mißt ständig unser eigenes Körpergefühl. Wenn uns jemand bittet, zu lachen und einen glücklichen Gesichtsausdruck zu machen, dann empfinden wir – nach einiger Zeit und bei einem einigermaßen ausgeprägten Einfühlungsvermögen – tatsächlich Glück in uns. Der Psychologe Paul Ekman vom Human Interaction Laboratory der Universität in San Francisco gab zum Beispiel Versuchspersonen die Anweisung, die Mundwinkel und Wangen nach oben zu ziehen (das Wort »lachen« wurde dabei nicht erwähnt). Unfreiwillig änderten sich daraufhin physiologische Parameter sowie das EEG-Muster, und 78 Prozent der Versuchspersonen gaben an, Emotionen gespürt zu haben. Die Schauspielkunst hat diese Technik der Selbstinduktion von Gefühlen perfektioniert. Doch in jedem von uns steckt diese Fähigkeit: Wir sitzen mit einem netten Menschen beim Essen, lächeln, erzählen, verhalten uns unbewußt verführerisch. Das wirkt nicht nur auf den anderen, sondern auch auf uns selbst. Das Paar fühlt sich dann gegenseitig voneinander angezogen. Demnach ist es äußerst schwierig, Liebe zu spielen oder jemanden in sich verliebt zu machen, ohne selbst irgendetwas zu empfinden. Die meisten Menschen sind so sensibel und emotional geschult, daß sie die Täuschung ahnen. Daß Heiratsschwindler immer wieder willige Opfer finden, läßt sich nur so erklären: Die Täter beherrschen die emotionale Signaltaktik perfekt, und die Opfer wollen die Täuschung gar nicht wahrhaben.

Fazit: Gehirn und Körper beeinflussen sich immer wechselseitig. Zu keinem Zeitpunkt kann ein Gefühl deshalb bis ins letzte Detail einem früheren gleichen. Es mag ähnliche Bewertungen geben, aber niemals genau gleiche. Liebe ist also im neurobiologischen Sinne ein sich kontinuierlich regulierender Prozeß. Und deshalb ist auch jede individuelle Liebesbeziehung ein Unikat. Mögen uns dieselben Liebesmoleküle beeinflussen, unsere Gehirne, in denen sie wirken, sind alle unterschiedlich. Jeder von uns hat eine individuelle genetische Ausstattung, jeder seine eigene Erfahrungen aus Kindheit und Jugend gespeichert und kommt zu anderen Bewertungen. Die gleiche biochemische Grundausstattung ermöglicht uns somit dennoch die unendliche Vielfalt des Liebens.

Die Emotionsspirale

Zu den wichtigsten Relaisstationen und Mitspielern in der Emotionsspirale gehören die Amygdala, der Hippocampus, der Gyrus cinguli, der Hypothalamus, die Hypophyse und der präfrontale Cortex (siehe Abb. 3). Jede dieser Regionen hat zum Teil abgrenzbare Aufgaben. Dort findet man dichte Ansammlungen von Nervenzellen, die man sich vereinfacht als eine Art »Nervenknötchen« vorstellen kann; sie übernehmen einzelne Funktionen. Ein Gefühl, wie Liebe oder Lust auf Sex, entsteht jedoch erst, wenn die Erregungen immer wieder den gleichen Kreislauf der Neurone durchlaufen. Es ist ein komplexes Zusammenspiel der verschiedenen »Nervenknötchen«. Ein neuronales Netzwerk der Liebe.

Die Amygdala, ihrer Form wegen auch als Mandelkörper bezeichnet, liegt jeweils im Temporallappen der beiden Hirnhälften. Bei Verletzungen in diesen Kernen oder bei Epilepsie, die ihren Ursprung hier hat, sind Wutanfälle und aggressives Verhalten häufige Begleiterscheinungen. In Tierversuchen wurden Tiere sofort freundlich, wenn man ihnen die Amygdala entfernte. Allerdings besteht das Areal aus mehreren Zentren: für Wut, für Angst, für Freude. Die Amygdala ist das wichtigste Bindeglied zwischen der Riechrinde und den anderen Teilen der Emotionsspirale. Alle Sexuallockstoffe im Tierreich steuern über diese Verbindung direkt das Sexualverhalten.

Beim Menschen ist dieser Einfluß diffuser und wird derzeit intensiv erforscht, ist aber experimentell schwer zu untersuchen (siehe Kapitel »Liebe geht durch die Nase«, S. 32, und »Pheromone als Sexlockstoffe, S. 106). Von den Mandelkörpern bestehen enge Verbindungen zum Hypothalamus und zum Hippocampus, aber auch zur Großhirnrinde. Neuronenbahnen ziehen

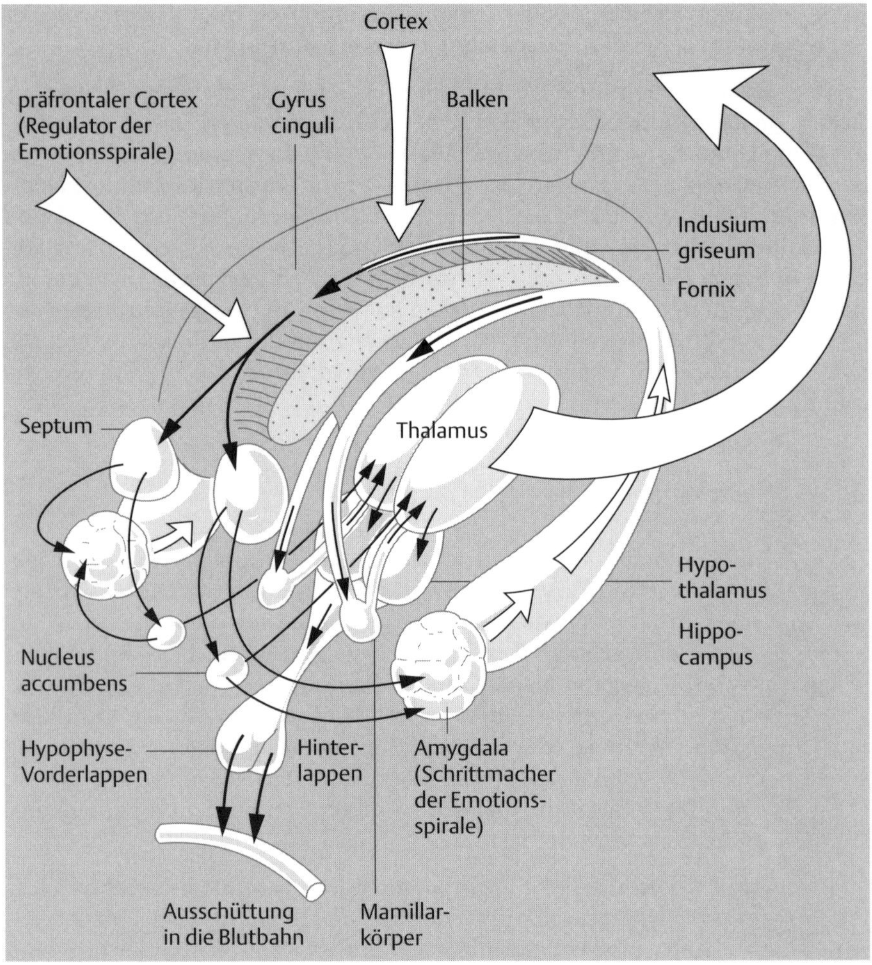

Cortex

präfrontaler Cortex
(Regulator der
Emotionsspirale)

Gyrus
cinguli

Balken

Indusium
griseum

Fornix

Septum

Thalamus

Hypo-
thalamus

Hippo-
campus

Nucleus
accumbens

Hypophyse-
Vorderlappen

Hinter-
lappen

Amygdala
(Schrittmacher
der Emotions-
spirale)

Ausschüttung
in die Blutbahn

Mamillar-
körper

Abb. 3   Spirale der Lust: Das limbische System bildet die Emotionsspirale, die alle unsere Gefühle steuert, auch Liebe und Sex. Sinneseindrücke, zum Beispiel ein attraktiver Mann, und deren Assoziationen gelangen aus der Hirnrinde in das Indusium griseum oder in den Thalamus. Das Septum und der Nucleus accumbens sind dabei die Relaisstellen zwischen motorischen und emotionalen Schaltkreisen. In der Amygdala erfolgt die »emotionale Wertung«. Über Hippocampus, Fornix und Mamillarkörper gelangt die Information wieder zurück in den Thalamus. Das Signal wird so im Kreis geschaltet (Papez-Neuronenkreis). Wann immer dabei die Amygdala passiert wird, kommen neue »emotionale Facetten« dazu. So können sich Emotionen »hochschaukeln« und alle weiteren Handlungsweisen prägen. Kortikale Inputs kommen über den Gyrus cinguli in das Indusium griseum und können so den Papez-Kreis wieder bremsen. Verbindungen vom Thalamus zum Hypothalamus bewirken, daß von der Hypophyse Hormone ausgeschüttet werden.

sich zu denjenigen Zentren, die den Blutdruck, die Frequenz des Herzschlags und den Atemrhythmus beeinflussen. Genau diese Symptome – erhöhter Blutdruck und Herzklopfen – spüren wir, wenn wir unter Streß stehen, Angst haben oder verliebt sind. Verliebtsein ist somit eine Form von Streß.

Die Amygdala hat aber auch eine Verbindung zum Nucleus accumbens. Dieser kleine Neuronenkern gehört zum Großhirn und scheint eine Relaisstelle für Emotionen zu sein, die eine Bewegung auslösen. Aus Freude jemanden plötzlich an sich drücken, bei Kummer oder vor Angst weglaufen sind also offenbar Aktionen, bei denen der Nucleus accumbens und die Amygdala direkt zusammenarbeiten. Wahrscheinlich ist das kleine Hirnareal vor allem für *primäre Gefühle, wie Angst und Schrecken*, zuständig. Sie entstehen schnell, weil sie nicht so sehr in den weiteren und nachgeschalteten Hirnregionen geprüft werden. Eine Schreckreaktion, zum Beispiel auf einen dunklen Schatten, entsteht deshalb immer wesentlich schneller als ein Liebesgefühl. Selbst sexuelle Begierde überfällt uns nicht derart unvorbereitet wie Angst. Liebe, Glücksgefühle, Lust sind eher sekundäre Emotionen, so die Erklärung von Antonio Damasio, an deren Entstehung die Amygdala zwar beteiligt ist, die aber erst nach mehrmaligem Durchlaufen der Emotionsspirale für uns spürbar werden.

In der Amygdala liegt auch ein Teil des Belohnungszentrums. Bei Tieren ist dies gut erforscht. 1953 implantierten die beiden amerikanischen Wissenschaftler James Olds und Peter Milner bei Ratten eine Elektrode in diese Region und erlaubten den Versuchstieren, diese selbst zu stimulieren. Die Ratten hatten die Möglichkeit, eine Taste zu drücken. Und das taten sie auch – pausenlos. Bis 7000mal pro Stunde reizten sich die Nager und verzichteten auf Nahrung und Sex.

Der Hippocampus ist eine Schaltstelle für die *Bewertung von Informationen* und der *Sitz des Kurzzeitgedächtnisses*. Er zieht sich als geschwungene Struktur (daher die aus dem Griechischen abgeleitete Bezeichnung, zu deutsch »Seepferdchen«) zwischen Hypothalamus, Thalamus und Balken hindurch, und endet in einem dünnen Band (Fornix) und einem kleinen Knötchen (Mamillarkörper). Die Mamillarkörper sind eine weitere Relaisstation der Emotionsspirale. Von hier aus bestehen Verbindungen zum Hypothalamus und zur Hypophyse, um die hormonellen Vorgänge zu beeinflussen, und zum Thalamus, um Emotionen bewußt zu machen. Der Hippocampus erhält viele neuronale Impulse aus dem Riechhirn, aus der Amygdala und der Hirnrinde; er selbst informiert vor allem Hypothalamus und Thalamus. Alle Verletzungen hippokampaler Nervenzellen führen zu einem partiellen Gedächtnisverlust. Menschen können sich neue Dinge nur noch für wenige Minuten merken und vergessen sie dann unwiderruflich. Alte, bekannte Dinge behalten sie dagegen gut. Das spricht dafür, daß der Hippocampus eine wichtige Rolle bei der Überführung von Informationen ins Mittel- und Langzeitgedächtnis spielt. Dazu paßt auch der Befund, daß im Hippocampus viele Rezeptoren für das Streßhormon Cortisol liegen: Deshalb können wir unter Streß schlechter lernen und vergessen Dinge schneller. Der Hippocampus hat aber auch eine wichtige Funktion für unsere *Motivation* und unser Verhalten. Wird diese Region zerstört, werden Patienten nicht nur vergeßlich, sondern auch emotional indifferent und leicht ablenkbar.

Der Gyrus cinguli ist der einzige neokortikale Anteil der Emotionsspirale. Wie ein feines Band liegt der Gyrus cinguli in beiden Hirnhälften über dem Balken. Dabei scheint die Bedeutung für unsere Emotionen asymmetrisch zu sein. Hat ein Patient einen Schlaganfall im linken Gyrus cinguli, ist unter anderem seine Fähigkeit gestört, die richtige Emotionsmimik zu vollziehen. Er lacht zum Beispiel schief. Versucht er dagegen, seine Gesichtszüge willentlich zu kontrollieren, arbeiten seine Gesichtsmuskeln völlig symmetrisch. Allerdings, das kennen wir aus den»cheese«-Bemühungen von Photographen, wirkt solch ein willentliches Lächeln immer unnatürlich. Das wird nämlich vom motorischen Cortex gesteuert; das Gyrus-cinguli-Lachen ist dagegen herzlich, überzeugend und echt. Patienten, bei denen dieses Gebiet verletzt wurde, wirken abgestumpft, emotional gleichgültig und insgesamt in ihren Bewegungen verlangsamt. Hippocampus und Gyrus cinguli bilden zusammen das Zentrum des limbischen Systems.

Der Hypothalamus liegt auf der unteren Seite des Gehirns im vorderen Drittel. Diese wichtige Struktur ist nur etwa daumennagelgroß, rund fünf Gramm schwer und gehört bei klassischer Definition nicht zum limbischen System. Wie eine Art »Innenministerium« reguliert sie Atmung, Kreislauf, Nahrungsaufnahme, Körpertemperatur und die Fortpflanzung. Dies geschieht zum Teil über das vegetative Nervensystem, zum größeren Teil jedoch über Hormone. Der Hypothalamus ist nämlich die oberste *Hormonschaltzentrale*. Seine wichtige Funktion entdeckten die Wissenschaftler übrigens erst Anfang der siebziger Jahre. Diese kleine Region steuert über eine Kaskade die Hormonproduktion in den Nebennieren sowie die Herstellung von Signalhormonen in Hoden und Eierstöcken. Außerdem ist der Hypothalamus auch zuständig für die Freisetzung zweier wichtiger Neurohormone aus der Hirnanhangsdrüse: Oxytocin und Vasopressin. Der Hypothalamus ist deshalb durch ein Nerven- und Blutgeflechtsystem eng mit der Hirnanhangsdrüse, der Hypophyse, verbunden. Diese, etwa kirschkerngroß und 0,5 Gramm schwer, liegt direkt unter dem Hypothalamus, gehört aber eigentlich nicht mehr zum Gehirn. Sie stellt die Verbindung zum Blutkreislauf dar und vermittelt viele Signale aus dem Hypothalamus an den Körper. Sie ist also eine Art Ausführungsorgan. So veranlassen die sogenannten Freisetzungshormone aus dem Hypothalamus den Hypophysen-Vorderlappen, Botenstoffe und Hormone auszuschütten, die dann ihrerseits zum Teil wiederum die weitere Hormonproduktion in den Körperdrüsen auslösen. Sie alle stehen in irgendeinem Zusammenhang mit unserem Sexualverhalten und unserer Liebesfähigkeit. Prolaktin fördert beispielsweise die Milchbildung in der Brustdrüse, und das luteotrope Hormon kurbelt die Testosteronproduktion in den Hoden an (siehe Abb. 4). Über die Kaskade Hypothalamus–Hypophyse–Hormondrüsen werden also Sinneseindrücke, Emotionen und Gedanken in hormonelle Signale übersetzt. Das Neurohormon Oxytocin spielt eine entscheidende Rolle beim Orgasmus, bei der Paarbindung und beim fürsorglichen mütterlichen Verhalten (siehe Kapitel »Das Orgasmushormon Oxytocin«, S. 125). Dadurch wird deutlich, warum der Hypothalamus zusammen mit der Hypophyse für alles, was mit Sex und Liebe zu tun hat, eine so überaus zentrale Funktion besitzt.

Er steht teilweise unter der Kontrolle der Amygdala und zum großen Teil unter der Kontrolle der Hirnrinde. Daß hier die sexuelle Aktivität gesteuert wird, erkannte man bereits früh bei Patienten, bei denen der Hypothalamus verletzt war. Störungen durch einen Schlaganfall können zum Beispiel den Verlust der Libido bedeuten, aber auch zu Hypersexualität führen. Die natürliche Regulation wird dabei offensichtlich außer Kraft gesetzt. Dafür sind wahrscheinlich die für Sexual- und Streßhormone empfindlichen Neuronenfelder verantwortlich: Diese Substanzen passieren, wenn sie im Körper produziert werden, die Blut-Hirn-Schranke; deshalb können sowohl Streß als auch die Antibabypille die entsprechenden Hirnareale abschalten und die Lust blockieren.

Reizt man diese Region bei einem Affen mittels Elektrostimulation, kommt er sofort zur Erektion. So klein der Hypothalamus ist, so komplex und vielschichtig ist er dennoch aufgebaut. Er besitzt keine einheitliche Struktur, sondern besteht aus zahlreichen Nervenknötchen. Die präoptische Region, ein spezieller Teil des Hypothalamus, reagiert zum Beispiel besonders sensitiv auf das männliche Geschlechtshormon Testosteron. Implantiert man bei kastrierten Ratten Androgenkristalle dorthin, werden sie sofort sexuell aktiv. Implantate an anderer Stelle bleiben dagegen wirkungslos. Tierversuche führen bei dieser Art Forschung allerdings meist zu keinerlei neuen Erkenntnissen, die auf den Menschen übertragbar wären. Erstens unterscheidet sich die Hirnanatomie von Ratte und Mensch in wesentlichen Teilen, und zweitens ist das Sexualverhalten bei der Ratte zum Teil völlig anders hormonell und olfaktorisch (über den Geruchssinn) gesteuert.

In der präoptischen Region liegen aber anscheinend auch diejenigen Kerne, die für die menschliche *Geschlechtsidentität* wichtig sind (siehe auch S. 150ff.). Der Suprachiasmatische Nucleus (SCN) des vorderen Hypo-

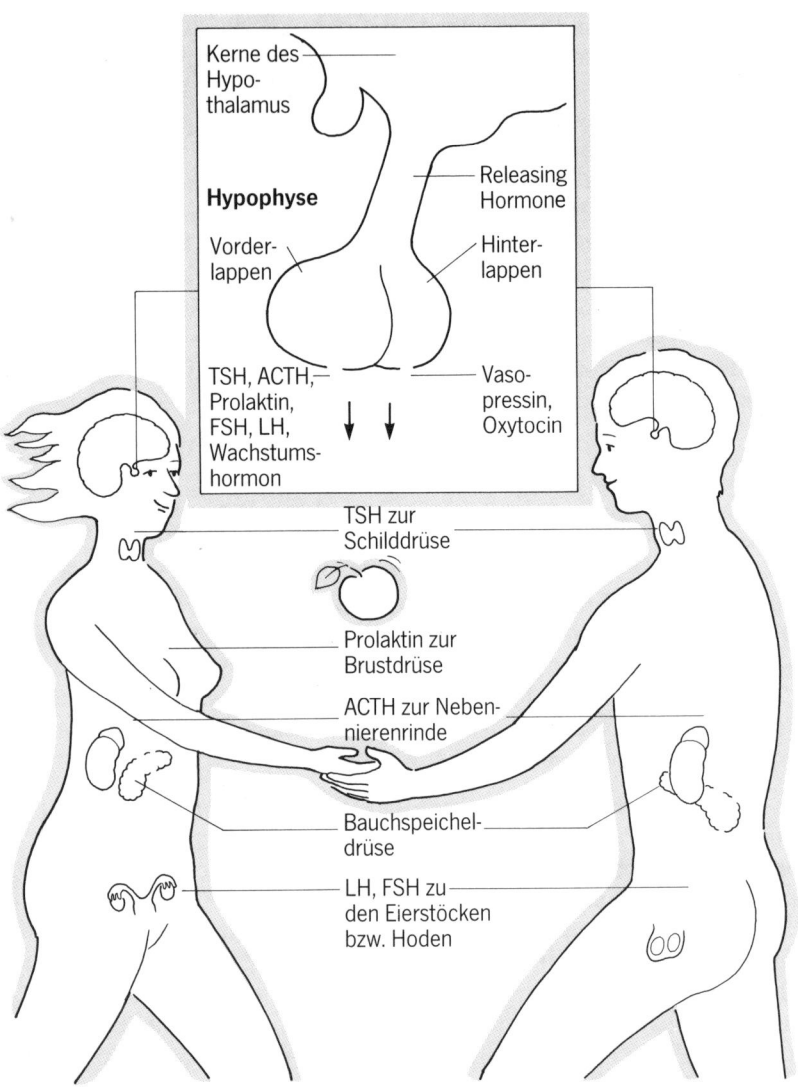

Abb. 4   **Die Sex-Hormonkaskade:** Releasing-Hormone aus dem Hypothalamus veranlassen die Hypophyse, Botenstoffe zu produzieren, wie zum Beispiel thyroidstimulierendes Hormon (TSH), follikelstimulierendes Hormon (FSH), luteinisierendes Hormon (LH), adrenocorticotropes Hormon (ACTH). LH und FSH bewirken dann die Produktion der Sexualhormone Östrogen und Testosteron in den Eierstöcken bzw. den Hoden. Unser Sexualverhalten wird aber auch von Vasopressin und Oxytocin beeinflußt. Oxytocin spielt nicht nur bei der Uteruskontraktion während der Geburt eine wichtige Rolle; es ist nach neuesten Erkenntnissen auch für das Gefühl des Verliebtseins mitverantwortlich.

thalamus ist bei männlichen homosexuellen AIDS-Opfern um 150% größer und enthält doppelt so viele Zellen wie bei heterosexuellen, die auch AIDS hatten. Zu diesem aufsehenerregenden Ergebnis kam Dick Swaab vom Institut für Gehirnforschung in Amsterdam. »Allerdings«, gibt Marc Breedlove von der Abteilung für Psychologie und Neurobiologie an der Universität in Kalifornien in Berkeley zu bedenken, »wurden diese Untersuchungen immer bei toten Erwachsenen gemacht.« Was während der embryonalen Entwicklung mit diesen Nervenzellen geschehe, könne niemand wissen. Breedlove schlägt deshalb ein interessantes Forschungsprojekt vor: Man kann bei Erwachsenen messen, wie hoch der Testosteronspiegel in den ersten Entwicklungswochen für den Fötus war. Einige Motoneurone am Ende des Rückenmarks im Bereich der Lendenwirbelsäule (man nennt sie auch Onufs Kern), kontrolliert den Bulbocavernosus-Muskel an der Basis von Penis und Vagina. Er unterstützt den Samenausstoß beim Mann und hilft, die Öffnung der Vagina bei der Frau geschlossen zu halten. Der Muskel ist bei Männern größer und Onufs Kern enthält etwa 25 Prozent mehr Motoneurone. Bei weiblichen Föten stirbt ein Teil dieser Nervenzellen in der 26. Schwangerschaftswoche ab, genau dann, wenn männliche Föten beginnen, Testosteron zu produzieren und sich die äußeren Genitalien ausbilden. Breedlove nimmt deshalb an, daß die Anzahl der überlebenden Neurone mit dem Testosteronspiegel zu diesem Zeitpunkt korreliert. Je mehr männliches Geschlechtshormon, desto dicker Onufs Kern. Breedlove stellt sich jetzt die Frage: Haben lesbische Frauen mehr Zellen in Onufs Kern als heterosexuelle Frauen? Haben homosexuelle Männer weniger als heterosexuelle Männer?

Der präfrontale Cortex liegt im vorderen Teil des Gehirns hinter der Stirn. Dieser Bereich der Hirnrinde hat bei der *Steuerung von Emotionen* eine herausragende Bedeutung. Daß die Hirnforscher so viel über dieses Areal wissen, verdanken sie einem Unfall, der sich im September 1848 im US-Bundesstaat Neuengland ereignete. Der 25jährige Phineas Gage, Vorarbeiter bei der Eisenbahngesellschaft, wollte mit einer Sprengung den Weg für die nächste Trasse bahnen, als das Explosionspulver zu früh hochging. Ein Eisenstab bohrte sich unter dem linken Wangenknochen durch das Frontalhirn und die Schädeldecke des jungen Mannes hindurch. Die anderen Arbeiter brachten Phineas ins nächste Hotel nach Cavendish und holten Dr. Harlow, den Arzt der Stadt. Er fand den jungen Mann mit dem Loch im Kopf Limonade trinkend und plaudernd vor, desinfizierte ihm die Wunde und nach zwei Monaten war Phineas Gage, trotz einiger Infektionen, geheilt. Er konnte sprechen, sich erinnern, sich bewegen, hatte keine sichtbaren Schäden, nur sein linkes Auge war blind. Wie ein Mensch einen derart schweren Eingriff ins Gehirn unbeschadet überstehen kann, erstaunte damals jeden, der davon hörte. Gage konnte wieder arbeiten – und doch war er nicht mehr der alte. Der drei Zentimeter dicke und 109 Zentimeter lange Eisenstab hatte die Persönlichkeit von Phineas Gage zerstört.

Der bekannte Neurologe Antonio Damasio aus Iowa City machte sich 1994 die Mühe und studierte alle Zeitungsartikel und die Berichte von Dr. Harlow aus der damaligen Zeit. Harlow hatte 1866, nachdem er vom Tod seines ehemaligen Patienten erfuhr, die Familie um den Schädel des »medizinischen Wunders« gebeten. Der Schädel und der Eisenstab sind noch heute im Warren Medical Museum der Harvard Medicial School in Boston zu sehen. Nur so war es möglich, daß Hanna Damasio, die Ehefrau von Antonio Damasio, den Schädel gut 120 Jahre später mit neuesten bildgebenden Verfahren weiter untersuchen konnte. Ihre Aufnahmen von Phineas Gages Schädel mit dem Eisenstab kamen sogar 1994 auf das Titelblatt der Wissenschaftszeitschrift *Science*. »Die Rekonstruktion der Hirnschädigung schlägt«, so Antonio Damasio, »eine Brücke zwischen Gage und der modernen Erforschung der Frontallappenfunktion.«

Die Damasios konnten mit ihren Untersuchungen nämlich bestätigen, daß der Eisenstab Gages präfrontalen Cortex in beiden Gehirnhälften beschädigte, ebenso Teile des Gyrus cinguli. Andere Hirnareale wurden nicht zerstört. Das war das Glück im Unglück des jungen Vorarbeiters. Allerdings zeigte sich in den Wochen nach dem Unfall und nach seiner Genesung, daß er den schweren Unfall nicht so unbeeinträchtigt überlebt hatte, wie man annahm. Der ehemals freundliche, höfliche, verantwortungsbewußte und strebsame Phineas Gage war plötzlich ein kapriziöser, ungeduldiger und impertinenter Mensch geworden. In Gegenwart von Damen wurde seine Sprache gar derart rüde, daß man ihnen empfahl, sich nicht in seiner Nähe aufzuhalten. Seine intellektuellen Fähigkeiten waren brillant wie eh und je, nur konnte er keine Pläne für die Zukunft mehr schmieden. Er hielt sich nicht mehr an soziale Regeln, entschied sich nicht mehr für die sinnvollen Dinge, die zu seinem Vorteil waren, und zeigte kaum noch emotionale Regungen. Er war weder traurig noch fröhlich. Ihn berührten weder sein Schicksal noch seine trüben Zukunftaussichten. Er nahm die unterschiedlichsten Jobs an, meist auf Farmen, ohne je lange an einem Ort zu arbeiten. Schnell zerstritt er sich mit seinen Arbeitgebern. Dann arbeitete er im Zirkus als Attraktion »Der Mann mit dem Loch im Kopf« und wanderte schließlich nach Südamerika aus. 1860 kehrte er als Trinker und Raufbold zurück und starb 1861 nach einem epileptischen Anfall in San Francisco.

Der Neurologe Antonio Damasio hat bei vielen Patienten mit Hirntumoren oder nach Verletzungen in der Region des präfrontalen Cortex ähnliche Verhaltensänderungen beobachtet. Er geht davon aus, daß sowohl vernünftiges Handelns als auch Gefühle zum Teil über diesen Hirnbereich hinter unserer Stirn gesteuert werden. Verletzungen rufen charakteristische

Veränderungen im emotionalen Befinden hervor. Patienten haben zum Beispiel Probleme, bei Testaufgaben das vorgegebene Ordnungsprinzip zu ändern. Wenn sie Karten nach einem bestimmten Prinzip zusammenlegen sollen und dann die Anweisung erhalten, sie nach einem anderen Muster zu ordnen, dann verstehen sie die Anweisung zwar, ändern aber ihr Verhalten nicht. Auf der emotionalen Ebene werden sie teilweise euphorisch, verlieren ihr Verantwortungsgefühl oder zeigen sich völlig ungerührt. Auffällig ist auch, daß sie sich keinerlei Gedanken über die Zukunft machen.

Die zentrale Rolle des präfrontalen Cortex wird durch seine neurobiologische Einbindung deutlich. Er bekommt Informationen aus allen Teilen des sensorischen Cortex, egal ob sie nach der Verarbeitung eines Sinneseindrucks entstanden sind oder durch Gedanken und Phantasien erzeugt wurden. Zusätzlich besteht eine enge Verbindung zum somatosensorischen Cortex, wo wir unser eigenes körperliches Befinden wahrnehmen. Zum Hirnstamm, der Amygdala, dem Hypothalamus, dem Thalamus und dem Gyrus cinguli laufen Bahnen in beide Richtungen, so daß der präfrontale Cortex Informationen aus diesen Bereichen bekommt, sie aber auch wieder dorthin zurückleiten kann. Damit ist der präfrontale Cortex eine Art zentrales Überwachungsbüro. Hier werden alle Informationen nach festgelegten Kriterien kategorisiert und eingeordnet, hier werden Entscheidungen gefällt, Erwartungshaltungen geformt und weitergeleitet. Für unsere Gefühle bedeutet das: Der präfrontale Cortex ist eine Art *Emotionsgedächtnis*, wo die aktuelle Stimmung mit Gefühlserinnerungen verglichen wird. Zum Teil nach instinktiven angeborenen Mustern und zum Teil nach erlernten sozialen Regeln formt sich hier unser Verhalten sowohl gegenüber Sexualpartnern als auch gegenüber Babys.

Der Cortex ist eine nur wenige Millimeter dicke Schicht, die unsere beiden Gehirnhälften umgibt. Sie enthält aber gut zwei Drittel aller Nervenzellen. In einem Kubikmillimeter des menschlichen visuellen Cortex befinden sich zum Beispiel 40 000 Neurone. Die Großhirnrinde bezeichnet man auch als Neocortex, weil sie zum evolutionsgeschichtlich jüngsten Teil unseres Gehirns zählt.

Große Bereiche haben *sensorische und motorische Aufgaben*. Das Sehzentrum liegt im Hinterhauptslappen, das Hörzentrum im Schläfenlappen, das motorische Sprachzentrum dagegen vor allem im linken Stirnlappen. In einem großen Areal vom Ohr bis zum Scheitel liegt jeweils links wie rechts das motorische Rindenfeld. Von dort aus werden die willkürlichen Bewegungen gesteuert, während das Kleinhirn die Koordination der Bewegungen übernimmt. Einzelne Körperteile beanspruchen dabei unterschiedlich viele Hirnzellen. So sind zum Beispiel die Hände, vor allem Daumen und Zeigefinger, viel stärker repräsentiert als beispielsweise der Rumpf. Wenn man

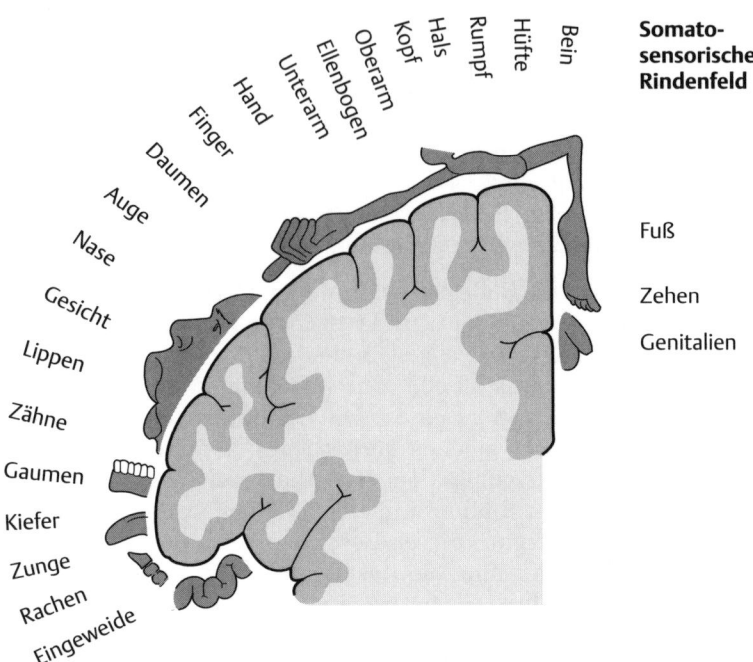

**Somato-
sensorisches
Rindenfeld**

Bein
Hüfte
Rumpf
Kopf
Hals
Oberarm
Ellenbogen
Unterarm
Hand
Finger
Daumen
Auge
Nase
Gesicht
Lippen
Zähne
Gaumen
Kiefer
Zunge
Rachen
Eingeweide

Fuß

Zehen

Genitalien

Abb. 5   **Die Sinnlichkeit des Körpers:** Unsere sensiblen Zonen lassen sich leicht auf dem
Homunkulus erkennen – Lippen, Hände, aber auch Zehen und selbstverständlich
die Genitalien. Der sensorische und motorische Homunkulus sind Repräsentatio-
nen von somatosensiblen (Gyrus postcentralis) und somatomotorischen (Gyrus
praecentralis) Feldern in der Großhirnrinde. Auffällig ist, daß es in diesen primä-

die unterschiedliche Gewichtung bildlich darstellt, entsteht eine Art Homunkulus, der sehr plastisch vermittelt, welche Körperteile welche Bedeutung für uns haben. Diese Körperkarten des Cortex sind nicht starr, sondern
passen sich den Erfordernissen an. Nach einer Fingeramputation entwik-
keln Nachbarfinger eine stärkere Repräsentation, oder bei Musikern, die
von Kind auf ein bestimmtes Instrument spielen, bekommen die Finger, die
zum Spielen des Instruments nötig sind, mehr Bedeutung als bei einem
nicht musizierenden Menschen.

Im somatosensorischen Rindenfeld, direkt hinter dem motorischen
Rindenfeld, laufen Informationen aus der Haut, den Muskeln und den Gelenken zusammen. Hier sind die einzelnen Körperteile ebenfalls unterschiedlich repräsentiert. Für das Gesicht, vor allem die Mundregion, und für
die Genitalien sind auffällig viele Hirnzellen zuständig.

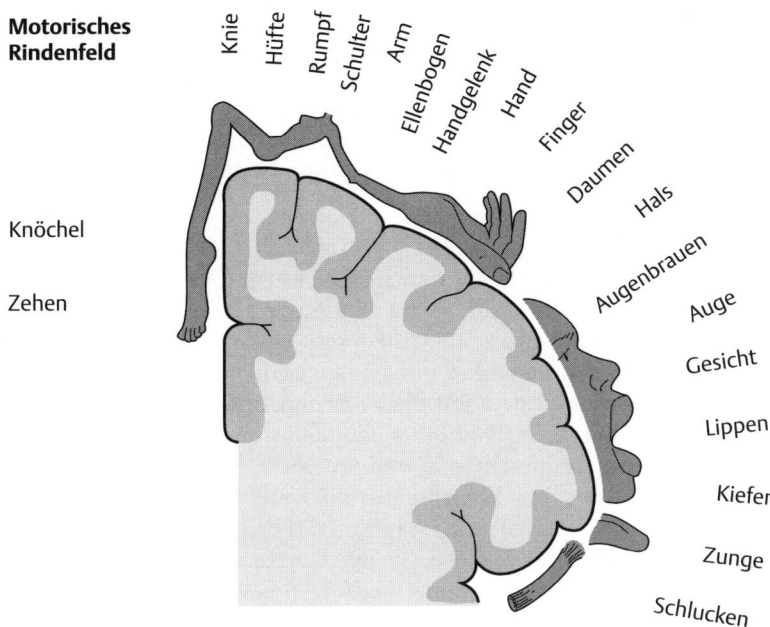

Motorisches Rindenfeld

Knie · Hüfte · Rumpf · Schulter · Arm · Ellenbogen · Handgelenk · Hand · Finger · Daumen · Hals · Augenbrauen · Auge · Gesicht · Lippen · Kiefer · Zunge · Schlucken

Knöchel

Zehen

ren Regionen eine genaue topographische Zuordnung der jeweiligen Körperregionen zu den entsprechenden Rindenabschnitten gibt. Kein Wunder, daß wir bei der Liebe – gemäß des motorischen Rindenfeldes – gerne die Zunge, die Lippen und die Finger zum Einsatz bringen. Hier hantieren wir mit größter Geschicklichkeit und spüren selbst auch am feinsten die Reaktionen des Partners.

Die Nervenfasern stehen mit ihren langen Axonen auch mit weit abgelegenen anderen Hirnarealen in Verbindung und senden und erhalten somit sehr viele weitere Informationen. Die Nervenzellen der Hirnrinde sind außerdem außerordentlich stark untereinander verkabelt. Diese Verbindungen sind allerdings plastisch und ändern sich je nach Anforderung. Durch die starke Vernetzung entsteht ein sogenanntes assoziatives Gedächtnis. In diesem Assoziationscortex entwerfen wir Bewegungsimpulse, wenn wir sie für sinnvoll oder situationsgerecht halten. Will ein Mann also einer Frau die Bluse aufknöpfen, will eine Mutter ihr Kind herzen, entwirft der Assoziationscortex einen Bewegungsimpuls, der im Kleinhirn moduliert werden kann und schließlich über das motorische Rindenfeld zur Ausführung kommt. Der Bewegungsantrieb entstand allerdings bereits vorher im limbischen System. Vom Assoziationscortex geht der Bewegungsimpuls entweder direkt über den Thalamus zum motorischen Rindenfeld (und der Mann legt Zeigefinger und Daumen um den Blusenknopf) oder die Information dreht noch einige Verarbeitungsschleifen zwischen Thalamus, limbischem System und Kleinhirn, um dann erst zur Tat zu schreiten. Das wäre dann die Handlungskontrolle: Darf ich jetzt schon die Bluse aufknöpfen? Will ich das wirklich? Oder doch lieber den Motor starten und sie nach Hause fahren?

Der Thalamus ist das »Tor zum Cortex«. Erst wenn Sinnesinformationen diese Schaltstelle passiert haben, werden sie uns bewußt. Gemäß der enorm wichtigen Funktion ist der Thalamus – von bohnenförmigem Aussehen und 3 mal 1,5 Zentimeter groß – eine äußerst komplexe Struktur. Hier enden nahezu alle sensiblen und sensorischen Impulse von Augen, Ohren, Zunge und Haut, und zwar jeweils kontralateral. Die Reize vom rechten Auge gehen also zum linken Thalamus beispielsweise. Auffallend sind die vielen Fasern, die zur Großhirnrinde und wieder zurück verlaufen, denn erst sie ermöglichen uns eine bewußte Sinneswahrnehmung. Allerdings ist der Thalamus keine einfache Durchschaltstelle, sondern wahrscheinlich betreibt er eine selektive Auslese, um den Cortex nicht mit unnötigen Reizen zu überfluten. Das heißt, er ist eine Art *Filter- oder Kontrollstation*. Das zweite herausragende Merkmal des Thalamus stellt die enge Verflechtung mit dem limbischen System dar. Somit ist der Thalamus die allesentscheidende Schaltstelle für das Wechselspiel zwischen Emotionsspirale und Cortex. Wenn ein galanter Begleiter beim ersten Rendezvous also unerwartet die Hand der zurückhaltenden Dame streichelt oder der draufgängerische Don Juan den Mund zum Kuß formt und seine Zunge spielen läßt, dann entsteht zunächst die Motivation, es folgt der Handlungsimpuls im Zusammenspiel von Emotion und Ratio. Erst nach diesem o. k. passiert der Impuls den Thalamus und läuft zum motorischen Rindenfeld. Hier erhalten die Muskeln den Befehl »küssen«.

Wie das Gefühl Liebe entsteht

Dies waren die einzelnen Mitspieler im Emotionsparcours. Sie müssen koordiniert zusammenarbeiten – wie eine gut geölte Maschine –, um Liebe oder Begehren entstehen zu lassen und auch umzusetzen. Nehmen wir also an, ein Mann sieht eine hübsche Frau in einem Minirock. Dieses Bild gelangt als Nervenerregungsmuster von der Sehrinde in den Thalamus, und von dort aus läuft die Information weiter in den Hypothalamus. Ein Teil wird in die Hypophyse vermittelt, die unter Umständen schnell die Ausschüttung von Sexualhormonen veranlaßt. Der andere Teil der Information stimuliert die Amygdala, danach den Hippocampus, wo das Gedächtnis aktiviert wird.

Dann geht es weiter über die Fornix zu den Mamillarkörpern und wieder in den Thalamus zurück. Hier spaltet sich die Erregung: Ein Teil wird in den Cortex gesandt, vor allem in den präfrontalen Cortex, wo sekundäre kognitive Prozesse stattfinden. Hier überlegen wir uns zum Beispiel, ob es sozial akzeptabel ist, die Frau mit dem Minirock noch länger anzustarren. Oder ob vielleicht plötzlich ihr Ehemann im Café auftauchen könnte. Mit dieser neuen Phantasie gespeist, schaltet der Gyrus cinguli als neokortikaler Anteil des limbischen Systems unter Umständen den »Rückwärtsgang« ein. Die sich aufschaukelnde Informationsverarbeitung in der Emotionsspirale wird gehemmt. Der Mann fährt fort, weiter interessiert in seiner Zeitung zu lesen, ignoriert sowohl die attraktive Frau als auch ihren Ehemann.

Ein Teil der Erregung läuft aber auf demselben Weg wieder in den gleichen Kreislauf hinein. Über den Gyrus cinguli oder das Indusium griseum speist der Impuls wieder die Amygdala und schaukelt die Emotionsspirale weiter hoch. In der Amygdala selber werden dabei immer mehr Kerne angeschaltet. Das führt zu einem Verstärkereffekt. Das heißt, der Mann wird beschließen, aufzustehen und die Frau eventuell anzusprechen. Ob ihn der imaginäre Ehemann als neurochemische Störung daran hindern könnte, hängt sicher von vielen Faktoren ab: Welche Erfahrungen hat der Mann mit verheirateten Frauen gemacht? Fühlt er sich momentan mutig und unwiderstehlich? Sendet die Frau ermunternde Signale? Wichtig ist, daß es sich bei diesem *Papez-Neuronenkreis*, so der exakte wissenschaftliche Name, tatsächlich um eine Spirale handelt: Signale aus der Amygdala landen auch wieder in der Amygdala. Dieses Hochschaukeln von neuronalen Erregungsmustern könnte das erzeugen, was wir *Motivation* nennen. Der limbische Einfluß »färbt« dann alles weitere Handeln und Fühlen. Das ist wahrscheinlich die »rosarote Brille« oder »der Himmel voller Geigen«. Irgendwann muß die Emotionsspirale zwangsläufig gebremst werden, entweder über den präfrontalen Cortex oder den Gyrus cinguli. Der Zeitpunkt ist allerdings variabel. Vielleicht mieten sich der Mann und die Frau aus dem Café ein Zimmer im Hotel nebenan und befriedigen ihr Begehren. Oder sie tauschen, weil die Mittagspause zu Ende geht, ihre Telefonnummern aus. Der präfrontale Cortex ist mit Sicherheit eines der wichtigsten Elemente der Emotionsspirale; er kann hemmend oder erregend eingreifen. Diese Steuerung ist wahrscheinlich zum Teil lernbar und macht in der Gesamtheit sicher einiges von dem aus, was man als »Charakter« oder »Persönlichkeit« umschreibt.

Manchmal vollzieht die Emotionsspirale auch eine Art Notbremsung: Stellen Sie sich ein Paar beim Liebesspiel vor. Die Hormone sind ausgeschüttet, die neuronale Aktivität läuft auf Hochtouren – und dann verliert er sein Toupet. Abrupt kommt die gesamte Spirale zum Stillstand und läßt sich auch für einige Zeit nicht wieder in Gang setzen. Vielleicht muß das

Paar herzlich lachen oder der haarlose Liebhaber schämt sich oder die Beinahe-Geliebte fühlt sich hinters Licht geführt. Derartige unerwartete Störfaktoren hinterlassen gegebenenfalls ein emotionales Chaos. Man weiß nicht, ob man lachen oder weinen soll.

Erektion und Ejakulation können beim Mann aber auch ohne Beteiligung des Gehirns stattfinden. Es sind Reflexe, die selbst bei einer Durchtrennung des Rückenmarks, wenn die Nervenbahnen zum Hirn zerstört sind, dennoch möglich sind. Hier spielt das vegetative Nervensystem eine wichtige Rolle. Es führt zu imposanten Morgenerektionen, die im Ursprung wenig mit einer bewußten Erregung gemein haben. Das vegetative Nervensystem steuert unbewußt und unwillkürlich die lebenswichtigen Vorgänge in den inneren Organen: Atmung, Stoffwechsel, Verdauung und Fortpflanzung. Dabei unterscheidet man den Sympathikus, der eine aktivitätssteigernde Funktion hat, und den Parasympathikus, der eher Körperenergien bewahrt und wiederaufbaut. Die Organsysteme werden meist von beiden Fasern innerviert. So sorgt der Parasympathikus über einen Nervenknoten des Rückenmarks im Penis für eine Erektion, dem Sympathikus obliegt dagegen die Ejakulation. Das Steuerzentrum der beiden miteinander kooperierenden Systeme ist der Hypothalamus, und deshalb sind sowohl sympathische also auch parasympathische Funktionen von Sinneswahrnehmungen und Emotionen beeinflußbar. Dies spüren wir – positiv wie negativ – vor allem bei der ersten Verliebtheit (siehe Kapitel »Der Kick der Verliebten«, S. 98) und auch beim Liebesverlust (siehe Kapitel »Liebesverlust«, S. 217).

Wie Liebesmoleküle kommunizieren

Die Liebesmoleküle kommunizieren mit den Nervenzellen der unterschiedlichen und zum Teil weit voneinander entfernt liegenden Hirnareale auf physikalisch-chemischem Wege. Eine Nervenzelle, auch Neuron genannt, besteht aus einem Zellkörper mit Zellkern, mit vielen kurzen Fortsätzen (Dendriten) auf der einen und einem langen Fortsatz (Axon) auf der anderen Seite (siehe Abb. 6 a). Am Ende des Axons befinden sich zwischen 1000 und 10000 Synapsen. Insgesamt dürften unsere Nervenzellen in einem Gehirn rund 10 Trillionen Synapsen benötigen. Sie sind die wichtigsten Schaltstellen für die Kommunikation. Neurone sind von einer Zellmembran umgeben, mit deren Hilfe sie elektrische Signale erzeugen und weiterleiten können. Empfangen Nervenzellen nun ein erregendes Signal, zum Beispiel die »Mitteilung« über einen Kuß, ändert sich kurzfristig das elektrische Potential an den Membranen. Wird eine bestimmte Reizschwelle überschritten, laufen auf dem Axon elektrische Impulse entlang. Am Ende aktiviert dieses Signal die Synpasen, kleine Bläschen mit Botenstoffen zu öffnen. Dann verwandelt sich das elektrische in ein chemisches Signal. Die Botenstoffe gelangen in den synaptischen Spalt von etwa 0,2 millionstel Millimeter Breite und erreichen nach einer tausendstel Sekunde auf der anderen Seite die Dendriten der Nachbarzelle. Hier treffen die Botenstoffe oder Neurotransmitter auf die passenden Ankerplätze, die sogenannten Rezeptoren. Diese reagieren mit den Botenstoffen allerdings nur, wenn die genau zu ihnen passen. Nach dem Schlüssel-Schloß-Prinzip muß der Botenstoff in den Rezeptor einrasten. Das aktiviert die Nervenzelle. Entweder sie gibt den Impuls ihrerseits an die Nachbarzelle weiter oder sie beginnt beispielsweise, ein Hormon zu produzieren. Der Rezeptor übersetzt quasi die Botschaft des Neurotransmitters in einen biologischen Effekt. Neurotransmitter sind Aminosäuren oder von Aminosäuren abgeleitete Stoffe, aber auch Hormone und Neuropeptide, die aus Aminosäureketten bestehen.

Insgesamt sind etwa 200 unterschiedliche Botenstoffe, von wahrscheinlich insgesamt 1000, bekannt. Sie aktivieren oder dämpfen bestimmte Hirnareale und beeinflussen so unsere Stimmungslage und Persönlichkeit. Zu den wichtigsten Botenstoffen gehören:

Dopamin und Noradrenalin Für Belohnung und Lust sind in erster Linie Dopamin und Noradrenalin zuständig. Sie sind eine wichtige Voraussetzung für Lernprozesse. Reizt man die entsprechenden Nervenbahnen, werden diese Neurotransmitter in großer Menge frei. Während Dopamin hauptsächlich über die Substantia nigra im Hirnstamm ausgeschüttet wird, liegt das Hauptreservoir für Noradrenalin im Locus coeruleus, ebenfalls im Hirnstamm. Ihnen wird die Fähigkeit zugesprochen, Angst, Euphorie und depressive Stimmungen zu regulieren – eine Art Neuromodulation unserer Emotionen. Bei Ratten ist nachgewiesen, daß der Noradrenalinstoffwechsel im Hypothalamus die Produktion vieler Hormone steuert und über diese Zwischenschritte die sexuelle Bereitschaft eines Weibchens stimuliert. Spritzt man Ratten einen Noradrenalin-Blocker, stellt ein Weibchen jegliche lustvolle Aktivität ein. Das Dopaminsystem ist dagegen eher für die stereotypen Paarungsbewegungen zuständig. Bei Rattenmännchen ist die sexuelle Erregbarkeit und die Fähigkeit zum Koitus davon abhängig. Gibt man ihnen einen Dopamin-Rezeptor-Blocker, geht gar nichts mehr.

Serotonin Der Botenstoff Serotonin nimmt eine Sonderstellung bei der Modulation unseres Gefühlslebens ein. Patienten mit Aggressionsstörungen, Panikattacken, Depressionen oder Suizidgefährdete haben häufig einen erniedrigten Serotoninspiegel. Ausreichend Serotonin macht uns ausgeglichen, wir fühlen uns wohl, sind aktiv, selbstbewußt und manchmal wie auf einer rosa Wolke. Das zentrale Serotoninsystem liegt in den Raphe-Kernen des Hirnstamms, von denen viele Bahnen in andere Hirnteile und die Hirnrinde abzweigen. Viele Medikamente gegen Depressionen verlängern die Wirkzeit von Serotonin im synaptischen Spalt und vermögen so die Stimmung der Patienten zu heben. Prozac, ein neues Antidepressivum, das in den USA zum allgemeinen Stimmungsmacher avancierte, ist zum Beispiel ein selektiver Serotonin-Wiederaufnahmehemmer. In der Synapse wird der Rücktransport des Botenstoffs in die Vesikel der präsynaptischen Membran verzögert. Eine Studie von Victor Reus, Psychiater an der Universität in San Francisco, hat jetzt in einem Experiment nachgewiesen, daß Serotonin auch freundschaftliches Verhalten fördert. Er verabreichte Studenten ein Antidepressivum, das den Serotoninspiegel steigen läßt, und ließ sie gemeinsam das Puzzle Tangram spielen. Das soziale Verhalten – Kommentare, gemeinsame Lösungsversuche, Kooperation – war weitaus stärker ausgeprägt als in der Kontrollgruppe ohne den Serotoninstoß. Durch die unterschiedliche Lokalisation der serotonergen Systeme und eine Vielzahl von Serotoninrezeptoren erklären sich die verschiedenen Einflüsse auf Gemütszustände und Verhaltensvariablen. Bei Tieren vermutet man einen direkten Einfluß auf die sexuelle Empfindung, weil während der Paarung häufig viel Serotonin freigesetzt wird. Das könnte befriedigenden Effekt haben und so weitere sexuelle Aktivitäten blockieren.

Gamma-Aminobuttersäure (GABA) ist ein hemmender Botenstoff, der die Aktivität bestimmter Nervenzellen – nämlich derjenigen, die einen GABA-Rezeptor aufweisen – bremst. GABAerge Neurone sind im Hirn weitverbreitet. Bekannt ist, daß dieser Transmitter in der präoptischen Region des Hypothalamus das Sexualverhalten bei Ratten hemmt. GABA reguliert aber auch das Oxytocinhormonsystem und kann so sekundär sexuelle Aktivitäten beeinflussen.

Abb. 6   **Lovetalk der Nervenzellen:** a) Die Synapse ist die Kontakstelle zwischen zwei ▶ Neuronen. Wenn sich ein Impuls über den Fortsatz (Axon) der Nervenzelle ausbreitet, gelangt er am Ende an eine Verdickung – die Synapse. Bei diesen chemischen Kontaktstellen kann der Impuls nicht direkt auf die nächste Nervenzelle überspringen, sondern er muß den synaptischen Spalt überwinden. Aus den synaptischen Vesikeln, kleinen Bläschen, die als Reservoir dienen, werden Botenstoffe (Neurotransmitter) frei, die durch den Spalt diffundieren und Rezeptoren auf den signalempfangenden Fortsätzen (Dendriten) der benachbarten Nervenzelle besetzen. Durch diese Wechselwirkung entsteht ein elektrischer Impuls, der dann weitergeleitet wird, um an der nächsten Synapse wiederum die Freisetzung von Neurotransmittern auszulösen. So pflanzt sich eine Erregung innerhalb von Millisekunden im Gehirn fort. Ob eine Nervenzelle durch einen Impuls, nehmen wir an ein Liebesmolekül, aktiviert wird, entscheidet der Rezeptor auf dieser Zelle. Nur wenn sie für das entsprechende Hormon auch den passenden Ankerplatz (Rezeptor) besitzt, kann das Hormon überhaupt wirken. Die Anzahl und die Bindungsfähigkeit von Rezeptoren bestimmen somit auch unsere Liebesaktionen- und -reaktionen. b) Erklärung siehe Text S. 96.

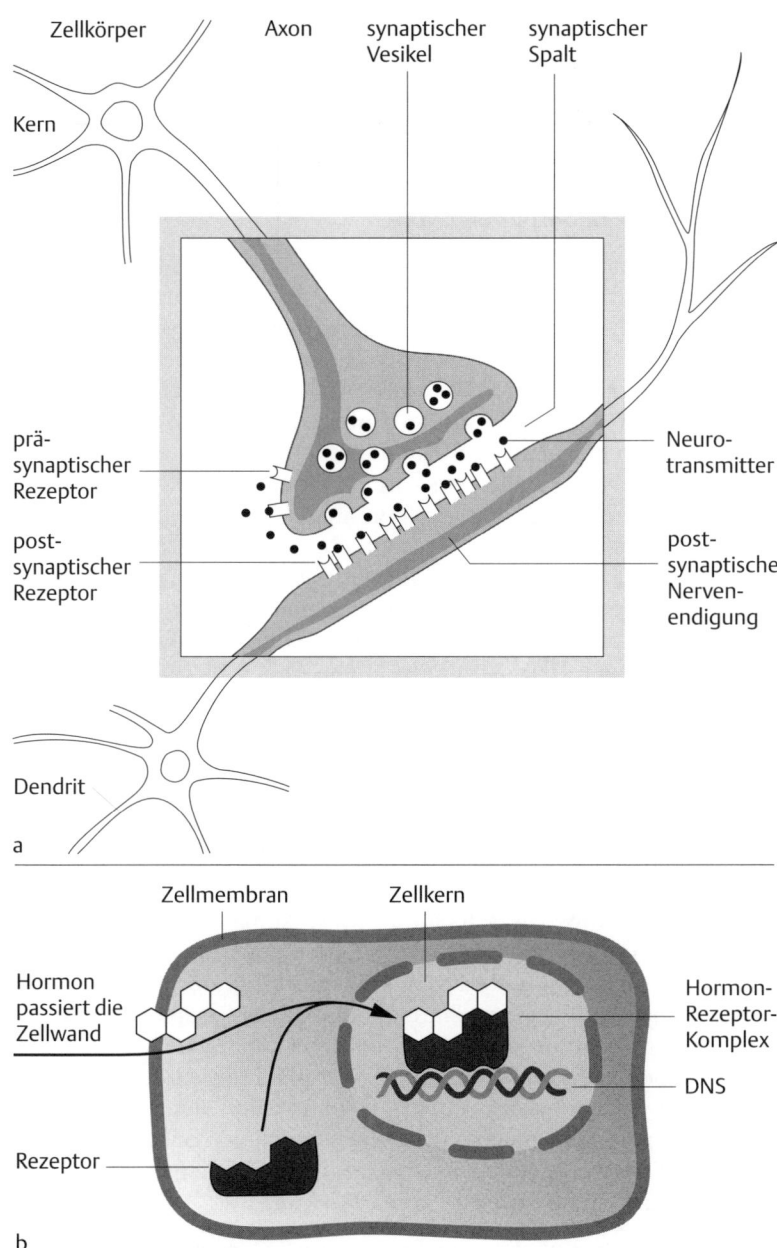

Zellkörper   Axon   synaptischer   synaptischer
                      Vesikel   Spalt

Kern

prä-   Neuro-
synaptischer   transmitter
Rezeptor

post-   post-
synaptischer   synaptische
Rezeptor   Nerven-
                                                  endigung

Dendrit

a

Zellmembran   Zellkern

Hormon   Hormon-
passiert die   Rezeptor-
Zellwand   Komplex

                                                  DNS

Rezeptor

b

In unserem Gehirn existieren für jeden Botenstoff eigene Neuronensysteme. So benutzt das dopaminerge System vorwiegend Dopamin, das serotonerge dagegen Serotonin. Aber nur in dem harmonischen Miteinander und der Angleichung untereinander können sie alle zusammen unser Liebesleben – neben ihren wichtigen anderen Funktionen wie Appetit- und Schlafregulation, Impulskontrolle, Frustrationstoleranz – steuern. So beeinflußt beispielsweise das Serotoninsystem die Prolaktin- und Cortisolfreisetzung ebenso wie die Endorphinaktivität.

Neurowissenschaftler erkennen in zunehmendem Maße, daß der Begriff »Neurotransmitter« unzureichend ist, da eine Substanz immer mehrere Funktionen ausüben kann. Deshalb bürgert sich der Ausdruck »neuroaktive Substanz« ein. Darunter können Aminosäuren, Peptide, Proteine, Hormone und anderes mehr fallen. Wir wollen in den folgenden Kapiteln die einzelnen Funktionen der neuroaktiven Substanzen, wie Streßhormone, Sexualhormone, Neurohormone und Botenstoffe, genauer unter die Lupe nehmen. Interessant ist, daß alles, was in der Peripherie des Körpers als Hormon vorkommt, zentral im Gehirn als Botenstoff funktioniert. Entscheidend für die Wirkung ist jedoch der Rezeptor. Nur diejenigen Zellen werden zum Beispiel auf das androgene Steroidhormon Testosteron reagieren, die Androgenrezeptoren besitzen. Hier kann das Hormon binden. Der Komplex von Hormon und Rezeptor wandert dann in den Zellkern und heftet sich an einen korrespondierenden DNS-Abschnitt (siehe Abb. 6. b). So beeinflußt er die Produktion unterschiedlichster Proteine in der Zelle. Wie stark der Effekt ausfällt, hängt von drei Faktoren ab:

1. Welche speziellen Zellen bilden derzeit Rezeptoren aus?
2. Wieviele Rezeptoren besitzt eine Zelle?
3. Wie sensitiv binden diese Rezeptoren das Hormon?

Weder der Hormonspiegel noch die Anzahl der Rezeptoren noch die Anzahl der Synapsen eines Neurons sind immer konstant. Ständig exprimieren andere Zellen in bestimmten Hirnregionen neue Rezeptoren für bestimmte Hormone. Ihre Zahl ändert sich kontinuierlich und paßt sich den Erfordernissen oder Regulationsmechanismen an. Zum Beispiel ändert sich die Verteilung vieler Rezeptoren während der Schwangerschaft. Ihre Sensitivität unterliegt ebenfalls einer ständigen Kontrolle. Insgesamt hat sich ein hochdynamisches System entwickelt. Hinzu kommt, daß sich viele Steroidhormone durch kleinste Veränderungen in der Struktur in Subgruppen aufspalten. Auch für diese Subgruppen existieren jeweils eigene Bindungsstellen. Grundsätzlich gilt: ohne Rezeptor keine Wirkung.

Männer, die ganz normal ein X- und ein Y-Chromosom aufweisen und somit per definitionem männlich sind, können trotzdem wie Frauen aussehen. Besitzen sie ein defektes Gen für den Androgenrezeptor, der da-

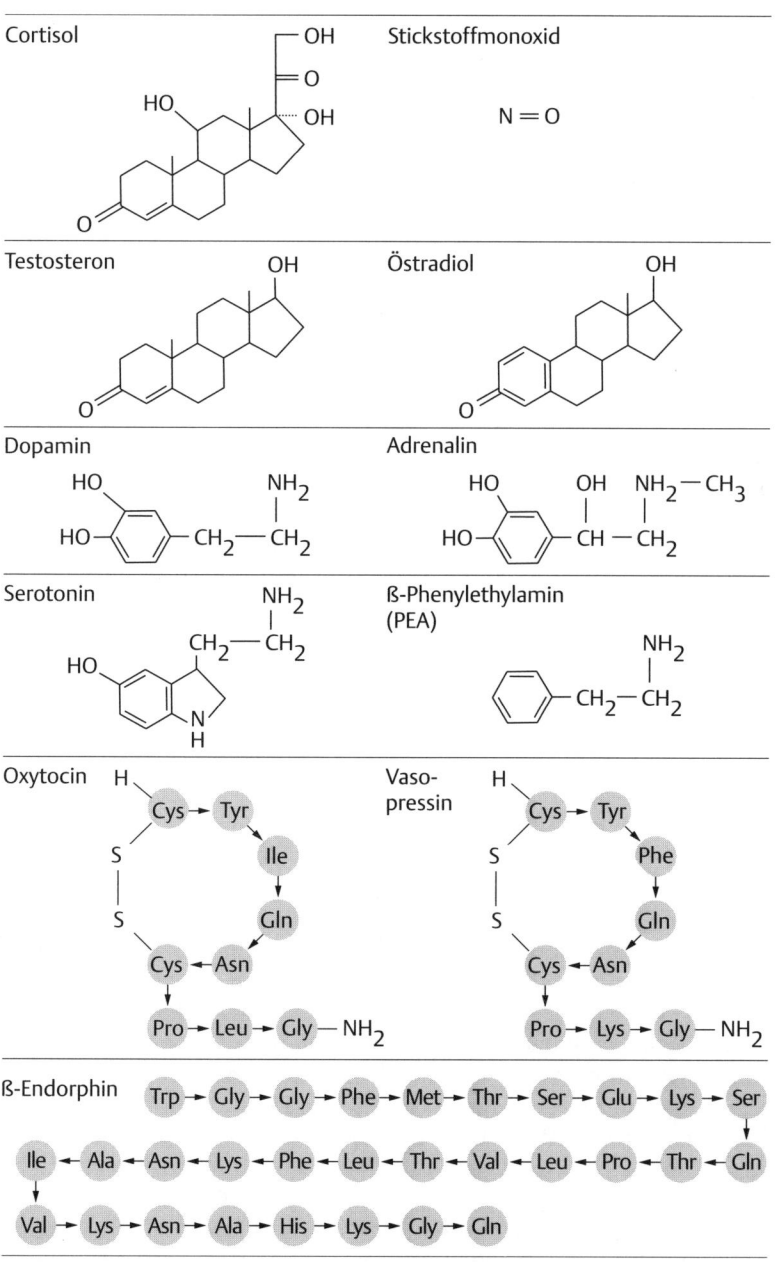

Abb. 7   **Liebesmoleküle im Überblick:** Das in der langen Evolution des Menschen bestens erprobte Zusammenspiel der verschiedenen Hormone, Botenstoffe und Signalsubstanzen in unserem Körper ermöglicht uns Liebe und Sex – und vor allem auch den Spaß daran.

durch gegenüber Testosteron völlig unempfindlich ist, entwickeln sie zwar Hoden und produzieren auch das männliche Geschlechtshormon in ausreichender Menge, aber keine ihrer Körperzellen kann auf das Testosteron reagieren. Also sehen sie wie Frauen aus, und deshalb werden Männer mit diesem Gendefekt auch wie Mädchen erzogen und erst, wenn die Monatsblutung nicht einsetzen will, bringen Tests die Wahrheit ans Licht. Auch die Geschlechtsidentität dieser Männer ist weiblich, ebenso die sexuelle Orientierung und die kognitiven Funktionen (siehe Kapitel »Die sexuelle Entwicklung des Gehirns«, S. 180).

Wenn man also sagt, ein Hormon wirke auf eine bestimmte Art und Weise, kann das nur eine grob vereinfachte Momentaufnahme sein. Nicht nur durch Gendefekte, auch durch psychische Vorgänge, Umweltreize, eine veränderte Stoffwechsellage mag sich innerhalb weniger Stunden die Situation ändern. Testosteron, Östrogen oder Serotonin und Dopamin zeigen keine Wirkung mehr, während sie vorher vielleicht unser Gefühlsleben völlig durcheinanderbrachten. Da nicht nur Nervenzellen Rezeptoren für Hormone ausbilden, sondern nahezu alle Körperzellen, wird verständlich, welch weitreichenden, ja mächtigen Einfluß die Signalmoleküle der Liebe ausüben.

Der Kick der Verliebten

Die Welt dreht sich plötzlich mit rasender Geschwindigkeit, alles scheint möglich, es ist, als sei der Himmel auf Erden. Der Allmachtswahn, das Gefühl, wir könnten die Welt aus den Angeln heben, läßt uns Dinge tun, die wir in weniger vernebelten Momenten kategorisch von uns gewiesen hätten: Vegetarierinnen speisen mit dem Auserwählten im argentinischen Steakhouse, Pragmatiker schreiben romantische Gedichte und arrangieren ein Dinner im Mondschein, besessene Workaholics lassen die Aktenberge links liegen und entschwinden mitten in der Woche auf eine verträumte Insel, Kulturmuffel warten stoisch vor der Theaterkasse, um beim Date mit einer Premierenkarte zu glänzen. Stundenlang probieren wir die eine oder andere Outfit-Variante, testen Frisuren und Parfüms, Männer rasieren sich sogar mit einer neuen Klinge, bügeln die Bettwäsche und ziehen sich einen frischen Slip an. Was tun wir nicht alles vor dem entscheidenden Rendezvous! Das Herz klopft, im Bauch tanzen Schmetterlinge, und kein klarer Satz kommt uns über die Lippen. Das Hochgefühl der frisch Verliebten ist nur schwer in Worte zu fassen, und am schlimmsten ist es wohl, wenn die Würfel noch nicht gefallen sind, noch unklar ist, ob der andere genauso fühlt.

Das Szenario hat manische Züge: Wir tanzen nächtelang durch, lieben uns stundenlang zwischen zerwühlten Laken und halbvollen Champagnergläsern, brauchen kaum etwas zu essen und fühlen uns morgens dennoch vital und euphorisch. Nebenbei schütteln uns emotionale Turbulenzen: Liebt er mich? Warum war er heute das erste Mal unpünktlich? Wen begrüßt er da mit dreifachem Küßchen? Liebt er mich doch nicht? Hochstimmung und tiefe Verzweiflung liegen in dieser Verliebtheitsphase nahe beieinander.

Wahrscheinlich dürfen wir uns – wenn wir länger darüber nachdenken – glücklich schätzen, daß diese Phase nicht ewig währt. Gerade weil dieses intensive Lebensgefühl unsere sonst so sehr trainierte Vernunft wegspült und wir uns stark, unbesiegbar fühlen, sehnen wir uns von Zeit zu Zeit alle nach diesen Momenten aufgeregter Glückseligkeit. Die bittere Pille: Verliebtheit läßt sich nicht willentlich herbeiführen, auch nicht mit Hilfe von Aphrodisiaka (siehe Kapitel »Liebesdrogen«, S. 205). Nicht »wir verlieben uns«, sondern es geschieht mit uns. Als Oscar Wilde das Verliebtsein als »eine psychische Angina« bezeichnete, hatte er damit nicht so ganz unrecht. Sie kommt oder sie kommt nicht, und deshalb gehört die Forschung über den Zustand des Verliebtseins wohl zu den spannendsten Aufgaben der Liebesforscher. Die Verliebten selbst sind vermutlich am allerwenigsten an dem »Warum?« interessiert. Es gibt »Ihn« oder »Sie« sowieso nur einmal auf der Welt.

Was sind die Auslöser? Was geschieht in unserem Gehirn? Warum ist dieses Gefühl endlich? Viele Theorien wurden dazu im Laufe der Jahre entwickelt, doch keine – das sei gleich betont – hat bislang einen allumfassenden Erklärungsansatz geliefert.

Nehmen wir an, die Information »Traummann« hat alle Kontroll-Relaisstationen des Gehirns passiert. Weder Gedächtnis noch Hirnrinde noch limbisches System haben bremsend dazwischengefunkt. Jetzt kann der Tanz der Liebesmoleküle beginnen, so wie es Cole Porter in *I get a kick out of you* besingt. Es scheint fast, als würde in unserem Hirn ein Hebel umgelegt, der dieses »Kick-Gefühl« anschaltet. Den dynamischen Prozeß des Verliebtseins erleben wir selten bewußt.

Der Adrenalin-Schub bringt die Erregung

Geschieht in unserem Leben nichts Besonderes – nehmen wir an, Sie lesen dieses Buch –, produzieren unsere Nebennieren acht bis zehn Nanogramm (= milliardstel Gramm) Adrenalin pro Kilogramm Körpergewicht pro Minute. Wir brauchen dieses Hormon, um wach und aufnahmefähig zu sein, um den Aufgaben des Alltags gerecht zu werden. Die Nebennieren sind kleine, fast dreieckig geformte Drüsen, die oben auf den Nieren liegen. Die äußere gelbliche Schicht – die Nebennierenrinde – produziert vor allem das Streßhormon Cortisol, der rötlich-braune innere Kern – das Nebennierenmark – schüttet Adrenalin und Noradrenalin aus, das in kleinen Bläschen gespeichert ist.

Den Befehl, das Hormon Cortisol in den Blutkreislauf abzugeben, erteilt der Hypothalamus mittels des Hormons CRH (corticotropes Hormon). Das veranlaßt die Hypophyse ACTH (adrenocorticotropes Hormon) auszuschütten. ACTH gelangt über das Blut an die Nebennierenrinde und gibt hier das Kommando: Cortisol ausschütten! Das Streßhormon sorgt dann augenblicklich dafür, daß die Muskeln mit zusätzlicher Energie versorgt sind, gleichzeitig werden der Appetit auf das Mittagessen und auch der Sexualtrieb gebremst. Dieser Informationsmechanismus benötigt einige Minuten, um in Gang zu kommen. In einer Rückkopplungsschleife registriert der Hypothalamus den Cortisolspiegel und gleicht die weitere Produktion über den beschriebenen Kaskadenprozeß den Gegebenheiten an. Bei Streß steigt der Cortisolspiegel, läßt der Streß nach, sinkt er wieder auf den Ausgangswert. Cortisol ist also ein klassisches Streßhormon, das vor allem bei längerfristigen körperlichen und emotionalen Belastungen eine große Rolle spielt. Adrenalin wird dagegen innerhalb von Millisekunden ausgeschüttet. Die Zellen des Nebennierenmarks werden nämlich durch lange Nervenfasern aus dem Rückenmark, die Fasern des sympathischen Nervensystems, aktiviert und geben sofort aus den Speichervesikeln Adrenalin ab. Es ist somit eine Art Aufputschhormon, weil es unter erhöhter Belastung, zum Beispiel bei einer Schreckreaktion, ausgeschüttet wird. Erschreckt uns jemand unverhofft, durchflutet uns deshalb Adrenalin und mobilisiert all unsere Kraftreserven. Sofort werden aus dem Fettgewebe freie Fettsäuren abgebaut, die uns Energiereserven zur Verfügung stellen. Der Energieumsatz steigt um bis zu 30 Prozent. Ebenso entsteht Glukose aus dem Glykogen in der Leber. Damit steigt der Blutzuckerspiegel; der Energienachschub für unser Gehirn, das für alle Aktivitäten ausschließlich Glukose, also Traubenzucker, benötigt, läuft. Adrenalin ermöglicht uns, bei Gefahr schnell zu fliehen oder zu kämpfen: Herz und Gehirn sind besser durchblutet, die Venen verengen sich, das Herz pumpt mehr Blut pro Zeiteinheit durch den Körper. Es erhöht sich auch die Pulsfrequenz, und das Herz schlägt schneller. Der Blutdruck steigt. Die Bronchialmuskulatur erschlafft, dadurch sinkt der Atemwiderstand, und wir können tiefer einatmen.

Jeder kennt die körperlichen Symptome bei einem Schock, wenn man zum Beispiel beim Autofahren aus voller Fahrt bremsen muß, weil urplötzlich ein Kind auf die Straße läuft. Nach einigen Minuten, wenn der Schreck vorüber ist, normalisieren sich die Körperfunktionen wieder. Bei emotionaler Belastung, das haben Untersuchungen ergeben, steigt die Adrenalinausschüttung schnell auf das Zehnfache an. Das muß nicht immer in dem starken Ausmaß wie bei einer Schreckreaktion geschehen, sondern kann auch schleichend und zunächst unbemerkt ablaufen. Das Phänomen erleben wir zum Beispiel, wenn wir nervös vor der Bürotür auf den Vorstellungstermin bei unserem zukünftigen Arbeitgeber warten. Wir treten von einem Fuß auf den anderen, streichen nochmals über Haare und Kleid, zünden uns vielleicht eine Zigarette an, gehen schnell in Gedanken alle wichtigen Diskussionspunkte durch. Auch hier erfüllt das Adrenalin, und zum Teil sicher auch Cortisol, eine wichtige Funktion: Es macht uns aufnahmefähiger und reaktionsschneller. Im Vergleich zu einer total entspannten Atmosphäre sind wir geistig und körperlich aktiver. Wahrscheinlich stimuliert das Adrenalin im Hirnstamm die Formatio reticularis, eine Region, die unseren Schlaf-Wach-Rhythmus steuert. So ermüden wir erst, wenn das wichtige Gespräch vorüber ist; währenddessen bleiben wir hellwach. Damit es nicht zu einer überschießenden Reaktion kommt, gibt das Nebennierenmark zusammen mit dem Adrenalin auch Noradrenalin ab, allerdings in einem Verhältnis 1:4. Dabei hat Noradrenalin oftmals entgegengesetzte Wirkungen und hilft, das potente Aufmerksamkeitshormon in Schach zu halten.

Ein ganz ähnlicher Mechanismus dürfte sich abspielen, wenn wir uns verlieben. Kehren wir zu der Partyszene zurück (siehe Kapitel »Liebesreize«, S. 20): Der interessante Segler unterhält sich in einigen Metern Entfernung mit dem Gastgeber. Wortfetzen dringen in unser Ohr, wir konzentrieren unsere Aufmerksamkeit wie ein Luchs auf das Objekt der Begierde und blenden andere Reize aus. Unsere Aufmerksamkeit und unser Interesse ist selektiv ausgerichtet. Keine Geste entgeht unserem Auge, keine noch so lapidare Bemerkung unserem Ohr. Was ansonsten als belangloser Smalltalk an uns vorüberziehen würde, speichern wir jetzt minuziös ab und bewerten jede Information. Hat er gesagt, es war eine Frau bei dem Segeltörn dabei? Trägt er einen Ehering? Sagte er nicht: »Das hätten Sie erleben müssen«? Denkt er also darüber nach, wie es gewesen wäre, wenn ich dabei gewesen wäre? Nichtigkeiten erlangen dramatische Bedeutung. Diese erhöhte Aufmerksamkeit verdanken wir zu einem Teil dem Adrenalin und dem Cortisol aus der Nebenniere.

Während lang anhaltender chronischer Streß das sexuelle Verlangen und auch Liebesgefühle hemmt (siehe Kapitel »Liebesverlust«, S. 217), kann ein kurzzeitiger akuter – und wenn möglich noch positiver – Streß über das sympathische Nervensystem die Lust fördern. Eine beruflich äußerst engagierte Krankenschwester beschrieb einmal folgende knisternde Situation im Operationssaal: »Am Ende eines riskanten Eingriffs, den der Patient gut überstanden hat, habe ich den Arzt angesehen, und wir wußten beide ganz genau, heute abend läuft noch was.«

Wissenschaftler sprechen hier vom »Konzept der unspezifischen Vorerregung«. Läßt man männliche Versuchspersonen für zwei Minuten auf einem Laufband rennen und sie dann attraktive und weniger attraktive Frauen beurteilen, tritt eine seltsam gespaltene Bewertung zutage: Diese Männer halten die Attraktiven für attraktiver und die nicht Attraktiven für weniger anziehend als andere Männer, die nicht unspezifisch durch körperliche Aktivität erregt wurden. Selbst ein geringer Adrenalinausstoß verändert offenbar die Wahrnehmung. Dieses Ergebnis hat sich in vielen verschiedenen Studien bestätigt. Der Wiener Verhaltensforscher Karl Grammer meint:»Erregung also, gleich wie sie erzeugt wird, führt dazu, daß eine Frau von Männern stärker begehrt wird. Die Männer schreiben jede Art von Erregung der Wirkung der Frau zu.« Daraus kann man schließen, daß»durch Erregung modifizierte Attraktivitätswahrnehmung der erste Schritt zur romantischen Liebe ist«.

Nicht notwendigerweise erfolgt also erst der Sinnesreiz, dann die Verarbeitung im Gehirn und dann die Erregung, sondern eine Erregung läßt uns einen Reiz, zum Beispiel den braungebrannten Segler auf der Party, erst als potentiellen Lover wahrnehmen. Bei dem Phänomen des Verliebtseins muß man die Möglichkeit diskutieren, daß bestimmte Einflüsse uns erst empfänglich für Sinneswahrnehmungen machen und somit die Kaskade erst danach in Gang kommt. Dies ist das klassische Henne-Ei-Problem. Was war zuerst da? Erregung oder Reiz? Vielleicht erübrigt sich jedoch auch diese Frage, und die Vorgänge dieses komplexen Prozesses sind synergistisch miteinander verwoben. So mag es Situationen geben, in denen wir den besten »Traummann« nicht als solchen erkennen. Und es können Umstände eintreten, unter denen uns der mittelmäßigste Typ als »Traummann« erscheint. Mit Alkohol läßt sich, so ein Chauvi-Spruch, so manche Frau schöntrinken. Und Studien in Bars haben nachgewiesen, daß Männer – je später die Stunde – die Frauen für attraktiver halten. Um 20 Uhr erschienen ihnen dieselben Damen noch wenig anziehend, gegen 23 Uhr dagegen mutierten sie zur reizvollsten Gesellschaft. Die unspezifische Erregung mag in diesem Fall durch den limitierenden Faktor Zeit hervorgerufen worden sein. Je später der Abend, desto geringer die Chancen noch eine passende Begleiterin kennenzulernen! Da nimmt man, was zu haben ist. Auch äußere Einflußfaktoren können eine Rolle spielen. Im Frühling zum Beispiel ist die Bereitschaft, sich zu verlieben, größer als im Herbst. Ebenso wenn wir uns wohl fühlen und gesund sind. All dies erklärt aber noch nicht, warum wir uns, wenn wir verliebt sind, völlig kindisch benehmen, vernarrt sind in den anderen und in einen geradezu euphorischen Zustand geraten. Zu dieser Werbephase gehört auch die Idealisierung der oder des Angebeteten. Wir sind betriebsblind für die Fehler des anderen. Das, was wir später nur allzu oft als herbe Ernüchterungsphase erleben (»Was habe ich an dem nur gut gefunden?«), würde zu Beginn alles zunichte machen. Evolutionspsychologisch hat der Trick »Liebe macht blind« Sinn. Wir verbringen viel Zeit miteinander, lernen uns kennen, und es entwickelt sich Vertrauen. Später akzeptieren wir auch die Makel, die zunächst unbemerkt blieben und sich nach und nach zu erkennen geben. Ohne den anfänglichen rosaroten Schleier kämen wahrscheinlich die meisten Beziehungen nicht zustande.

Ist PEA der Stoff, aus dem die Liebe ist?

Ende der siebziger Jahre haben mehrere amerikanische Psychiater einen chemischen Faktor identifiziert, der einer unspezifischen Erregung Vorschub leisten und uns eine Liebeseuphorie spüren lassen könnte. Es handelt sich um die Substanz Phenylethylamin, kurz PEA, ein dem Adrenalin ähnlicher Stoff (siehe Abb. 7, S. 97). Er wurde zeitweise sogar als *das* »Molekül der Liebe« gehandelt. Michael Liebowitz und Donald Klein vom New York State Psychiatric Institute veröffentlichten 1979 eine Studie über Liebessüchtige, zumeist Frauen. Charakteristisch war, daß sie unspezifisch nach immer neuer Bestätigung durch einen neuen Partner suchten. Die beiden New Yorker Psychiater vermuteten eine Störung des PEA-Stoffwechsels. Der zu niedrige PEA-Spiegel ließ die Patienten wie Süchtige immer wieder nach dem neuen PEA-Kick gieren. Von der Öffentlichkeit, selbst von der *scientific community* (der Forschergemeinde), blieb dieser Aufsatz relativ unbemerkt. Die große Popularität der PEA-These kam erst 1983, als Michael Liebowitz sein Buch *The Chemistry of Love* (»Die Chemie der Liebe«) veröffentlichte. Plötzlich schien das »Phänomen Verliebtsein« reduzierbar auf einige Moleküle. Phenylethylamin wirkt demnach wie ein körpereigenes Aphrodisiakum, ein Amphetamin, das im limbischen System aktiv ist. Das Enzym Monoaminoxidase (MAO) spaltet Phenylethylamin ebenso wie die Neurotransmitter Dopamin, Serotonin und Noradrenalin, und deshalb erhöht ein MAO-Hemmer den Spiegel dieser Substanzen. Antidepressiva blockieren die Monoaminoxidase. Michael Liebowitz hat einige seiner Liebessucht-Patienten mit MAO-Hemmern behandelt, und in der Tat begann zum Beispiel ein Mann seine Partnerinnen sorgfältiger auszuwählen und weniger unter dem suchtähnlichen Phänomen zu leiden. Vorher hatte ihm keine Verhaltens- und Gesprächstherapie helfen können. Der Mangel an PEA wurde offenbar durch den MAO-Hemmer ausgeglichen, so die Erklärung von Liebowitz. Ein anderes eher kurioses Phänomen betrifft die Schokolade. Sie enthält große Mengen an Phenylethylamin, und deshalb wird immer wieder behauptet, daß man bei Liebeskummer dem süßen Genuß über Gebühr frönt, um den PEA-Spiegel anzuheben. Nur passiert das PEA in der Schokolade den Magen-Darm-Trakt und kann somit nicht im Gehirn wirken. Wahrscheinlich beschränkt sich der beruhigende Effekt auf den Magen und den Darm. Entdeckt wurde PEA vor über 100 Jahren in den Bauchspeicheldrüsen von Rindern. In Gehirnen von Autounfallopfern wiesen es Wissenschaftler der Chicago Medical School 50 Jahre später nach. Welche Funktion es hat, entdeckte man 1963 an Ratten, die nach einer PEA-Spritze hin- und hersprangen und dabei lauthals quiekten. Bezeichnenderweise nannte man dies »Popcorn-Verhalten«. Rhesus-Affen begeisterten sich in Vergnügungsschreien oder Glücksrufen und schmatzten mit den Lippen. Sie fühlten sich sichtlich wohl.

PEA entsteht aus dem Vorläufer der Aminosäure L-Phenylalanin und wird zu Metaboliten abgebaut. Diese lassen sich im Urin einfach messen, und deshalb haben einige Wissenschaftler seit Anfang der siebziger Jahre Versuchspersonen nach unterschiedlichsten Belastungen und Erfahrungen auf die Toilette gebeten, um Rückschlüsse auf ihren PEA-Status zu erhalten. Heraus kam folgendes: Patienten mit Depressionen haben offenbar einen extrem niedrigen PEA-Spiegel. In diesem Bereich der Forschung machte sich vor allem Hector Sabelli von der Universität in Chicago einen Namen. Er untersuchte auch Fallschirmspringer vor und nach dem Sprung und Ehepaare vor, während und nach dem Scheidungstermin. In beiden Fällen ist die Ausschüttung von PEA während der Phase des größten Stresses auch am höchsten. Diese Ergebnisse sprechen für die These, daß die Neurochemie selbst über Gefühle wenig aussagt, offenbar entscheidet der Stimulus über die Art der Empfindung. Nicht allein PEA als »Liebes-Speed« entfacht die Glut der Leidenschaft, sondern erst der richtige Reiz.

Wie länge hält der PEA-Rausch an? In dieser Frage sind sich die meisten Wissenschaftler einig. Sowohl die Psychologin Dorothy Tennov als auch die Anthropologin Helen Fisher und der Sexologe John Money meinen, nach etwa zwei bis drei Jahren lasse die aphrodisierende Wirkung des »Liebesmoleküls« nach. So lassen sich die meisten Paare nicht im »verflixten 7. Jahr« scheiden, sondern nach vier Ehejahren. Michael Liebowitz hat auch dazu eine schlüssig klingende Hypothese entwickelt. Entweder sinkt der PEA-Spiegel mit den Jahren der Vertrautheit und der mangelnden Stimulation, oder die Sensitivität der Rezeptoren im Gehirn läßt nach. Das heißt: PEA kann seine Wirkung nicht mehr entfalten. Diese Hypothese ist allerdings durch keine einzige Studie nachgewiesen. Es ist weder bekannt, wo genau sich im Hirn PEA-Rezeptoren befinden, noch sind sie identifiziert.

Tatsache allerdings bleibt: Nach einigen Monaten oder Jahren kennen wir unseren Liebhaber oder die Geliebte so gut, daß es nur noch selten zu einer unspezifischen Erregung mit nachfolgender Koppelung an den Partner kommt – und kommen muß. Wir sind durch das tägliche Miteinander aneinander gewöhnt. Es bedarf keiner intensiven Blicke mehr, keiner erhöhten Aufnahmebereitschaft. Wir fahren im Normalgang. Paare, die sich dagegen mit einer Long-distance-Liebschaft zufrieden geben müssen, weil der eine in den USA arbeitet, der andere in Deutschland, oder der eine verheiratet ist, erhalten sich so oft über Jahre den Frisch-Verliebten-Kick. So hatte doch wohl Ovid in seiner *Ars Amandi* vor über 2000 Jahren gar nicht so unrecht, als er empfahl:

> *»Nie soll der Liebhaber Schminktöpfchen, die auf dem Tisch stehn, vorfinden. Nur eine Kunst, die ihr verheimlicht, macht schön. Wen stößt's nicht ab, wenn das ganze Gesicht von Hefe verschmiert ist, wenn, weil sie schwer ist, hinab zum warmen Busen sie fließt?... Gutheißen kann ich's auch nicht, wenn vor dem Geliebten das Mädchen Salbe aus Hirschmark gebraucht oder die Zähne sich putzt; dies schenkt zwar Schönheit, jedoch mit anzusehn ist es sehr häßlich. Häßlich ist viel, wenn's entsteht, ist's aber fertig, gefällt's.«*

Daß wir nach einiger Zeit in einer Beziehung ganz entspannt am Samstagabend, in einem Jogginganzug auf dem Sofa lümmelnd, Fernsehen schauen können, verdanken wir wohl eher den Endorphinen (siehe Kapitel »Das lange Glück der Ehe«, S. 145). Dies sind endogene Opiate, die uns zufrieden machen, nicht so aufgeregt wie PEA. So werden wir, wenn uns die Umschaltung von PEA auf Endorphine gelingt, auch glücklich in einer Beziehung ohne den Thrill der ersten Stunden. Das zumindest ist die weiterführende Hypothese von Michael Liebowitz, der heute als Psychiater am New York State Psychiatric Institute arbeitet.

Die PEA-Story geistert seit Anfang der achtziger Jahre durch alle Medien, und jeder, der über das Thema Liebe im populärwissenschaftlichen Sinne schreibt, kommt an Michael Liebowitz nicht vorbei. Immer und immer wieder werden seine Theorien neu aufbereitet und als sensationelle Enthüllung verkauft. Dabei sind es eher spekulative Thesen. Der Fall des liebessüchtigen Liebowitz-Patienten besagt unter wissenschaftlichen Gesichtspunkten nämlich herzlich wenig. Das Antidepressivum könnte beispielsweise nicht nur die Verfügbarkeit von PEA erhöht haben, sondern ebenso die von Serotonin. Vielleicht ist dieser Neurotransmitter der entscheidende Faktor (siehe Kapitel »Wie Liebesmoleküle kommunizieren«, S. 93)? So einfach, das haben die meisten Forscher inzwischen erkannt, läßt sich das Phänomen Liebe nicht entschlüsseln, und es wird sicher nicht von einem einzigen Molekül gesteuert. Niemand konnte die Thesen bislang bestätigen. Auch Liebowitz distanziert sich heute von dieser Forschung. Bei rettungslosen Romantikern dürfte dies eine gewisse Schadenfreude hervorrufen.

So spekulativ die PEA-Theorie sein mag, ein Verdienst gebührt den Psychiatern Liebowitz und Klein: Sie haben damit, damals Anfang der achtziger Jahre, die Chemie der Liebe zu einem Forschungsgebiet erhoben und eine kontroverse Diskussion in Gang gesetzt.

Fazit: Wahrscheinlich existiert nicht für jedes Gefühl ein spezielles Chemiemuster – eins für Verliebtheit, eins für Sex, eins für Angst, eins für Wut – sondern wahrscheinlich haben wir die Möglichkeit, aus wenigen Grundformen eine breite Palette von Regungen abzurufen, oder besser, sie sich in Abstimmung mit den Umweltreizen entwickeln zu lassen. Adrenalin und PEA, und vielleicht auch noch andere Substanzen, erhöhen dabei unsere generelle Aufmerksamkeit, unsere Bereitschaft, uns gefühlsmäßig zu engagieren, egal, ob positiv oder negativ. Die interne Verarbeitung oder Sinnesreize entscheiden dann weiter, in welche Richtung sich unsere Gefühle modulieren. Wahrscheinlich greifen in das Gefühl der Attraktion (»Irgendwie fühle ich mich zu der Person hingezogen«) dann weitere hormonelle Stimuli ein: Sexualhormone, Neurohormone wie Oxytocin, Neurotransmitter und vieles mehr. Dabei spielt sowohl der Orgasmus eine Rolle als auch der Körperkontakt und die intellektuelle Auseinandersetzung. Das Ganze mündet in ein komplexes chemisches Konzert, und deshalb ist PEA nicht das »Molekül der Liebe«, wie viele nach dem Buch von Liebowitz damals vorschnell postulierten. PEA ist nur ein Mitspieler, der vielleicht unspezifisch zu Beginn einer Romanze den Weg zur Liebe ebnet. Mehr nicht, aber auch nicht weniger.

Pheromone als Sexlockstoffe

Unser erogenes Duftbukett riecht nach den leicht ranzigen Butter- und Fettsäuren, dem fischelnden Dunst des Trimethylamin im Vaginalsekret und den Laktonen auf der Kopfhaut, die ein nuß- bis pfirsichartiges Aroma verströmen. Der Achselschweißgeruch schließlich besteht aus dem moschus- bis sandelholzartigen Androstenol, dem urinigen Androstenon, der leicht schweißigen 3-Methylhexensäure und der bocksgeruchsähnlichen Isovaleriansäure. Warum Liebe bei diesen Duftkomponenten durch die Nase gehen muß, mag nicht auf den ersten Luftzug einleuchten, und dennoch beeinflussen diese und andere Lockstoffe unser Sexualleben vielleicht mehr als uns lieb ist. Niemand hat das eindrucksvoller in Worte gefaßt als Patrick Süskind in seinem Roman *Das Parfüm:* Jean-Baptiste Grenouille, geboren auf einem französischen Fischmarkt zwischen stinkendem Abfall, besaß eine exquisite Nase und ein Faible für betörend riechende Mädchen. Seine Leidenschaft: die subtile Jagd nach Düften. »Ein Parfüm würde er machen nach allen Regeln der Kunst, und der Duft des Mädchens hinter der Mauer sollte die Herznote sein. Als Adjuvantien freilich, als Basis-, Mittel- und Kopfnote, als Spitzengeruch und als Fixateur waren nicht Moschus und Zibet, nicht Rosenöl oder Neroli geeignet, das stand fest. Für ein solches Parfüm, für ein Menschenparfüm, bedurfte es anderer Ingredienzien. Im Mai desselben Jahres fand man in einem Rosenfeld, halben Wegs zwischen Grasse und dem östlich gelegenen Flecken Opio, die nackte Leiche eines fünfzehnjährigen Mädchens.« Grenouille ermordet junge Mädchen mit einem für ihn umwerfenden Körpergeruch, um aus ihrer Haut einige Tropfen kostbarster Essenz zu gewinnen. Er will einen Duft komponieren, der, wenn man ihn aufträgt, alle betört.

Schweißgetränkte Kleidungsstücke und Tücher galten von jeher als Aphrodisiaka. Ob die einzelnen Duftkomponenten einen Effekt auf uns haben, wurde allerdings – bis auf wenige Ausnahmen – nie getestet (siehe Kapitel »Liebe geht durch die Nase«, S. 32). Und wie erotisierend ein bestimmter Körperduft wirklich wirkt, können auch wir als Praktiker selten vorhersagen.« Noch unklarer ist, was im Körperduft denn überhaupt die Individualität ausmacht. Im Tierreich ist das einfacher. Hier bestimmen Pheromone – meist sexuelle Duftstoffe – wer mit wem und wie. 1930 war erstmals klar, daß solche Substanzen in der Kommunikation zwischen vielen Tieren eingesetzt werden. Der Durchbruch gelang jedoch dem jungen Münchner Chemiker und Nobelpreisträger Adolf Butenandt erst 1956, als er aus 500 000 Mottenweibchen, dem Seidenspinner, 6,4 Milligramm Bombykol extrahierte. Das ist der Lockstoff, den die weiblichen Tiere in Drüsen in ihrem Hinterleib produzieren. In den Antennen der Männchen befinden sich Rezeptoren, die bereits wenige Moleküle identifizieren können und das Seidenspinnermännchen in Erwartung einer Paarung sofort veranlassen, umherzuflattern und die Quelle des Bombykols zu suchen. Heute werden mit dem Wissen um die Macht der Pheromone vor allem Plantagenschädlinge in Pheromonfallen gelockt, die ihnen die Illusion vermitteln, hier säßen paarungsbereite Weibchen. Ob Bienen, Spinnen, Käfer oder Fische, Reptilien und Säugetiere – alle orientieren sich mit Hilfe von Pheromonen. Nicht immer sind dies ausschließlich sexuelle Signale, Geruchsstoffe signalisieren auch Gefahr, eine Nahrungsquelle und die soziale Rangordnung.

Nehmen wir als Beispiel den Goldhamster. Ein Hamstermännchen, das nicht riechen kann, wird sich nie paaren, denn nur die Sexualpheromone des Weibchens leiten ihn durch die komplexen Paarungsrituale. Säugetiere reiben Duftmarken aus speziellen Drüsen an Bäume, atmen sie mit dem Speichel aus oder geben sie mit dem Urin ab.

»Ein chemisches Signal ist ein Pheromon, wenn es eine definierte verhaltensbezogene oder neuroendokrine Funktion hat, spezifische Reaktionen auslöst, artspezifisch und in einem gewissen Maße Teil eines genetischen Programms ist«, so die exakte Definition in dem Buch *Die psychologischen Grundlagen der Parfümerie.* Und nach dieser Definition, so würden es derzeit wohl noch die meisten Wissenschaftler sehen, produzieren Menschen keine Pheromone. Dennoch verdichten sich die Hinweise, daß Humanpheromone existieren und auch unbewußt wahrgenommen werden. Zumindest das Androstenon im Männerschweiß und die Kopuline im Vaginalsekret sind ernsthafte Kandidaten. Das zweite Argument gegen eine olfaktorische Steuerung unseres Liebeslebens war bis vor kurzem: Uns fehlt das entsprechende Organ, um Pheromone überhaupt wahrnehmen zu können. Die meisten Tiere besitzen einen dritten, zwischen dem Geruch und dem Geschmack, stehenden Wahrnehmungskanal: das Vomeronasalorgan (VNO). Mit diesem Sinn erschnüffeln Säugetiere die lockenden Pheromone eines Sexpartners. Wenn Pferde oder Katzen einen Duft wittern, dann »lecken« sie die Pheromone mit der Zunge aus der Luft – kräuseln dabei ihre Lippen und rümpfen die Nase – und transportieren die Signalmoleküle in den oberen Gaumen. Die beim sogenannten »Flehmen« aufgenommenen Informationen wandern über das VNO direkt zum Hypothalamus und dirigieren so die Hormonausschüttung. Der Militärarzt Jacobson, ein Däne, entdeckte die Vertiefung im hinteren Gaumen im vorigen Jahrhundert. Nach ihm wird es auch oft als Jacobson-Organ bezeichnet. Ohne diesen »sechsten Sinn« kommt es bei kaum einem Tier zur Paarung. Bei Mäusen ist bekannt, daß schwangere Weibchen das Ungeborene abstoßen, wenn sie mit dem Vomeronasalorgan den Geruch eines »fremden« Männchens aufnehmen. Dieser »Bruce-Effekt« macht insofern Sinn, als ein fremdes Männchen ihre Neugeborenen sowieso töten würde. Mäuse erkennen sich individuell am Uringeruch.

Der Mensch – so die Lehrmeinung – besitzt kein Vomeronasalorgan. Nach den ersten Entwicklungsmonaten des Fötus degeneriert das Organ zu einem nutzlosen Relikt. In den dreißiger Jahren erklärten Neuroanatomen und Physiologen, daß uns der Gehirnteil für die Verarbeitung von Vomeronasalsignalen fehle, und damit wurde das Kapitel »Humanpheromone und VNO« für Jahrzehnte geschlossen. Nur hatte eigentlich nie ein Wissenschaftler ernsthaft nach diesem »sechsten Sinn« beim Menschen gesucht. Deshalb war die Überraschung groß, als David Moran, Zellbiologe aus Philadelphia, und Larry Stensaas, Neuroanatom aus Salt Lake City, 1991 erstmals elektronenmikroskopische Aufnahmen vom menschlichen Vomeronasalorgan präsentierten. Später haben andere Wissenschaftler bei 900 von 1000 Testpersonen die kleine Einbuchtung auf beiden Seiten der Nasenscheidewand, etwa ein bis zwei Zentimeter vom Nasenlochrand entfernt, entdeckt.

Ein Mann hat immer an die Existenz des VNO und menschlicher Pheromone geglaubt: Der clevere Geschäftsmann und Arzt David Berliner. Er behauptet, daß auch Menschen Duftstoffe zur sexuellen Kommunikation produzieren. »Wenn Schleimpilze und Affen Pheromone haben, warum sollte der Mensch dann eine Ausnahme bilden?«, fragte Berliner naiv. Und in der Tat ist die Geruchserkennung beim Menschen, die es definitiv gibt, ohne individuelle Lockstoffe nicht möglich. Wie sollten sonst Babys ihre Mütter bzw. 61 Prozent aller Mütter ihr Baby bereits kurz nach der Geburt am Geruch erkennen? Berliner inspirierte die VNO-Forschung immer wieder mit neuen Ideen und finanzieller Unterstützung. Er bat zum Beispiel den Physiologen Luis Monti-Bloch von der University of Utah in Salt Lake City, einen Test mit unbekannten Duftproben durchzuführen. 60 Personen gab Monti-Bloch etwas zu schnuppern und zeichnete dabei mit einem neu entwickelten Elektrovomeronasometer die elektrischen Impulse der VNO-Zellen auf. Das Ergebnis: Manche Düfte wirkten nur bei Frauen, manche nur bei Männern.

Berliner, der seine geheimen Humanpheromone mittlerweile Vomeropherine nennt und zum Patent angemeldet hat, gründete zwei Firmen in Kalifornien: Die Firma Erox brachte 1993 das Parfüm »Realm« in den USA auf den Markt, das Vomeropherine enthalten soll. Die andere Firma, Pherin, entwickelt Abkömmlinge der Pheromone, die ebenfalls das VNO stimulieren und bei Angsterkrankungen als Medikamente eingesetzt werden sollen. Berliner will das VNO, von dem die meisten Wissenschaftler immer noch nicht überzeugt sind, daß wir es überhaupt in der Nase haben, wie einen direkten Drogenpfad ins Gefühlszentrum nutzen. Vomeropherine, so seine These, ähneln dem Hauptprodukt im männlichen Schweiß, dem Androstenon.

David Berliner kam schon vor 30 Jahren auf die Idee, daß wir irgendeinen Duftstoff abgeben, der unser Gefühlsleben beeinflußt. Er arbeitete in einer Klinik mit Unfallverletzten. Wurde der Gips abgenommen, blieben immer einige Hautreste daran hängen, und genau die sammelte Berliner ein. Er stellte überraschend fest: Wenn er seine Fläschchen mit den Hautresten öffnete, waren alle im Labor gutgelaunt. Dann extrahierte er – so seine Darstellung – die Substanzen daraus: Sexuallockstoffe. Jetzt will David Berliner für jeden Menschen ein individuelles Parfüm kreieren, das eine gute Atmosphäre schaffen soll. Dafür bestimmt er vorher aus Hautmaterial das Pheromonprofil wie einen Fingerabdruck.

Zu einem erstaunlichen Ergebnis kam auch die Münsteraner Psychologin Regina Maiworm, die 1994 begann, die Vomeropherine des David Berliner genauer zu untersuchen. Die Vomeropherine führten nicht nur zu einer meßbaren Aktivität im VNO, sondern beeinflußten auch die Hirnstromwellen und das vegetative Nervensystem.

Dünsten wir einen olfaktorischen Fingerabdruck aus? Gibt es einen unverwechselbaren Duftausweis? Diese Fragen sind nicht endgültig zu beantworten. Heiße Kandidaten für unseren ureigensten Geruch sind derzeit Moleküle unseres Immunsystems. Dieser *Major Histocompatibility Complex* (MHC) – beim Menschen auf Chromosom 6 verankert – entscheidet über unser molekulares Selbst. Jede Körperzelle weist sich durch diese Erkennungsmarke auf der Oberfläche aus. Ist sie nicht vorhanden, vernichtet das Immunsystem das dann als fremd erkannte Gewebe; es wird abgestoßen. Das ererbte MHC-Merkmal besteht aus Proteinen, die im Stoffwechsel abgebaut und über Körperflüssigkeiten wie Schweiß und Urin riechbar werden. »Die Gene für MHC bestimmen zu einem großen Teil unseren individuellen olfaktorischen Fingerabdruck«, spekuliert Chuck Wysocki, prominenter Geruchsforscher am Monell Chemical Senses Center in Philadelphia. Nachgewiesen wurde das durch Knochenmarktransplantationen bei Mäusen. Mit den unreifen Immunzellen des Knochenmarks kann man die Gewebemarkierung einer Maus ändern, und damit ändert sich auch der individuelle Geruch der Maus, den die Nestgenossen am Urin blitzschnell erschnuppern.

Der Kieler Psychologe Roman Ferstl und sein Kollege, der Immunologe Wolfgang Müller-Ruchholtz, vermuten nun, daß auch bei Menschen der Körpergeruch über das Immunsystem gesteuert wird. Dazu lieferte eine erste Studie mit Schwangeren den Beweis. Schwangere sind geruchsempfindlicher, genau wie Frauen in der Zeit um den Eisprung; wahrscheinlich sind Hormone der Grund dafür. Die Bedingungen des Kieler »zwischenmenschlichen Schnüffeltests« wurden streng kontrolliert: Die Versuchspersonen durften kein Parfüm benutzen und mußten mehrere Tage dieselbe Kleidung tragen. Wie reagierten nun die Schwangeren? Das Ergebnis des Riechtests an Achsel und T-Shirt war höchst verblüffend: Alle Versuchspersonen, die für die Schwangeren unangenehm rochen, gehörten ein und demselben Gewebetypus an. Mehr noch! Der MHC-Typ der Schwangeren und der Versuchspersonen, die sie als unangenehm riechend empfunden hatten, war sehr ähnlich. Die notwendige Schlußfolgerung daraus: Es scheint, daß wir uns geruchsmäßig nicht zu Menschen hingezogen fühlen, die ähnliche ererbte Erkennungsproteine haben wie wir selbst. Das bedeutet, wir fühlen uns von diesen Menschen auch nicht besonders erotisch angezogen. Allerdings ist dieser Duft für uns nicht bewußt wahrnehmbar, und er wird auch von Parfüms nicht verdrängt. Da vor allem die Blutsverwandten uns genetisch sehr ähneln, hat die Natur vielleicht so für eine Geruchsbarriere gesorgt. Was wiederum bedeuten könnte: Im Laufe der Evolution hätte sich so quasi eine »Inzestschranke« aufgebaut.

Das Berner Forschungsteam um den Evolutionsbiologen Claus Wedekind veröffentlichte 1995 ein weiteres verblüffendes Forschungsergebnis. Man ließ 44 Studenten zwei Tage lang ein Baumwoll-T-Shirt tragen. Hinzu kamen strenge Auflagen: kein Sex, kein Knoblauch, keine Seife. An den T-Shirts, in Kartons mit Duftlöchern verpackt, durften dann 49 Studentinnen riechen. Vorher mußten alle Versuchspersonen ein wenig Blut opfern, um den MHC bestimmen zu können. Erwartungsgemäß beurteilten die Frauen, die keine Antibabypille einnahmen, die T-Shirts von Männern mit den unähnlichsten MHCs am anregendsten. Wer allerdings die Pille schluckte, bevorzugte Männer mit ähnlichem molekularen Marker. Claus

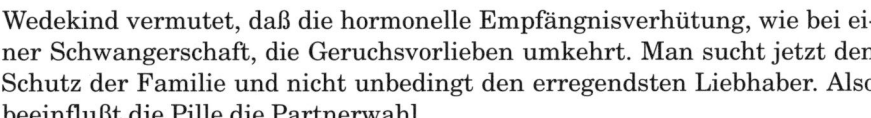
Wedekind vermutet, daß die hormonelle Empfängnisverhütung, wie bei einer Schwangerschaft, die Geruchsvorlieben umkehrt. Man sucht jetzt den Schutz der Familie und nicht unbedingt den erregendsten Liebhaber. Also beeinflußt die Pille die Partnerwahl.

Sollten sich diese Forschungserkenntnisse bestätigen, werden vielleicht alle den Einfluß des Körpergeruchs auf unser Liebesleben neu einschätzen lernen. So äußern einige Wissenschaftler auch die Vermutung, daß Spontanaborte häufiger vorkommen, je ähnlicher das MHC der Partner ist. Andere fragen, ob die hohen Scheidungsraten mit der Pille in Zusammenhang stehen könnten. Naturgemäß wirft diese Forschung bisher mehr Fragen auf, als sie beantwortet, aber eins ist so gut wie sicher: »Wahrscheinlich ist es nicht so wichtig, wie wir uns parfümieren, entscheidender bei der Partnerwahl ist unser ureigenster Körperduft«, prognostiziert Claus Wedekind im Nachrichtenmagazin FOCUS.

Wer weiß, vielleicht dauert es gar nicht mehr so lange, bis wir den Partner fürs Leben auch per Riechtest suchen. Riechproben im Partnerschafts-Institut könnten die Partnerwahl zumindest hilfreich unterstützen.

Die Macht der Sexualhormone

»Liebe ist nichts anderes als ein Boogie-Woogie der Hormone«, entschuldigt sich Henry Miller, der in seinen autobiographischen Romanen alle Tabus brach. Schieben wir doch die sexuellen Exzesse den Hormondrüsen in die Schuhe und bleiben damit moralisch sauber! Was vermag der edle Geist gegen den hormonellen Willen des Körpers auszurichten? Diese Entschuldigung gilt leider nur für wenige. Im Normalfall läuft die Produktion unserer Sexhormone nicht unbeeinflußt von Gedanken und Taten. Die Macht der Sexualhormone auf den Menschen ist stark – und dennoch begrenzt.

Wie sehr diese Hormone unser Befinden beeinflussen, wissen wir: Beschwerden in den Wechseljahren, wenn die Hormonproduktion versiegt; Stimmungsschwankungen während des Menstruationszyklus, bevorzugt das prämenstruelle Syndrom kurz vor der Monatsblutung; Lustverlust durch die Antibabypille, Depression nach der Geburt. Männer erklären ihre Glatze mit einem hohen Testosteronspiegel, der gottlob wenigstens zum Ausgleich die Potenz fördern soll, und an aggressivem Verhalten soll ebenfalls das männliche Geschlechtshormon schuld sein. Leidet eine Frau unter dem prämenstruellen Syndrom, bildet sie gewöhnlich in der zweiten Zyklushälfte zuwenig Progesteron, wodurch zuviel Flüssigkeit im Gewebe gebunden bleibt. Dies verursacht das Gefühl des »Aufgeschwemmtseins«. Treten bei Einnahme der Pille Libidostörungen auf, liegt es meist an Anti-Androgenen, die in einigen Kontrazeptiva enthalten sind. Androgene, also männliche Sexualhormone, beeinflussen bei Frauen besonders die Lust auf Sex. Der genetisch bedingte Haarverlust beim Mann hat zwei Ursachen: Entweder werden zu viele Hormonrezeptoren in den Haarwurzelzellen oder ein spezifisches Geschlechtshormon in zu großen Mengen gebildet. Beides führt zu den bekannten negativen Auswirkungen auf die Haarpracht, der bei Frauen nur auftritt, wenn sie zuviel Testosteron produzieren. Für aggressive Verhaltensweisen – so zeigte sich – ist weniger das Testosteron die Ursache als vielmehr Informationen, die auf dem Y-Chromosom liegen müssen. Männer mit einer genetischen Störung, die statt einem X- und einem Y-Chromosom einen XYY-Status haben, neigen zu gewalttätigen Handlungen.

»Dem läuft das Testosteron ja zu den Ohren raus«, bekommen Männer nachgesagt, die eine allzu offensichtliche Anmache betreiben. Und der glutäugige behaarte Latin-Lover-Macho gilt uns als wahre Testosteron-Ausgeburt. Dem hühnerbrüstigen Leptosomen trauen wir dagegen keine intensive Manneskraft zu. Um die Wirkung der Sexualhormone rankt sich, neben vielen Tatsachen, ebenso manche Mär, die durch nichts zu beweisen ist. Hormone und Sex gehören nach landläufiger Meinung zusammen wie eineiige Zwillinge. Das sahen die griechischen Ärzte der Antike vor 2400 Jahren schon so. Bei einer Hysterie – einem Phänomen, das wir heute als prämenstruelles Syndrom bezeichnen würden – wandere der Uterus herum und bringe den mentalen Status durcheinander, glaubte man zu jener Zeit. Und Aristoteles notierte: »Die Eierstöcke einer Sau wurden entfernt, um ihren sexuellen Appetit zu bremsen.« So falsch lagen die Herren damals nicht.

Für die Erforschung der genaueren Zusammenhänge mußten vor allem Versuchstiere, wie Ratten, Meerschweinchen, Katzen, Hunde und Rhesusaffen, herhalten. Immer wieder ließ sich der klare und eindeutige Effekt von Östrogen auf die Kopulationswilligkeit der Weibchen und von Testosteron auf die Libido und das Kopulationsverhalten bei Männchen nachweisen. Und damit stand fest: Sexualhormone sind psychoaktive Substanzen.

Und doch sind Testosteron, Östrogen und Progesteron kein Liebesgebräu, das Tier und Mensch zur sofortigen Paarung treibt, ob sie wollen oder nicht. Sie koordinieren beim *Homo sapiens* vielmehr die Fortpflanzung und damit das Werbe- und Liebesverhalten. Sexualhormone übernehmen beim Menschen eher das »Tuning«, die Feinabstimmung, des Sexualverhaltens und Liebesempfindens. Sie sind nicht so sehr für den Akt an sich zuständig, sondern für die Lust, das Begehren und die Motivation, nach einem Partner Ausschau zu halten. Ihre allererste Aufgabe ist sicher, Ei- und Samenzellen reifen zu lassen. Allerdings macht die Bereitstellung der Keimzellen nur Sinn, wenn auch das zentrale Nervensystem darauf vorbereitet wird, Ei- und Samenzellen zusammenkommen zu lassen. Das heißt: Das Sexualverhalten ist mindestens genauso entscheidend für die Fortpflanzung wie die Millionen Spermien und das reife Ei, das den Eileiter hinunterwandert und auf eine fitte Samenzelle wartet.

Lange Zeit wurde die Forschung von der Frage dominiert, wo die Hormone gebildet werden, wie ihre Ausschüttung reguliert wird und wie sie auf die Keimzellen wirken. Der Einfluß auf das Verhalten ist zumindest beim Menschen äußerst komplex und steht eigentlich erst seit einigen Jahren im Mittelpunkt der Forschung. Eine der wichtigsten Forscherinnen auf dem Gebiet ist Sue Carter, Zoologin an der University of Maryland. Publiziert wurden bislang allerdings nur wenige aussagefähige Studien, und man muß auch zugeben, daß solche Untersuchungen beim Menschen äußerst kompliziert, aufwendig und zeitraubend sind. Viele Ansätze verbieten sich aus ethischen Gründen von vornherein.

Die klassische und einfache Einteilung in männliche und weibliche Sexualhormone ist, wie man heute weiß, falsch, weil jedes Geschlecht beide produziert, nur in unterschiedlicher Menge. Wenn Frauen weniger Testosteron produzieren als Männer, muß das aber nicht automatisch bedeuten, daß der Effekt auch geringer ist. Im Gegenteil: Testosteron scheint auf die Libido der Frau sogar größeren Einfluß zu haben als das weibliche Geschlechtshormon Östrogen. Und beim Mann spielen Östrogene eine ebenso wichtige Rolle, zumal Testosteron sehr leicht in Östrogen umgewandelt werden kann. Einzig das Enzym Aromatase ist dazu notwendig, und deshalb erforschen jetzt einige Wissenschaftler, wann und wo dieses Enzym im Gehirn aktiv ist, um so Aufschluß darüber zu erhalten, welche Verhaltensänderungen eintreten. Der schnelle Umbau der unterschiedlichen Hormone zeigt, daß sie auf einer molekularen Ebene wahrscheinlich eng zusammenarbeiten, um die Funktionen einzelner Nervenzellen zu regulieren. Hemmt man bei männlichen Ratten zum Beispiel die Aromatase, die aus Testosteron Östrogen macht, dann tritt der sexuell aktivierende Effekt von Testosteron nicht auf. So liegt die Vermutung nahe, daß nicht nur das »männliche«, sondern auch das »weibliche« Sexhormon für den Rattenbullen den entscheidenden »Kick« bringt.

Der Begriff »Hormon« stammt vom griechischen »horman«, was »antreiben« oder »stimulieren« bedeutet. Und sicher treiben uns die Sexualhormone zur Liebe, nur nicht so offensichtlich, wie wir das oft glauben und uns die Historie suggeriert.

Die Entdeckung der Sexualhormone war teilweise mit heute skurril anmutenden Experimenten verbunden. 1889 berichtete der französische

Physiologe Charles-Edouard Brown-Séquard, damals bereits über 70, der Gesellschaft für Biologie, daß er eine Substanz im Hoden vermute, die eine verjüngende Wirkung auf ältere Männer haben könnte. Brown-Séquard, nicht frei von eigenen Hoffnungen, spritzte sich und anderen ein Extrakt aus Tierhoden. Rund 12 000 Ärzte übernahmen prompt den so gepriesenen Ansatz, und 1893 war der Bedarf an Tierhoden derart groß, daß sie in Schlachtereien nicht mehr kostenlos abgegeben wurden.

Arnold Adolph Berthold, 1803 in Soest geboren, hatte bereits 1849 den Beweis der inneren Sekretion erbracht. Als Professor in Göttingen experimentierte er mit Hähnen. Entfernte er ihnen die Hoden, kastrierte er sie also, verkümmerte der stolze Hahnenkamm, und die Hähne konnten sich nicht mehr mit den Hennen paaren. Transplantierte er ihnen jedoch die entfernten Hoden in die Bauchhöhle, blieb der Hahnenkamm prall und rot wie er war, und der Gockel kopulierte munter weiter. Berthold vermutete deshalb ganz richtig, daß die Wirkung über ein Sekret erfolgt, das in den Blutkreislauf abgegeben wird. Es dauerte aber bis 1929, ehe diese Auffassung allgemein akzeptiert wurde. Das erste Androgen namens Androsteron extrahierte dann der Chemiker und spätere Nobelpreisträger Adolf Butenandt 1931 aus 15 000 Liter Urin von Berliner Polizisten. Vier Jahre später, im Mai 1935, isolierten Ernst Laqueur und Károly Gyula David, der später im Konzentrationslager Mauthausen umkam, in Amsterdam das männliche Sexualhormon Testosteron. Finanzielle Unterstützung bekamen sie von der Pharmafirma Organon in den Niederlanden. Im August veröffentlichte Butenandt mit Unterstützung der Firma Schering in Berlin seine Methode und wenig später meldete Leopold Ružička sein Patent im Namen des Pharmakonzerns Ciba an. Ružička und Butenandt teilten sich 1939 den Nobelpreis.

Männer und Hormone

Testosteron ist die biochemische Basis der Männlichkeit. Seine Freisetzung steuern Releasing-Hormone aus dem Hypothalamus. Das Wichtigste ist das Gonadotropin-Releasing-Hormon (GnRH). Es wird an die Hypophyse abgegeben, die daraufhin das follikelstimulierende Hormon (FSH) und das luteinisierende Hormon (LH) ins Blut schickt. Während FSH in den Sertoli-Zellen des Hodens vornehmlich die Samenzellreifung steuert, stimuliert LH die Testosteronproduktion in den Leydig-Zellen des Hodens. Aber auch in der Nebennierenrinde beginnt dann die Synthese des Männerhormons aus Cholesterin. Der Normwert liegt bei gut sechs Nanogramm pro Milliliter Blutserum, wobei allerdings nur ein geringer Teil als freies Testosteron im Blut zirkuliert. Der größere Teil, etwa 90 Prozent, ist biologisch an ein Protein gebunden. Insgesamt produziert ein Mann zwischen vier und zehn Milligramm in 24 Stunden. Nur zum Vergleich: Um Anabolika zum Dopen zu verwenden, müssen über 300 Milligramm pro Tag geschluckt oder ein- bis zweimal wöchentlich 250 Milligramm gespritzt werden. Bei diesen hohen Dosierungen ist die Gefahr eines Leberschadens groß.

Nachts steigen die Testosteronwerte immer an, erreichen morgens und am Vormittag ihr Maximum und sinken am Nachmittag wieder. Die morgendlichen hohen Hormonspiegel dürften Ursache der Morgenerektionen sein. Auch die Jahreszeit nimmt Einfluß: Zwischen April und Oktober sind die Werte höher als zwischen Oktober und April. Und im Alter produzieren Männer oft weniger.

Das Testosteron ist aber nur eines der Hormone aus der Reihe der Androgene: wichtige Funktionen haben auch Androstenon, Dehydrotestosteron (DHT) und Dihydroepiandrosteron (DHEA). Sie alle orchestrieren zusammen das, was den Mann zum Manne macht: angemessene Muskelpakete, Bartwuchs, tiefe Stimme. Eine Untersuchung der Hamburger Wissenschaftler Rainer Knussmann und Kerrin Christiansen an 110 gesunden Männern im dritten Lebensjahrzehnt ergab: Schwellende Muskeln gehen mit relativ viel Testosteron einher. Der Muskelzuwachs im kontrahierten Zustand korreliert mit dem Hormonspiegel. Bei der Handdruckkraft ergab sich dagegen zum Beispiel keine positive Abhängigkeit. Außerdem neigen Männer mit viel freiem Testosteron dazu, sich einen Bart stehen zu lassen und somit ihr männliches Äußeres zu betonen.

Während der embryonalen Entwicklung haben die Hormone entscheidenden Einfluß auf die Differenzierung und die Organisation des Gehirns sowie die spätere sexuelle Identität (siehe Kapitel »Die sexuelle Entwicklung des Gehirns«, S. 180). Das heißt, männliche Sexualhormone machen nicht nur äußerlich einen Mann, sondern bestimmen in Grundzügen auch seine männlichen Verhaltensweisen, Stärken und Schwächen. Knussmann und Christiansen testeten wieder junge Männer: Je höher der Testosteron- und DHT-Spiegel im Blut war, desto besser war das räumliche Orientierungsvermögen und desto schlechter waren die verbalen Fähigkeiten. Das weist darauf hin, daß auch die geschlechtsspezifischen kognitiven Fähigkeiten in der Tat von Hormonen gesteuert werden (siehe Kapitel »Warum Mann und Frau verschieden denken und fühlen«, S. 186). Ein zu niedriger Testosteronspiegel verursacht bei Männern häufig Lethargie und eine depressive Verstimmung. Das Hormon ist also nötig, damit ein Mann sich rundherum so richtig wohl fühlt. Auch Sinneswahrnehmungen ändern sich unter dem Einfluß der männlichen Sexualhormone: Wir können besser riechen und reagieren empfindlicher auf Berührungen.

Ein großer Irrtum ist jedoch die klassische Schlußfolgerung: je mehr Testosteron, desto mehr Lust auf Sex. Das stimmt so pauschal nicht. Erregung, Orgasmus und Befriedigung sind auch mit niedrigen Sexualhormonspiegeln möglich. Viele verheiratete Eunuchen führten zum Beispiel ein durchaus erquickliches Liebesleben, selbst wenn ihnen die Hoden entfernt worden waren und sie zumindest dort kein männliches Geschlechtshormon mehr herstellen konnten. Allerdings sinkt nach einer Kastration das Interesse an Sex. Abhängig ist der Sex-Bremseffekt vom Alter des Kastrierten und seinen sexuellen Erfahrungen, die er vorher sammeln konnte. Der Koitus ist jedoch möglich und auch lustvoll.

Niemand kann genau sagen, welche Minimalmenge an Testosteron vorhanden sein muß, um sich sexuell normal zu fühlen und zu verhalten. Denn auch die Prostata, die Nebennieren und das Fettgewebe geben geringe Mengen frei. Körperfett ist ein wichtiges Reservoir von Testosteron und Dihydrotestosteron, mit Konzentrationen, die bis zu zehnmal höher liegen können als im Blut. Selbst im Alter ab 60 Jahren, wenn die Hoden schrumpfen und der Testosteronspiegel auf rund 40 Prozent der jugendlichen Werte sinkt, können Männer außerordentlich aktiv bleiben. Sogar bei den über 70jährigen hat ein Teil regelmäßig Sex. Die Schauspieler Charly Chaplin, Anthony Quinn und Yves Montand und der deutsche Dramatiker Heiner Müller sind die bekannteren Zeugen für Sex und Fruchtbarkeit im Alter. Wenn die sexuelle Aktivität im Alter schwindet, dann wahrscheinlich auch aufgrund von Krankheiten wie Diabetes und Herzbeschwerden. Winnifred Cutler, eine amerikanische Biologin, beschreibt den tröstlichen Zusammenhang so: »Männer haben, auch wenn sie älter werden, weiterhin Spaß am Sex. Ganz offensichtlich hängt das Vergnügen am Sexualverkehr von keinem der bislang erforschten Hormonspiegel ab. Wie es einem sexuell ergeht, wird also nicht allein von der Höhe des Testosteronspiegels bestimmt.«

So bedeutet ein erhöhter Testosteronspiegel auch keinesfalls, daß ein Mann dadurch besonders wollüstig, immer zum Quickie bereit, durch die Diskotheken streift. Das gilt für den Normalfall der Blutkonzentration von über sechs Nanogramm pro Milliliter Serum. Ist die Sättigungsgrenze erreicht, machen mehr Hormone aus keinem Mann einen willigeren, potenteren, geschweige denn besseren Liebhaber.

Bei Männern, die zuwenig Testosteron produzieren, ist das anders. Wer an der seltenen Erbkrankheit Kallmanns-Syndrom leidet, dem fehlt die Signalsubstanz GnRH. Bei diesen Männern bleiben die Hoden klein, der Hormonwert niedrig, und sie kommen nicht in die Pubertät. Ihr Interesse an Sex ist gering bis nicht vorhanden, demnach werden sie selten sexuell aktiv und verspüren nur selten spontane Erektionen. Eine monatliche Hormoninjektion als Therapie kann hier helfen: Testosteron fördert sowohl die Anzahl nächtlicher Erektionen, wie auch die Sexphantasien und in letzter Konsequenz die Häufigkeit des Geschlechtsverkehrs dieser Männer mit dem genetischen Männlichkeitsdefekt. Allerdings brauchen sie dazu meist starke erotische Stimuli, und der positive Effekt macht sich auch erst ein Jahr nach Beginn der Hormontherapie bemerkbar. Die Standardtherapie ist eine getaktete Gabe von GnRH, so daß die Testosteronproduktion auf der Ebene des Hypothalamus angestoßen wird. Generell sind sich die Wissenschaftler einig: Testosteron beeinflußt eher die Libido als die Potenz. Man nimmt heute an, daß Testosteron beim Menschen hauptsächlich spontane sexuelle Gedanken und sexuelle Wünsche auslöst. In wissenschaftlichen Studien ist diese Annahme allerdings schwer zu testen. Eine Erektion ist leicht zu erkennen, aber spontane erotische Gedanken? Außerdem hängt die Lust von vielen Faktoren ab: ein Film, eine Frau auf dem Nachbarsitz im Flugzeug, ein Duft, all dies mag Begierden wachwerden lassen.

Sex selbst treibt zum Beispiel den Testosteronspiegel in die Höhe, Masturbation dagegen nicht. Auf der anderen Seite läßt ein Pornofilm die Hormone in die Höhe schnellen. Was die Testosteronproduktion wie beeinflußt, bleibt also nach wie vor unklar. Die praktische Auswirkung dieses sich selbst stimulierenden Effekts mußten wahrscheinlich schon viele Männer zur Kenntnis nehmen: Je öfter und leidenschaftlicher sie mit der neuen Flamme ins Bett steigen, desto häufiger und intensiver haben sie auch Lust dazu. In einer Abstinenzphase, wenn selbst über Kontaktanzeigen kein Partner aufzutreiben ist, läßt die Lust auf Sex nach einigen Monaten von alleine nach. Manchmal erwacht sie erst dann – sinnvollerweise – wieder, wenn man sich neu verliebt.

Von Männern mit Sexualstörungen haben genau diejenigen die niedrigsten Werte, »die sich am seltensten zu Onanie oder Sexualverkehr aufraffen konnten«, bestätigt Winnifred Cutler. Allerdings steigt das Testosteron auch, wenn man Männern einen erotischen Film zeigt oder ein Interview über Sex und erotische Details mit ihnen macht. Jede – auch noch so allgemeine – Erregung, spornt die Leydig-Zellen im Hoden offensichtlich an, den Turbolader einzuschalten.

Sport steigert ebenfalls die Hormonproduktion. Unter körperlicher Belastung wird die Nebenniere aktiviert, so daß sie mehr Adrenalin und Cortisol ausschüttet. Bei Männern produzieren die Nebennieren normalerweise zehn bis 20 Prozent der gesamten Testosteronmenge. Durch die Aktivierung der Nebennieren steigt dieser Prozentsatz erheblich. Frauen stellen sogar 50 Prozent der Testosteronmenge in den Nebennieren her, so daß der Effekt durch Sport bei ihnen noch viel größer ist. 1990 untersuchte man das Verlangen von 48jährigen Männern. Eine Gruppe traf sich dreimal wöchentlich zum

Fitneßtraining, die anderen zum gemütlichen Spazierengehen. Nach kurzer Zeit verspürte die Fitneßgruppe mehr Lust und befriedigte sie auch.

Lange ist bekannt, daß Männer, die in Wettkämpfen oder Konkurrenzsituationen siegen, einen höheren Hormonspiegel aufweisen als die Verlierer. Das gilt für Tennis- oder Wrestling-Matches genauso wie für Schachturniere. Auffällig ist, daß die Sieger bereits vor Beginn des Wettbewerbs höhere Werte aufwiesen. Und damit ist die Frage wieder offen, ob Testosteron siegeswillig und kämpferisch macht oder ob es mit dem Sieg die gehobene soziale Stellung biochemisch untermauert. Wahrscheinlich spielt, wie immer bei komplizierten Regelkreisen, beides eine Rolle. Dafür spricht auch der neueste Befund von Männern, die sich ein Fußballspiel im Fernsehen anschauen: Gewann das Team, das die Zuschauer favorisierten, hatten sie ebenfalls ein hormonelles »High«. Nicht nur der eigene körperliche Sieg in einem Wettkampf, auch die psychische Erregung, der Siegermannschaft die Daumen gedrückt zu haben, treibt die Hormone an. Die Tatsache ist trivial: Ein Sieger fühlt sich potenter als ein Verlierer. Ob er auch öfter Sex hat, wurde zwar nie genau untersucht, ist aber wahrscheinlich. Erstens macht ihn die unspezifische Vorerregung (siehe Kapitel »Der Kick der Verliebten«, S. 101 f.) empfänglicher für Liebesreize, und zweitens könnte sein Verlangen nach Sex auch dem Gefühl entspringen, seine Macht demonstrieren zu wollen. Männlicher Sex hat bis zu einem gewissen Grad oft mit Dominanz zu tun. Kommt ein gefeierter Torschütze am Samstagabend nach dem Spiel nach Hause, kehrt ein erfolgreicher Manager nach einem gelungenen Geschäftsabschluß heim, dann ist er – wenn er nicht todmüde ins Bett fällt – eher für Sex zu begeistern, als ein Fußballer, der ein Eigentor geschossen hat, oder ein Manager, dem ein anderer das Geschäft vor der Nase wegschnappte.

Aber Vorsicht vor allzu einfachen Feststellungen: Genauso könnten die Enttäuschten Trost im Sex suchen (oder Ablenkung) und somit sexuell aktiver sein als die vermeintlich potenten Gewinner. Die Vorhersage ist von vielen individuellen Faktoren abhängig. Fühlen sich die Mannen gestreßt? Hängt der Haussegen schief? Wie wichtig ist Sex generell für sie?

In Affenkolonien sind die Zusammenhänge zwischen Sex und Hormonen leichter auszumachen. Der soziale Rang innerhalb der Gemeinschaft entspricht ziemlich genau dem Hormonspiegel: Die dominierenden Männchen schütten am meisten Testosteron aus, die unterlegenen abgestuft weniger. Und je dominanter ein Männchen ist, desto häufiger erlauben ihm die Weibchen seines Harems die Kopulation. So einfach kann das Leben sein!

Beim männlichen *Homo sapiens* ist zumindest das klar: Östrogene führen ab einer gewissen Konzentration zum völligen Libidoverlust. Trotz der verzwickten hormonellen Abhängigkeiten resümiert Sue Carter: »Testosteron in einer normalen biologischen Konzentration ist wahrscheinlich das einzige echte Aphrodisiakum«. Daraus läßt sich ein logischer Schluß ziehen: Wenn im Alter der Testosteronspiegel sinkt, sollte man dann nicht den Männern ab 60 Jahren Testosteronpflaster anbieten wie den Frauen Östrogenpflaster? Endokrinologen halten diese Maßnahme nur bei extrem niedriger Testosteronproduktion für sinnvoll. Alternde Männer sehen das anders. Sie nehmen in den USA vermehrt Wachstumshormon, um den altersbedingten Abbau zu bremsen, und fragen immer häufiger nach einer Testosteronsubstitution. Es ist nicht ausgeschlossen, daß klug dosierte Sexualhormone zum begehrten Aphrodisiakum im Alter werden könnten. Dies ist zur Zeit jedoch sicher noch keine Standardempfehlung.

Auf der Suche nach dem Lustphänomen sind Wissenschaftler in den letzten Jahren auf ein altbekanntes, aber nie richtig verstandenes Molekül gestoßen: das Dehydroepiandrosteron, kurz DHEA. Es ist eine wichtige Vorläufersubstanz für viele der unterschiedlichen Sexualhormone, sowohl für Androgen als auch für Östrogen. Es steuert bei der Frau vor allem die Libido, beim Mann die Erektion. DHEA ist das im Körper am häufigsten vorkommende Sexhormon, aber über seine Wirkungen wissen die Forscher bislang recht wenig. Klar ist nur: Die Produktion läßt im Alter dramatisch nach. Weil sich bei Versuchstieren altersbedingte Beschwerden mit DHEA zurückbildeten, gilt das Geschlechtshormon auch als Verjüngungsdroge für den Menschen. Die neue potentielle Anti-Alterungspille besserte bei Bewohnern eines kalifornischen Altenheims immerhin die Merkfähigkeit. DHEA soll auch das Immunsystem positiv beeinflussen und bei zu hohem Cholesterinspiegel helfen. Diese Ergebnisse sind vorläufig und rechtfertigen sicher nicht den DHEA-Boom. Trotzdem avancierte DHEA 1995 zum Mode-Sexhormon, als auf einer Konferenz der New York Academy of Sciences einige Wissenschaftler von ihren eigenen Erfahrungen berichteten. Viele nehmen DHEA im Selbstversuch. William Regelson, 70, ein Onkologe aus Virginia, der seit 1990 DHEA schluckt: »Das, was ich bemerkt habe, ist die Rückkehr meiner morgendlichen Erektionen.« Ein Immunologe erzählte freimütig: »Als ich begann, DHEA zu nehmen, war die Änderung meiner Libido so auffällig, daß es meine Frau und ich gemerkt haben. Ich fühlte mich wie zwanzig.« Vielleicht ist DHEA eine Art Schlüsselhormon für Libido und Potenz? Sicher ist, daß es uns in den nächsten Jahren noch einige Sensationsmeldungen bescheren wird.

Frauen und Hormone

»Die bekommt ihre Tage«, so beschreiben Männer gerne jegliche emotionale Imbalance ihrer Liebespartnerin. Wer würde bezweifeln, daß die weibliche Psyche von Hormonen abhängig ist? Stimmungen, Gefühlsausbrüche, die gesamte Emotionalität können beeinflußt sein. Doch wie bei Männern entscheidet auch hier der Hormonmix über die sexuelle Leidenschaft.

Daß die Eierstöcke ebenso wie die Hoden eine Substanz an den Körper abgeben, erkannte man 1906. In den zwanziger und dreißiger Jahren wurden Östriol, Östradiol und Progesteron extrahiert. Adolf Butenandt arbeitete dazu Eierstöcke von 20 000 Schweinen und den Harn Tausender schwangerer Frauen auf.

Auch beim weiblichen Geschlecht wird die Freisetzung der Sexualhormone über das Releasing-Hormon des Hypothalamus gesteuert. Man vermutet, daß zu Beginn des Menstruationszyklus ein noch nicht näher identifiziertes Hirnareal Signale an den Hypothalamus sendet. Dies geschieht mit einer Zeitgeberfunktion, denn nur so wiederholt sich der Zyklus exakt alle 28 Tage. In speziellen Neuronen entsteht jetzt GnRH. Das wird in einem pulsierenden Rhythmus an die Hypophyse abgegeben. Der Hypophysen-Vorderlappen bildet daraufhin das follikelstimulierende Hormon (FSH) und das luteinisierende Hormon (LH). FSH regt im Eierstock das Follikelwachstum an; es entsteht ein bläschenartiges Gebilde, das die Eizelle umschließt. Dieser Follikel macht aus Cholesterin Östradiol (während einer Schwangerschaft bildet auch die Plazenta Östrogene). Einige Tage später schüttet die Hypophyse LH aus, und es kommt zum Eisprung. Der Follikel wandelt sich zum Gelbkörper um und produziert nun vermehrt Progesteron aus dem Cholesterin. Diese Hormone bereiten die Gebärmutter auf die Einnistung des Eies vor. Schüttet die Hypophyse kein LH mehr aus, stoppt die Hormonproduktion, und es kommt zur Monatsblutung. Während der ganzen Zeit wirkt das Östradiol auch auf das Gehirn. Sowohl der Hypothalamus als auch die Hypophyse registrieren den Östradiolspiegel. Östradiol reguliert somit in einem Feedback-Mechanismus seine eigene Produktion. Östrogen wird auch in der Amygdala und im Mittelhirn gebunden, und viele weitere Regionen besitzen dafür ebenfalls Rezeptoren. Das bedeutet, Sexualhormone können die Aktivität und die Funktion von Nervenzellen beeinflussen.

Östrogen und Progesteron steuern, wie beim Mann das Testosteron, die Ausbildung der weiblichen Geschlechtsmerkmale. Sie bestimmen die Fettverteilung, die Hautstruktur durch Kollagen, den Spannungstonus durch Wassereinlagerungen. Ohne Östrogen wird unsere Haut faltig und trocken, und der veränderte Stoffwechsel im Knochen führt zu Osteoporose. Östrogen sorgt auch für die gute Durchblutung der Haut und eine Rehydrierung. Das heißt, Östrogen läßt die Haut praller und glatter erscheinen, weil sie mehr Wasser speichert. Außerdem sorgt Östrogen für die beim Sexakt wichtige Befeuchtung der Vaginalschleimhaut.

In der Pubertät steuert es die Entwicklung des Busens, die Veränderungen der Schweißdrüsen für den charakteristischen Körperduft und das Wachstum der Schamlippen. Testosteron dagegen ist für das Wachstum der Klitoris verantwortlich.

Im Verlauf eines Monatszyklus führen die Östrogenschwankungen und zum Teil auch das Progesteron dazu, daß einige Frauen in der zweiten Hälfte des Zyklus an Gewicht zunehmen oder der Busen größer wird. Bei manchen steigt auch die Körpertemperatur. Östrogen, Progesteron und Testosteron regulieren außerdem die Lust auf Sex. Die Beobachtung, daß viele Frauen um den Eisprung herum häufiger die Initiative zum Sex ergreifen, stammt schon aus den sechziger Jahren. Das dürfte vor allem ein Testosteroneffekt sein, denn in der Zyklusmitte produzieren Frauen besonders viel männliches Geschlechtshormon. In den Studien betonten die Frauen aber auch immer wieder, daß sie oft auch kurz vor der Monatsblutung Lust auf Sex hatten. Das gab zu verschiedensten Spekulationen Anlaß. Haben die Frauen an den Tagen des Eisprungs deshalb mehr Lust auf Sex, weil sie alle unbewußt den Wunsch nach einem Kind hegen, auch wenn sie das nie zugeben würden? Tatsache ist, daß um den Eisprung herum der weibliche Hormonhaushalt einigen Turbulenzen unterworfen ist. Die Östrogen- und Testosteronspiegel haben die höchsten Werte erreicht, dann übernimmt das Progesteron die Hauptrolle. Mit den Hormonschwankungen ändert sich auch die Empfindlichkeit für Seh- und Geruchsreize. Selbst Bilder von Babys und nackten Männern werden dann anders beurteilt. Um dies nachzuweisen, ließen Wissenschaftler an den Universitäten Lübeck und Bamberg 17 Frauen verschiedene Photos zu verschiedenen Zeitpunkten während des Zyklus begutachten. Der einzelne Photoreiz wurde nur etwa eine halbe Millisekunde dargeboten. Je nachdem wie oft das Bild gezeigt werden mußte, um inhaltlich wahrgenommen zu werden, bewerteten die Forscher das Interesse der Frauen. In der Mitte des Zyklus hatten sexuelle Reize, also das Photo des nackten Mannes, den höchsten Aufmerksamkeitswert. Das Interesse an Babyphotos ließ in der zweiten Zyklushälfte nach, wenn es nicht zur Befruchtung gekommen war. In dieser Phase nahmen die Testfrauen dagegen Bilder mit einem Bezug zur Körperpflege – eine Frau, die sich kämmt – besonders intensiv wahr. Wichtig ist anzumerken: Frauen, die die Pille einnehmen, also keine hormonellen Zyklusschwankungen erleben, zeigen keine der beschriebenen Wahrnehmungsverschiebungen. Wahrscheinlich ändert sich durch Östrogen die Motivationslage. Dazu muß die Emotionsspirale im Gehirn, vor allem in der Amygdala, Impulse erhalten.

Bei Frauen, die einen zu niedrigen Spiegel aufweisen, hilft oft ein Östrogenersatz. Diese Patientinnen geben an, daß sie dann häufiger sexuelle Wünsche und Erregung verspüren. Wahrscheinlich vermag Östrogen, ebenso wie Testosteron beim Mann, nur in engen Grenzen Einfluß zu nehmen: Ab einer gewissen »Sättigungsgrenze« bringt das Hormon keinen zusätzlichen Effekt. Allerdings kann die Libido nicht allein an Östrogen gekoppelt sein. Mit dem Östrogen steigt monatlich nämlich auch die Produktion von Beta-Endorphin an. Offensichtlich existiert eine fein abgestimmte synchrone Anpassung. Welches Hormon welchen Effekt auf das Verhalten und Befinden hat, ist deshalb schwer auseinanderzuhalten. Auch Beta-Endorphine können ebenso wie die Östrogene die Laune heben (siehe Kapitel »Das lange Glück der Ehe«, S. 145). Insgesamt unterliegen die weiblichen Hormone starken äußeren Einflüssen. Streß zum Beispiel mindert die Östrogenausschüttung und Sex fördert sie. Winnifred Cutler: »Die höheren Östrogenspiegel, die mit wöchentlichem Sexualverkehr verbunden sind, erhöhen auch Ihr Wohlbefinden.«

Die Hormone selbst beeinflussen unseren Schlaf, sogar den Inhalt unserer Träume, ändern den Körperduft einer Frau und machen sie attraktiver. Viele Studien haben immer wieder belegt, daß sowohl die körperliche als auch die geistige Leistungsfähigkeit bei vielen Frauen in den Tagen des Eisprungs ein Maximum erreicht. Bei Intelligenztests, Examen und Wettkämpfen schneiden Frauen dann häufig besser ab. Und immer wieder stellt sich in Umfragen heraus, daß Frauen den Orgasmus in dieser Zeit besonders lustvoll erleben. Progesteron dürfte dagegen eher einen hemmenden Effekt haben. Östrogen wirkt im Gehirn aber noch auf einer ganz anderen Ebene: Es schützt unsere Nervenzellen. Forscher entdeckten in amerikanischen Altenheimen, daß Frauen, die Östrogenpflaster als Substitution in der Menopause bekommen hatten, wesentlich später an Alzheimer erkrankten als Frauen, die keine Östrogenersatztherapie erhalten hatten. Offensichtlich schützt das Hormon die Hirnzellen vor Abbau und Tod. Diese Art hormoneller Neuroprotektion ist derzeit eines der interessantesten wissenschaftlichen Themen. Christian Behl vom Max-Planck-Institut für Psychiatrie in München konnte für den Östrogenschutz einen ersten Beweis im Tierversuch liefern: »Streßte« er Hippocampuszellen von Ratten mit diversen giftigen Substanzen, starben die Zellen nach einer Östrogenzugabe nicht ab. Östrogen blockierte die schädliche Wirkung, und alle Hirnzellen überlebten in der Zellkultur. Da der Hippocampus beim Menschen die Gedächtnisfunktionen steuert, und gerade diese Leistung im Alter abnimmt, scheint ein Schutz äußerst sinnvoll. Derzeit werden zu diesem Zweck verschiedene Hormone getestet, darunter Östrogen, das Antiprogesteron RU 486 – bekannt als Abtreibungspille – und DHEA.

Dies ist nur ein kleiner Ausschnitt der vielfältigen Wirkungen der weiblichen Sexualhormone, wobei die Wirkung immer auch von der Verteilung der Östrogenrezeptoren im Gehirn abhängt. Welche Hirnzellen in welchen Regionen zu welchem Zeitpunkt des Zyklus wieviele Bindungsstellen für Östrogen zeigen, unterliegt einem komplizierten Regelmechanismus. Viel Östrogen während einer Schwangerschaft ruft sicher ein völlig neues Rezeptorenmuster hervor. Und sicher können auch Gefühle, etwa eine neue Liebschaft oder Liebeskummer, hier vehement eingreifen. So stellt sich die Software des Gehirns auf veränderte Situationen ein. Völlig neu ist die wissenschaftliche Erkenntnis, daß sich auch die Hardware der Neurone den Schwankungen anpaßt. Glaubte man bis vor kurzem, daß Hormone die neuronale Struktur des Gehirns allenfalls im Embryonalstadium ändern können, mehren sich jetzt die Hinweise, daß dies im Gehirn eines Erwachsenen ebenso möglich ist. Bei weiblichen Ratten haben Neuroendokrinologen der New Yorker Rockefeller Universität festgestellt, daß sich die Dendriten und Synapsen der Neurone im Hypothalamus und Hippocampus zunächst exzessiv vermehren, um dann nach dem 5. Zyklustag der Ratte wieder zu verschwinden. Innerhalb von 24 Stunden, wenn die Ratte sexuell am empfänglichsten ist, und dem Tag danach, verringert sich die Dendriten- und Synapsendichte aufgrund des Östradiolabfalls. Die Autoren vermuten, daß ähnliche Prozesse bei Frauen für die zyklusabhängigen Schwankungen der intellektuellen und körperlichen Leistungsfähigkeit verantwortlich sind.

In den letzten Jahren postulieren immer mehr Forscher, daß die Androgene bei Frauen wahrscheinlich einen noch stärkeren Verhaltenseffekt haben als Östrogen. Nun produzieren Frauen nur etwa 20 Prozent der Testosteronmenge, die Männer benötigen. Die verschiedenen Androgene werden teilweise in den Nebennieren, aber größtenteils in den Ovarien hergestellt. Ebenso wie beim Östrogen bilden sich im Laufe des 28tägigen Zyklus zwei Testosterongipfel: Während des Eisprungs, kurz vor und während der Menstruation. Als eine Frau in den USA, nachdem ihr die Gebärmutter entfernt werden mußte, auch männliche Hormone bekam, fühlte sie sich »wie eine Nymphomanin«. Als es ihr und vor allem ihrem Mann zuviel wurde, setzte sie das Medikament ab.

Wenn im Alter die Östrogenspiegel sinken, können die Androgenspiegel entweder sinken oder ansteigen. Manchen Frauen wachsen dann Härchen auf der Oberlippe, die Stimme wird ein wenig tiefer und manchmal steigt das sexuelle Begehren. Andere Frauen haben in der Menopause sinkende Werte und müssen mit einem Libidoverlust rechnen. So hat die amerikanische Psychologin Patricia Schreiner-Engel herausgefunden, daß Frauen mit höheren Testosteronwerten in der beruflichen Karriereleiter weiter oben stehen als Frauen mit niedrigeren Werten. Man könnte spekulieren, daß das männliche Geschlechtshormon Frauen mutiger, energischer und karrierebewußter macht. Eine andere Untersuchung der Universität in Pennsylvania stellte fest, daß Frauen mit erhöhtem Testosteronspiegel weniger ängstlich waren und mehr Spaß am Sex hatten.

Geringe Testosteronwerte treten auch in der Schwangerschaft auf, und wenn Frauen unter Fettsucht leiden. In beiden Fällen kann die Libido darunter leiden. Mehr Testosteron erhöht bei Frauen vielleicht nicht unbedingt die sexuelle Aktivität, aber die sexuelle Motivation. Allerdings entscheidet das richtige Maß. Sportlerinnen, die mit einem Anabolika-Doping ihre Leistungen verbessern wollen, bezahlen den Muskelzuwachs mit Bartwuchs, einem männlich anmutenden Körperbau, Unfruchtbarkeit und sexuellen Störungen. Noch ist unklar, welche Funktion das zentrale Steuerhormon GnRH selber spielt. Bei weiblichen Ratten und Mäusen, potenziert GnRH zum Beispiel das Lordosis-Verhalten: Die Weibchen bleiben still sitzen und strecken dem Männchen ihr Hinterteil paarungsbereit entgegen. Beim Menschen vermutet man einen Einfluß, doch Genaues ist nicht bekannt.

Wie bei den Männern bleibt auch die Rolle des hitverdächtigen DHEA noch offen. DHEA könnte noch stärker als das klassische Testosteron die Liebe beeinflussen. Nach diesen Vermutungen und Erkenntnissen stellen einige Forscher die Frage, ob Frauen im Alter nur ihr mangelndes Östrogen ersetzen sollten oder auch männliche Hormone. Der neue Hormoncocktail für Lust und Leidenschaft? Patricia Schreiner-Engel empfiehlt dies vor allem Frauen in der Menopause, denen die Eierstöcke entfernt werden mußten. Sie warnt jedoch gleichzeitig: »Die weibliche Sexualität ist durch viele Faktoren determiniert. Angesichts einer unglücklichen Ehe oder eines Partners, den Sie nicht bekommen können, wird Ihnen auch die Hormontherapie keinen Mann in die Arme treiben.« Schreiner-Engel rät, bei sexuellen Problemen nicht gleich den Hormonen die Schuld zu geben, denn oft hilft eine psychotherapeutische Betreuung und eine Sexualberatung. Die enge Abhängigkeit zwischen äußeren Einflüssen und der Produktion der Sexualhormone legt den Schluß nahe, daß eine unbefriedigende Liebe den Hormonspiegel ebenso beeinträchtigen kann wie ein zu niedriger Hormonspiegel das Liebesgefühl.

Sexualhormone sind bei Männern wie Frauen zum Teil für Lust und Leidenschaft zuständig. Sie bereiten sozusagen die Bühne vor, auf der dann das individuelle Schauspiel der Liebe beginnen kann. Als einzelne Schauspieler agieren jedoch andere Hormone. Wenn es zum Höhepunkt kommt übernimmt das Oxytocin, ein kleines Molekül, die tragende Rolle. Sexuelle Reize beeinflussen nicht nur den Sexualhormonspiegel, sondern aktivieren vor allem die Oxytocinausschüttung. Oxytocin ist ein Hormon, das beim Orgasmus in Sekundenschnelle aus dem Hirn ins Blut gelangt und zumindest Ratten und Wühlmäuse zärtlich und liebevoll macht.

Das Orgasmushormon Oxytocin schafft Bindung

Eine 26jährige Australierin, Mutter zweier Kinder, erlebt den intensivsten Orgasmus ihres Lebens – und dabei wollte sie nur mehr Milch für ein Baby. Als zwei Ärzte einer Klinik in Melbourne den Fall im Oktober 1994 im *British Medical Journal* beschrieben, begann wieder einmal eine neue Diskussion um ein altes Hormon: das Oxytocin. Das nämlich hatten ihr die Ärzte als Nasenspray verschrieben, um die Milchproduktion zu fördern. Hatte die junge Mutter zufällig ein potentes Aphrodisiakum entdeckt? Ist der Orgasmus – zumindest bei Frauen – durch das Nasenspray steuerbar?

Der Fall in Kürze: 17 Monate nach der Geburt ihres zweiten Kindes möchte die Australierin nochmals den Milchfluß in ihrer Brust ankurbeln, um einen kleinen Neffen mit Muttermilch versorgen zu können. Sie selbst nimmt seit 15 Monaten die Pille, um nicht wieder schwanger zu werden, ein Präparat, das sowohl Progesteron als auch Östrogen enthält. Am 17. Tag ihres Monatszyklus sprüht sie sich zweimal ein Spray mit Oxytocin in die Nase. Genau das hatte man ihr in der Klinik geraten. Es ist lange bekannt, daß das Neurohormon Oxytocin den Milchfluß steigert, und deshalb bekommen Frauen mit Stillproblemen häufig ein Oxytocinspray. Auch bei der hilfsbereiten Australierin geht die Rechnung auf: Kurze Zeit nach dem Sprühstoß kommt etwas Milch, aber zu wenig, um den Neffen zufriedenzustellen.

Nach zwei Stunden allerdings bemerkt sie, daß ihr etwas Vaginalflüssigkeit die Beine entlangfließt, und sie wird von einer nie gekannten Begierde erfaßt. Sie zieht ihren Mann ins Bett und erlebt den multiplen Mega-Orgasmus. Gebärmutter und Muttermund ziehen sich minutenlang rhythmisch zusammen. Noch kurioser wird der Fall, wenn man weiß, daß besagte Dame ihren ersten Orgasmus überhaupt erst während der zweiten Schwangerschaft erlebte. Sie litt vorher unter Anorgasmie. Zwei Tage nach der ersten Oxytocinanwendung genehmigt sie sich wieder einen Sprühstoß – mit dem gleichen Effekt. Drei Stunden später steigert sich ihre Lust auf Sex wieder ins Unermeßliche, der Orgasmus ist abermals mit höchsten Glücksgefühlen verbunden. Dann setzt sie die Pille ab und die magische Wirkung des Hormons aus der Sprühflasche verschwindet.

»Vielleicht ist dies ein Einzelfall, der nicht viel besagt, vielleicht aber auch ein erster Hinweis, der eine neue Ära der sexuellen Psychopharmakologie einläutet«, spekulierte das *British Medical Journal* nach dieser Fallbeschreibung. Daß das Hormon Oxytocin, ein kleines Molekül aus der Hirnanhangsdrüse, etwas ganz Besonderes sein muß, dämmerte den Wissenschaftlern seit Ende der siebziger Jahre. In Tierversuchen offenbarte

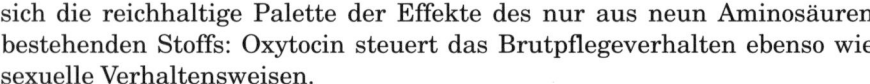

sich die reichhaltige Palette der Effekte des nur aus neun Aminosäuren bestehenden Stoffs: Oxytocin steuert das Brutpflegeverhalten ebenso wie sexuelle Verhaltensweisen.

- Spritzt man einer jungfräulichen Ratte das Hormon in eine bestimmte Hirnregion, leckt sie sofort fürsorglich neugeborene Ratten. Ohne Oxytocin würde sie die Kleinen nicht beachten, im schlimmsten Fall sogar töten.
- Auch männliche Ratten sorgen sich nach einer Oxytocinspritze zärtlicher um ihre Jungen, bauen sorgfältiger ein Nest und beschützen sie selbstlos.
- Injiziert man einer weiblichen Präriewühlmaus während der Kopulation mit einem bestimmten Männchen Oxytocin, dann sucht sie fortan ständig die Nähe nur dieses einen Männchens auf und erlaubt keinem anderen mehr, mit ihr zu kopulieren.
- Bekommt ein alter Rattenbulle das Hormon, stürzt er sich sexhungrig auf jedes verfügbare Weibchen, während er vorher desinteressiert in der Käfigecke saß. Bei kastrierten Männchen zeigte sich kein Effekt, weshalb man vermuten darf, daß die aphrodisierende Wirkung vom Geschlechtshormon Testosteron abhängt.
- Bekommt ein Mäuseweibchen zur Zeit des Eisprungs eine Extraportion Oxytocin, erhöht sich ihre sexuelle Bereitschaft um 60 bis 80 Prozent. Die liebestollen Nager strecken dann jedem Männchen bereitwillig ihr Hinterteil entgegen.
- Gesellige Feldmäuse suchen unter Oxytocineinfluß krampfhaft noch stärker die Gesellschaft ihrer Artgenossen.

Für den Menschen, vermutet Richard Ivell vom Institut für Hormon- und Fortpflanzungsforschung in Hamburg folgendes: Androgene und Östrogene steuern das allgemeine Sexualverhalten, Neurohormone wie Oxytocin dagegen regulieren Einzelereignisse wie eine Geburt, den Milcheinschuß oder den Orgasmus. Sexualhormone bereiten alles vor, bauen sozusagen die Bühne auf, aber die richtigen Schauspieler sind die kleinen Peptide. 200 bis 300 Grundlagenforscher versuchen derzeit vor allem in den USA, den Niederlanden, Großbritannien und Deutschland, dem wahren Geheimnis des Liebeshormons auf die Spur zu kommen. Der kleine Kreis der Neurowissenschaftler hat dieses Molekül der Liebe in den Mittelpunkt gerückt: Gab es 1985 nur ein dünnes wissenschaftliches Büchlein über das aufregende Hormon – gerade mal ein Kapitel beschäftigte sich mit den Verhaltenseffekten –, erschien 1995 ein Kongreßband mit siebenhundert Seiten. Im Mai 1991 fand in Arlington/Virginia der erste große internationale Kongreß über Oxytocin statt, gefördert von der New York Academy of Sciences. 1995 traf sich die internationale Runde in Stade in der Nähe von Hamburg unter der Regie von Richard Ivell. Im März 1996 initiierte wieder die New York Acade-

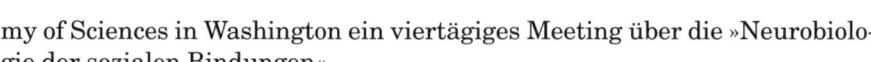

my of Sciences in Washington ein viertägiges Meeting über die »Neurobiologie der sozialen Bindungen«.

Die interessanteste Frage der nächsten zehn Jahre könnte sein: Wie steuert Oxytocin unser soziales Verhalten, die Beziehungen zwischen Mann und Frau, zwischen Eltern und Kindern, selbst zwischen Freunden? Dies wäre die Chance, nicht nur der Neurobiologie des Sex, sondern auch der Neurobiologie der zwischenmenschlichen Bindung auf die Spur zu kommen. Richard Ivell: »Es wäre äußerst verwunderlich, wenn Oxytocin nicht auch wie bei allen Säugetieren eine große Rolle spielen würde.« Das Liebeshormon agiert bei uns sicher nicht so autonom wie bei vielen Tieren, weil wir über unsere Großhirnrinde, und damit durch Vernunft und Gefühlskontrolle, die Wirkungen der Liebesmoleküle stärker mitbestimmen. Trotzdem läßt sich Oxytocin mit Fug und Recht wahlweise als Liebes-, Kuschel-, Bindungs- und Orgasmushormon beschreiben.

Der Siegeszug des Liebeshormons in der Öffentlichkeit begann 1991, als die Wissenschaftsjournalistin und Pulitzer-Preisträgerin Nathalie Angier einen Artikel in der *New York Times* über das »Kuschelhormon« veröffentlichte. Hunderte hoffnungsvoller Leser erkundigten sich danach in den genannten Forschungsinstituten, ob sie eine Oxytocinspritze gegen Impotenz bekommen könnten. In Deutschland beschwerten sich besorgte Philosophen über die reduktionistische Sichtweise der Liebe. Sollte all das, was uns Menschen zu Menschen macht, von einem kleinen unscheinbaren Stoff aus unserem Hirn gesteuert werden? Der Begriff »Oxytozynismus« wurde geprägt, als Synonym für das, was Menschen nicht wahrhaben wollen.

Die Geschichte des Kuschelhormons

Sein Schlüsselerlebnis hatte Rainer Landgraf, als er in den achtziger Jahren in der Abteilung für Neuroendokrinologie der Universität Leipzig folgendes Experiment vornahm: Um zu testen, ob Oxytocin Einfluß auf die Gedächtnisleistung hat, bekamen Männer das Hormon als Nasenspray gesprüht, während sie Rechenaufgaben lösen mußten. Der Test verlief negativ: Oxytocin fördert – im Gegensatz zum Neurohormon Vasopressin – die Merkfähigkeit nicht. Allerdings beklagten sich die Probanden über eine auffällige Nebenwirkung: Viele bekamen eine Erektion. Heute erforscht Rainer Landgraf, Professor am Max-Planck-Institut für Psychiatrie in München, auf molekularer Ebene weiter die vielfältigen und immer wieder neuen Wirkungen von Oxytocin.

Das Oxytocin und sein Zwillingshormon Vasopressin sind wahrscheinlich uralte Hormone. Sie haben sich während der Jahrmillionen dauernden Evolution kaum verändert: Alle Säugetiere bilden Oxytocin und Vasopressin, viele Tiere ein phylogenetisch eng verwandtes gemeinsames Hormon – das Vasotocin. Dazu gehören beispielsweise Frösche und Echsen. Es beeinflußt auch bei ihnen ein breites Spektrum an sexuellen und sozialen Verhaltensweisen, zum Beispiel das Markieren des Reviers, Aggression, Peniserektion bei den Männchen, Lordosisverhalten bei den Weibchen und alles, was die Pflege des Nachwuchses betrifft. Auch die stereotypen Schwimmbewegungen beim Laichen der Fische und das Quaken der weiblichen Frösche werden von Vasotocin gesteuert.

Bei Säugetieren haben Oxytocin und Vasopressin dagegen unterschiedliche Funktion:

Oxytocin kontrahiert die glatte Muskulatur. Deshalb wirkt es beim Orgasmus, wenn sich die Gebärmutter oder (beim Mann) der Samenleiter und die Samenkanälchen rhythmisch zusammenziehen, und beim Milcheinschuß, wenn kleine Muskelfasern die Muttermilch durch die Milchgänge pressen. Ebenso bewirkt es die Kontraktionen des Uterus während der Geburt. Sensorische Stimulationen, wie Duft, Berührungen der Brustwarzen und der Genitalien ebenso wie Lockrufe, ändern die Aktivität des Oxytocinsystems im zentralen Nervensystem der Säugetiere. Auch der bloße Haut- beziehungsweise Fellkontakt läßt das Oxytocin fließen. Kuscheln und soziale Kontakte sind eng mit dem Hormon verknüpft. Selbst kognitive Reize, vermuten die Forscher, können beim Menschen eine Oxytocinausschüttung bewirken. Die Phantasie, ein Pornofilm oder erotische Gedanken setzen die sexuelle Reaktionskaskade im Hirn ebenfalls in Gang. Außerdem fördert es das Vergessen und die Fähigkeit, sich auf das Wesentliche zu konzentrieren. Man nimmt an, daß die Oxytocinflut während einer Geburt den Frauen die ertragenen Schmerzen später in der Erinnerung erleichtert.

Vasopressin ist ein antidiuretisches Hormon und reguliert unser Durstgefühl, den Wasserhaushalt und damit die Urinausscheidung. Es wirkt gefäßverengend und steigert den Blutdruck. Häufig wird es gemeinsam oder ein wenig zeitversetzt zum Oxytocin abgegeben. Wie das Kuschelhormon hat auch Vasopressin eine psychische Wirkung. Es fördert das Erinnerungsvermögen und hat sicher eine Funktion für unser Kurzzeitgedächtnis. Rainer Landgraf und Inga Neumann, beide am Max-Planck-Institut für Psychiatrie, konnten in einem Test an Ratten nachweisen, daß diese sich den Geruch eines neugeborenen Jungtieres besser merken können, wenn man den Versuchstieren Vasopressin ins Gehirn appliziert. Vasopressin scheint vor allem beim Umgang mit Streß eine Rolle zu spielen. Unter Belastungen – emotional wie körperlich – steigt es an. »Bei totaler Erschöpfung sind die Werte noch nach einer Stunde nicht wieder im Normbereich«, so Landgraf,

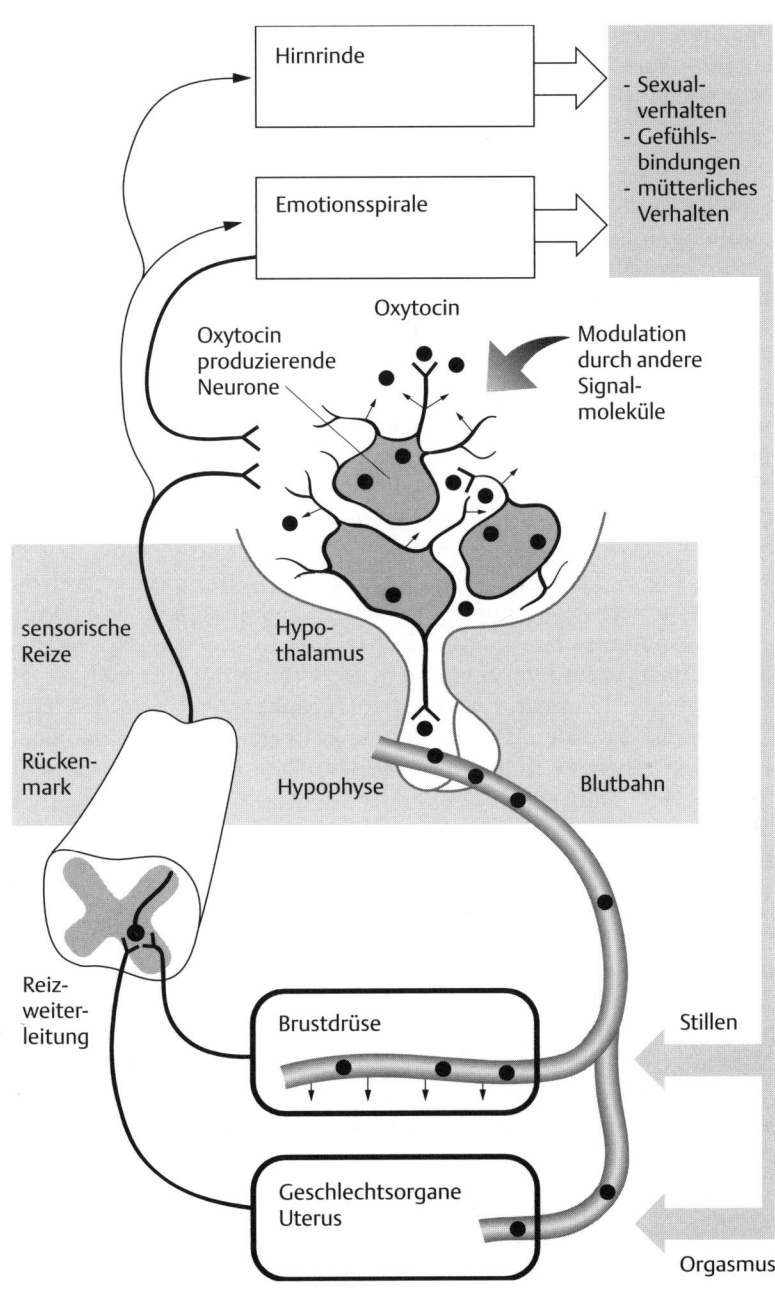

Abb. 8   **Das janusköpfige Liebesmolekül Oxytocin:** Es wirkt nicht nur auf den Körper (etwa beim Stillen oder dem Orgasmus), es wirkt auch auf unser Gehirn und damit unsere Gefühle. Hier erleben wir das Glücksgefühl der Liebe.

der die Funktionen von Vasopressin unter Streßbedingungen lange untersuchte. Auch beim Koitus gelangt Vasopressin ins Blut und ins Gehirn.
Wahrscheinlich haben wir es dem Vasopressin zu verdanken, daß wir während des Liebesspiels selten zur Toilette müssen.

Vasopressin und Oxytocin sind sehr ähnliche Hormone und unterscheiden sich nur in zwei Aminosäuren (siehe Abb. 7, S. 97). Sie werden
ähnlich reguliert, haben aber sehr verschiedene physiologische Effekte. Für
unser sexuelles Verhalten und eventuell auch für das emotionale Erleben
hat Oxytocin sicher die größere Bedeutung. Rainer Landgraf ist überzeugt:
»Oxytocin hat im Laufe der Evolution eine Schlüsselstellung bei der Reproduktion eingenommen.« 1911 berichtete erstmals der Arzt Isford Isfred
Hofbauer in Königsberg über ein Hypophysenextrakt, das er als Wehenmittel einsetzte. Und 1928 erkannte Ernst Albert Scharrer spezielle Zellen im
Hypothalamus und vermutete, daß sie Sekrete ausschütteten. Zusammen
mit seiner Ehefrau Berta Scharrer forschte er dann am Institut der
Senckenbergschen Pathologie in Frankfurt am Main und prägte das Gebiet
der Neuroendokrinologie. Einer seiner Mitarbeiter, Wolfgang Bargmann,
verhalf dieser Theorie 1949 zum Durchbruch. Bargmann beschrieb die neu-
rosekretorische Verknüpfung zwischen Hypothalamus und Neurohypophy-
se. Am Anatomischen Institut in Kiel führte er den Nachweis, daß die Hormone Oxytocin und Vasopressin in den großzelligen Kernen des Hypothalamus gebildet, dann in Fasern des Hypophysenstiels in den Hinterlappen
transportiert werden. Dort liegen sie gespeichert und werden bei Bedarf ins
Blut abgegeben. Dem amerikanischen Chemiker Vincent du Vigneaud gelangen 1953 am Cornell University Medical College in New York erstmals
die Strukturaufklärung und Synthese von Oxytocin und Vasopressin. Seit
Ende der fünfziger Jahre wird synthetisches Oxytocin zur Geburtseinlei-
tung eingesetzt.

Aber erst David de Wied, Leiter des Pharmakologie-Departments
der Universität Utrecht, postulierte 1969, daß neurogene Peptide aus der
Hypophyse auch in Lern- und Gedächtnisprozesse involviert seien. Oxytocin
sollte nicht nur peripher im Körper wirken und Kontraktionen der glatten
Muskulatur hervorrufen, sondern auch im Gehirn selbst wirken. De Wied ist
der Pionier der heutigen Oxytocinforschung und belebte dieses Wissen-
schaftsgebiet immer wieder mit wichtigen Impulsen. Er prägte den Begriff
»Neuropeptide«, zu denen Vasopressin und Oxytocin zählen.

Heute sind Physiologie und Molekularbiologie des Oxytocinsystems in groben Zügen aufgeklärt. Die Neurone im Hypothalamus (und dort
im Nucleus supraopticus und Nucleus paraventrikularis) produzieren Oxytocin. Einige Nervenzellen erreichen mit ihren langen Axonen den Hypophysenhinterlappen und entlassen dort bei entsprechender Stimulation aus den

Vesikeln Oxytocin und Vasopressin. Von der Hypophyse gelangt Oxytocin in winzig kleinen Mengen und in einem pulsierenden Rhythmus von wenigen Minuten ins Blut. Die oxytocinergen Neurone sind nämlich jeweils von Stütz- und Ernährungszellen umgeben. Durch eine neuroanatomische Besonderheit können sich diese Gliazellen zurückziehen, so daß die oxytocinausschüttenden Zellen alle nebeneinander liegen und gleichzeitig aktiv werden können. Dadurch entsteht ein Oxytocinpuls.

Lange hatte man gedacht, das endogene Oxytocin hätte nichts mit der Geburt bei der Frau zu tun, weil man nicht in jeder Minute Blut abnehmen konnte, um es zu messen. So entdeckte man den kleinen Puls nicht. Heute, mit den neuen verfeinerten Methoden, lassen sich die kleinen Peaks exakt nachweisen. Um den natürlichen Rhythmus nachzuahmen, gehen jetzt auch immer mehr Ärzte im Bedarfsfall dazu über, das synthetische Oxytocin in Schüben zu verabreichen. Gibt man es den Frauen während der Geburt »getaktet« als Wehenverstärker, dann benötigen sie nur ein Viertel der sonst üblichen Menge. Wahrscheinlich regulieren sich bei kontinuierlicher Gabe die Bindungsstellen herunter und werden unempfindlicher. Dieses Beispiel zeigt, wie sensibel dieses System arbeitet.

Gibt die Hypophyse das Hormon frei, kommt es in etwa einer Sekunde am Zielorgan an. Hier warten nun die Rezeptoren unter bestimmten Bedingungen auf der glatten Muskulatur des Uterus, in der Brust, im Hoden und der Prostata. Aber schon nach einer halben Minute ist die Hälfte des Hormons wieder abgebaut. Oxytocin ist also recht kurzlebig.

Andere oxytocinproduzierende Nervenzellen des Hypothalamus versorgen aber nicht die Hypophyse und dann den Blutkreislauf, sondern sie entsenden ihre Axone ins limbische System, vor allem in die Amygdala und die Stria terminalis, und entlassen dort sowohl Oxytocin als auch Vasopressin. Diese Zellen in den spezifischen Hirnregionen besitzen ebenfalls Rezeptoren, so daß die Hormone dort binden und die Zellen in ihrer Aktivität beeinflussen können. So ändert Oxytocin Stimmungen, Gefühle und Verhaltensmuster. Durch die periphere Ausschüttung ins Blut *und* die zentrale Ausschüttung ins Gehirn erklärt sich die zweifache Wirkung des Oxytocins: Es beeinflußt Körper *und* Seele (siehe Abb. 8, S. 129). Um die Sache zu verkomplizieren, sei an dieser Stelle gesagt: Einige Zellen produzieren im Körper für lokal begrenzte Effekte ebenfalls Oxytocin, zum Beispiel der zum Gelbkörper umgewandelte Follikel im Eierstock oder die Thymusdrüse oder die Prostata.

Die molekulare Entschlüsselung des Oxytocinrezeptors gelang dem Japaner Tadashi Kimura 1992. Kimura arbeitete als Gynäkologe und Geburtshelfer an der Universität von Osaka. Damals wunderte er sich immer wieder, daß das Oxytocin, welches er vielen Frauen zur Unterstützung der

Wehentätigkeit geben mußte, manchmal sehr gut wirkte, manchmal überhaupt nicht und dann wieder zu starke Wehen auslöste. Niemand konnte ihm die genauen Wirkmechanismen erklären, und deshalb entschloß sich der junge Arzt, nach Feierabend Grundlagenforschung zu betreiben. Dabei arbeitete er immer stärker mit der kleinen Gruppe der Neurowissenschaftler zusammen, die sich für dieses potente Hormon aus der Hypophyse interessierten. Man wollte den Rezeptor für Oxytocin klonieren. Nur kamen die Neurowissenschaftler schlecht an menschliches Gewebe, zum Beispiel eine Gebärmutter heran, um damit molekulare Forschung betreiben zu können. Die Gynäkologen interessierten sich zwar auch für das Hormon, weil sie es jeden Tag einsetzen, nur von der Molekularbiologie verstanden sie wenig. Tadashi Kimura verband die beiden Disziplinen. In einer von 1000 Geburten tritt eine Ruptur der Gebärmutter auf, und meist ist die Gebärmutterentfernung die einzige Möglichkeit, die lebensgefährliche Blutung zu stoppen. Mit Einwilligung der Patientinnen konnte Tadashi dieses Gewebe benutzen. Hier fand er das Gen für den Rezeptor und klonierte ihn. Im April 1992 konnte er die Struktur in der Fachzeitschrift *nature* veröffentlichen. »Wir hatten unheimliches Glück«, gesteht er. Einige Gruppen arbeiteten weltweit daran. Kimura gewann das Rennen. Vielleicht half auch seine Frau. Sie war damals schwanger, und Kimura hat die Entbindung übernommen. Daß dabei auch ein bißchen Gewebe für die Forschung abfiel, will er nicht bestreiten.

Bislang gelang es den Wissenschaftlern jedoch nicht, eine Zellinie zu züchten, die Oxytocin produziert, um so die zellbiologischen Effekte genau studieren zu können. An einem Mausmodell mangelt es ebenfalls noch. Könnte man gentechnisch zum Beispiel eine Maus mit einem »Knockout-Gen« für Oxytocin konstruieren, ließe sich vielleicht herausfinden, wie sich dieser Oxytocinmangel auf das Verhalten auswirkt. »Knockout«-Mäusen würde die genetische Information für das Kuschelhormon fehlen, und sie könnten kein einziges Molekül davon herstellen. Allerdings lassen sich Gefühle naturgemäß in Tierbeobachtungen schwer ausmachen. Doch Margaret McCarthy von der University of Maryland in Baltimore stellte fest, daß Mäuse mit einem Oxytocinblocker mutiger werden. Sie erkunden häufiger fremdes Terrain in einem Versuchskäfig und ziehen sich seltener in dunkle geschützte Ecken zurück. Nur kann man die Maus schlecht fragen: Wie fühlst du dich denn?

Rattenjunge, die von ihrer Mutter getrennt werden und in höchster Angst immer wieder laut nach ihr rufen, verhalten sich nach einer Oxytocinbehandlung ruhiger. Das Kuschelhormon scheint also angstbremsend zu wirken. Wenn ein Rattenmännchen beim letzten Stoß der Paarung die Vorderbeine durchstreckt und mit starren Augen von dem Rattenweibchen absteigt, wer wollte da behaupten, ihn hätte die tiefe Glückseligkeit eines Orgasmus durchströmt?

Die große Forschungsfrage ist sicher das Zusammenspiel von Verhalten, Sexualhormonen und Oxytocin. Gustav Jirikowski hat zusammen mit Jack Caldwell und Cort Pederson von Chapel Hill gezeigt, daß bereits eine einzige Paarung die Verteilung von Oxytocin und die der Rezeptoren verändern kann. Ebenso verändert eine Schwangerschaft mit den dazugehörigen hormonellen Schwankungen das Rezeptorenmuster. Es ist bekannt, daß Östradiol die Ausprägung der Oxytocinrezeptoren im Gehirn verstärkt. Deshalb werden viele Oxytocineffekte, sowohl bei Tieren als auch beim Menschen, überhaupt erst sichtbar, wenn eine Vorbehandlung mit Sexualhormonen stattfand. Offensichtlich werden erst dadurch die Rezeptoren gebildet, an denen dann im zweiten Schritt das Oxytocin selber wirken kann. Östrogene triggern wahrscheinlich das Verhalten, wenn es notwendig ist.

Das Orgasmushormon

»Immer wenn es zu einer akuten fortpflanzungsphysiologischen Reaktion kommt, dann ist Oxytocin involviert«, stellt Richard Ivell fest. Dazu gehören die Geburt, der Milcheinschuß und der Orgasmus. Das griechische Wort *organ* bedeutet »mit Lust anschwellen, vor Begierde strotzen«, und es beinhaltet eine organische und eine psychische Komponente. Das heißt, ein Orgasmus führt zu einer erlebbaren – und sichtbaren – körperlichen Reaktion, beim Mann zum Beispiel die Ejakulation, und einem Gefühl. Man mag es Befriedigung, Glück oder Entspannung nennen. »Diese duale Funktion ist geradezu klassisch für das Oxytocin«, erklärt Ivell. Bei Ratten und Mäusen war lange bekannt, daß der Oxytocinspiegel während der Ejakulation steil ansteigt. Das gilt selbst für eine Elektroejakulation auf einer Besamungsstation für Rinder.

Für Männer konnte das 1990 der Neuroendokrinologe Stafford Lightman von der Charing Cross and Westminster Medical School in London nachweisen. 13 Studenten masturbierten dafür im Auftrag der Wissenschaft. Sie durften es sich in einem Laborraum auf einem Bett bequem machen und diverse Hilfsmittel benutzen. Das war oft auch nötig, denn die Situation entbehrte wahrhaft der prallen Erotik. In der linken Armbeuge steckte eine Kanüle mit einem dünnen Schlauch, der durch die Wand zum Nachbarraum führte. Dort warteten die Wissenschaftler und gaben den erhitzten Probanden Anweisungen über eine Gegensprechanlage. Jeweils bei beginnender sexueller Erregung, während des Orgasmus und 10 sowie 30 Minuten nach dem Höhepunkt zapften sie ihnen eine kleine Blutprobe ab. Das Ergebnis nach der Analyse: In der Erregungsphase steigt die Vasopressinausschüttung um das Vierfache, während der Oxytocinspiegel bei der Ejakulation etwa auf das Dreifache ansteigt, um ungefähr nach einer halben Stunde wieder auf den Normalwert zu sinken. Das gleiche gilt für Frauen.

Ist ein Orgasmus auch ohne Oxytocin möglich? Um diese Frage zu beantworten, ließ Lightman nochmals acht Versuchspersonen masturbieren. Diesmal allerdings spritzte er ihnen eine Hemmsubstanz für Oxytocin mit dem Namen Naloxon. Zwar kamen auch diese Männer zum Höhepunkt, allerdings gaben sie hinterher zu Protokoll: »Der Orgasmus hat viel weniger Spaß gemacht. Das war keine echte Befriedigung.« Dieser Befund steht im Einklang mit der Oxytocinphysiologie. Genau das würde man auch erwarten.

Der Orgasmus ist der wohl intensivste körperliche Genuß. »Es ist der Höhe- und Wendepunkt einer sexuellen Erregung und zunehmenden Anspannung, die auf dem Gipfel explosionsartig zerfließt und in entspanntes Wohlbefinden übergeht, was in der Regel glückhaft erlebt wird«, so die Definition des Frauenarztes Wolf Eicher in seinem Buch *Der Orgasmus der Frau*. Ähnlich wie bei der Geburt die Wehen, kontrahiert auch beim Orgasmus die Gebärmutter, allerdings in sich wiederholenden Intervallen von 0,8 Sekunden. Für diesen Effekt ist das Oxytocin zuständig, das beim Mann in vergleichbarer Weise die Kontraktionen für die Ejakulation bewerkstelligt. Blutdruck und Herzfrequenz steigen; die Atmung wird schneller und tiefer. Entscheidend ist die rhythmische Stimulation. Das subjektive Empfinden der Befriedigung hängt allerdings stark davon ab, wie intensiv wir dabei Gefühle empfinden. Simone de Beauvoir schildert den Unterschied zwischen den Geschlechtern so. »Das Gelingen erfordert durchaus nicht, wie viele peinlich genaue Männer etwas vereinfachend meinen, eine mathematische Synchronisation der Lust, sondern die Herstellung einer erotischen Gesamtform.« Nun werden zumindest alle Männer, die jemals im Freudenhaus ihr Vergnügen suchten, dem entgegenhalten, daß ein Orgasmus sehr wohl wunderbar befriedigend erlebt werden kann, ohne daß einem dabei gleich das Herz vor Liebe zerschmilzt. Aber genau den Unterschied wollte wohl die Schriftstellerin und Mutter aller Feministinnen Simone de Beauvoir als Kennerin der Materie ausdrücken. Die meisten Frauen dürften den ultimativen *status orgiasticus* nur erleben, wenn sie mit jeder Faser ihres Körpers und Geistes lieben. Deshalb etablieren sich wohl auch nur wenige Institutionen für käufliche Lover. Der beste Liebhaber ist wahrscheinlich immer der, den frau am meisten liebt. Die beste Geliebte mag dagegen für Männer nicht ähnlich zwangsläufig die große Liebe des Lebens sein.

Frauen schütten beim Orgasmus mehr Oxytocin aus als Männer. Vielleicht brauchen sie deshalb auch länger, um den Höhepunkt zu erreichen. Männer kommen im Durchschnitt nach zwei bis vier Minuten zum Orgasmus, Frauen brauchen oft fünf bis 10 Minuten, zwölf Prozent noch länger, so das Ergebnis einer Kinsey-Umfrage. Dazwischen liegen zehn lange Minuten. »Es kann aber auch am Oxytocin liegen, daß Frauen ein größeres Kuschelbedürfnis haben und eher zu multiplen Orgasmen fähig sind«, spekuliert Marie Carmichael von der Stanford University.

Bewußtseinsforscher halten den Orgasmus für einen außergewöhnlichen Bewußtseinszustand, wie ihn auch Drogen hervorrufen können. Wie im Rauschzustand verlieren wir das Zeitempfinden, haben Halluzinationen, erleben eine Trennung von der Welt. Unsere Sinnesempfindungen sind extrem konzentriert, und doch erschließt sich uns damit eine neue Erfahrung; ganz enthusiastische Orgiastiker meinen gar: eine neue Welt des Seins. Die Ekstase ist ein psychophysiologisches Phänomen. Körperliche Empfindungen vereinen sich mit psychischen. Auf der Leinwand wurde dies selten aufregender und leidenschaftlicher vorgeführt als in *Basic Instinct*. Hollywoods blonder Sexstar Sharon Stone und Altmeister Michael Douglas, auch privat ein Sexmaniac, schwitzen sich orgiastisch durch die Bettszenen, von einem »kleinen Tod« zum anderen. In solche Zustände gelangt man auch mit Trance-Tanz und Halluzinogenen wie Psilocybin oder LSD. Während des Orgasmus geht es im Hirn wahrscheinlich zu wie auf dem Rummelplatz. Der Glücksmoment löst millionenfache elektrochemische Reaktionen aus. Das Feuerwerk der Neurone mündet in tiefe Zufriedenheit.

Hohe Dosen an Oxytocin unterdrücken allerdings das Sexualverhalten und lösen im Gegenteil einen Gähnreflex aus. Vor allem Antonio Argiolas von der Universität im italienischen Cagliari hat dies in vielen Tierexperimenten nachgewiesen. Er behauptet: »Oxytocin ist mit Sicherheit eines der potentesten Stoffe, um eine Erektion bei der Ratte auszulösen.« Spritzt man Ratten oder Affen Oxytocin in den Hypothalamus, dann bekommen einige sofort eine Erektion und beginnen, das nächstbeste Weibchen zu besteigen, andere setzen sich dagegen eher gelangweilt in eine Ecke. Unter bestimmten Umständen löst wohl das Hormon selbst bereits ein Gefühl der Befriedigung aus und weniger den Drang sich selbige zu verschaffen. Dies könnte auf eine mögliche weitere Wirkung des Oxytocins bei Menschen hindeuten: Ist Oxytocin quasi die chemische »Zigarette danach«? Wenn es nach dem Orgasmus diese spezifische satte Zufriedenheit hervorruft, dann induziert es wahrscheinlich auch die sogenannte Refraktärphase. In dieser Zeitspanne nach dem Akt bleiben vor allem Männer für circa 20 Minuten unerregbar. Man(n) ist satt, müde und genügt sich selbst.

Der Orgasmus fördert aber auch die partnerschaftliche Bindung. Es ist eine alte Binsenweisheit, daß Verliebte oft erst nach dem ersten Sex, wenn er denn gut war, Gefühle der Gebundenheit entwickeln. Ab diesem Zeitpunkt fühlt man sich zusammengehörig, zeigt auch nach außen Verbundenheit. Hat der Orgasmus, oder zumindest der enge körperliche Kontakt, eine Bindungsfunktion? Der Verhaltensforscher Irenäus Eibl-Eibesfeldt von der Forschungsstelle für Humanethologie der Max-Planck-Gesellschaft in Andechs bei München stellt folgende Hypothese auf: »Es scheint mir, als würde der Zustand der Verliebtheit bei der Frau oft über den Orgasmus getriggert, als erfolgte mit ihm oft ein reflektorisches Einklinken in den physiologisch-psychologischen Ausnahmezustand, in dem eine fast irrationale Bindung an einen und nur diesen einen Geschlechtspartner stattfindet.« Zur Untermauerung zitiert er eine Umfrage aus dem Jahr 1957: »Nur drei Prozent der Frauen, die mit ihrem Partner regelmäßig zum Orgasmus kommen, sind bereit mit anderen Männern zu schlafen, gegenüber 10 Prozent der Frauen, die mit ihrem Partner keinen Orgasmus erleben«. Daß sich Menschen auch ohne Sex »leidenschaftlich ineinander verlieben« können, schreibt Eibl-Eibesfeldt der menschlichen Phantasie zu.

Das Bindungshormon

Am Anfang stand die individualisierte Mutter-Kind-Beziehung, »zweifellos ein Schlüsselereignis in der Stammesgeschichte des sozialen Verhaltens der Wirbeltiere«, so Eibl-Eibesfeldt. »Mit ihr kam die Liebe, definiert als persönliche Bindung, in die Welt.« Diese Bindung wird bei einigen Säugern nur während einer sensiblen Phase geprägt. Diese Phase dürfte ganz kurz nach der Geburt entstehen. Mütter sehen ihr Kind an, liebkosen es, massieren es zärtlich und geben ihm Milch. Die Neugeborenen sind durch den Geburtsstreß hellwach, bemühen sich zu saugen und registrieren jede Zuwendung. Dieser erste Kontakt bereitet den Boden für eine enge Bindung. Dafür hat der Humanethologe aus Andechs zahlreiche Belege in vielen Kulturen auf der ganzen Welt gesammelt. Dieses erste Stillen bewirkt nach der Geburt eine weitere Oxytocinausschüttung. Jedes weitere Stillen, jeder Hautkontakt stärkt die emotionale Bindung. »Wo Infantizid zur Bevölkerungskontrolle praktiziert wird, töten Mütter ihre Kinder nur unmittelbar nach der Geburt, ohne sich ihnen zuzuwenden«, erklärt er in seinem Standardwerk *Die Biologie des menschlichen Verhaltens*. Das gilt für die Eipo in Neu-Guinea ebenso wie für die Yanomami im südamerikanischen Regenwald. Hat eine Mutter ihr Kind erst einmal gestillt, gilt die Tötung meist als Mord.

Die ersten Hinweise, daß Oxytocin und mütterliches Verhalten eng miteinander verbunden sind, war bereits seit Anfang der siebziger Jahre bekannt. Den Beweis erbrachte aber erst 1987 Cort Pedersen von der University of North Carolina in Chapel Hill. Er entfernte Rattenweibchen die Eierstöcke, gab ihnen dann Östrogen und injizierte Oxytocin direkt ins Gehirn.

Innerhalb von zwei Stunden zeigten sie die typischen Verhaltensweisen einer Mutter, die Junge hat. Sie bauten ein Nest, leckten fremde Jungtiere ab und beschützten sie. Eine systemische Injektion ins Blut brachte keinen Effekt. Ebenso zeigt sich keine Reaktion ohne die Östrogenvorbehandlung. »Schon eine einmalige Injektion kann bestimmte neuronale Schaltkreise im limbischen System dauerhaft verändern«, erläutert Gustav Jirikowski, Neuroanatom der Universität Jena, der jahrelang an der Scripps Clinic in La Jolla, Kalifornien, die Effekte von Oxytocin auf Ratten erforschte. So zeigt ein Rattenbulle noch zwei Monate nach einer ersten Injektion dasselbe fürsorgliche Verhalten.

Gab man Weibchen einen Oxytocinblocker kurz vor der Geburt ihrer Jungen, trat das fürsorgliche Verhalten gegenüber den Kleinen mit einer Verzögerung von 24 Stunden ein. Für Mäuse gilt dasselbe: Normalerweise fressen Weibchen (im Labor aufgezogene Freilandmäuse), die keine Jungen haben, fremde Jungtiere auf. Sobald sie trächtig sind, tun sie das nicht mehr. Gibt man ihnen, während sie die Jungen auffressen, Oxytocin, beenden sie sofort den Kannibalismus und umsorgen die Kleinen wie eigene. Oxytocin ließe sich also auch als »Mutterliebe-Hormon« bezeichnen. Vielleicht macht es auch die neurobiologische Prägung während und nach der Geburt einer Leihmutter, die ein Kind für eine andere Frau austrägt, so schwer, das Baby dann der biologischen Mutter zu übergeben. Immer wieder treten in den USA rechtliche Probleme auf, wenn die Leihmutter das Kind, das sie geboren hat, behalten will. (Die Leihmutterschaft ist in Deutschland verboten.)

Für diesen Zusammenhang spricht auch folgendes Beispiel: In Rußland geben viel mehr Frauen als bei uns nach der Geburt ihr Kind zur Adoption frei. Das hat sicher zum Teil ökonomische Gründe. Allerdings müssen sich die Wöchnerinnen in den Krankenhäusern auch in den ersten Tagen kaum um ihre Babys kümmern. Sobald man diese Praxis ändert und die Betreuung der Neugeborenen den Frauen obliegt, sinkt die Rate der Adoptionsfreigaben drastisch. Es wäre auch möglich, daß mütterliches und väterliches Verhalten aufgrund eines unterschiedlichen Hormonmix anders organisiert ist. Da Väter bei der Geburt nicht von dem »Mutterliebe-Hormon« überschwemmt werden, ist ihre Bindung und ihre Emotionalität durch andere Hormone gesteuert. Vielleicht läßt sich so erklären, warum mehr Väter ihre Kinder verlassen als Frauen, und Frauen meist die besorgteren und emotional stärker gebundenen Betreuungspersonen sind. Bemerkte doch Germaine de Staël tiefsinnig: »Die Liebe ist nur eine Episode im Leben eines Mannes; sie ist die ganze Geschichte des Frauenlebens.«

Forscher am Karolinska-Institut in Stockholm fragten bei Frauen während und nach der Schwangerschaft mit einem psychologischen Test deren ängstliche, aggressive und soziale Regungen ab. Kerstin Uvnäs-Moberg, die schwedische Physiologin, beschreibt die Erkenntnisse in der *New York Times*: »Sie sind ruhiger, sensibler gegenüber den Gefühlen anderer und erfassen nonverbale Signale besser.« Der Wunsch nach sozialen Kontakten steigt, und auch der Wunsch, nett zu anderen zu sein, keimt nach der Geburt. Mütter – das wissen wir alle – sind, wenn sie nicht völlig überfordert und gestreßt sind, warmherziger, weicher, empfinden mehr Mitleid und Wunsch nach Nähe und Liebe. Und das bezieht sich nicht nur auf das eigene Kind, sondern auf alle sozialen Begegnungen. Wahrscheinlich spenden Frauen mit kleinen Kindern auch öfter Geld für karitative Zwecke oder laden eine alte Nachbarin zum Essen ein, die sie sonst nie beachtet haben. Irgendwie öffnet sich unser Herz mit der Geburt. Auch diese Warmherzigkeit könnte durch Oxytocin gesteuert werden, wobei Uvnäs-Moberg betont, daß es keinen Nachweis für einen kausalen Zusammenhang gebe. Möglich sei auch, daß das Muttersein und die generelle Fürsorglichkeit nur eine Koinzidenz der Ereignisse darstelle. Schwer vorstellbar, aber Wissenschaftler benötigen immer exakte Beweise.

Dies ist jedoch selbst bei der Ratte nicht ganz einfach. »Allerdings«, so Jay Rosenblatt vom Institute of Animal Behavior der Rutgers Universität, »gibt es einige Faktoren, die die Rolle des Oxytocins beim maternalen Verhalten der Ratte unklar machen.« Nur einige Zuchtstämme reagieren wie beschrieben, und die Ausstattung des Käfigs bestimmt, wie sich die Tiere verhalten. Oxytocin, so nimmt man an, bindet sich an die Zellmembran der Nervenzellen, die für die Auslösung von fürsorglichem Verhalten eine Rolle spielen. Bei der Ratte sind dies besonders Bereiche im Hypothalamus, der Amygdala und im Riechkolben.

»Ohne Oxytocin sind die Lämmer für die Schafe überhaupt nicht vorhanden«, berichtet Richard Ivell. Gibt man einem nicht trächtigen Schaf Oxytocin, beschnüffelt und leckt es völlig fremde Lämmer, die es vorher vollkommen ignoriert hätte. Das Schaf zeigt die ganze Palette mütterlichen Verhaltens, ohne Mutter zu sein. Dabei suchen die Schafe nervös nach den Jungen. Das Verhalten wird also nicht nur durch den entsprechenden Reiz ausgelöst, sondern sie bemühen sich, den Muttertrieb zu befriedigen. Trennt man aber ein neugeborenes Lamm in den ersten sechs Stunden von seiner Mutter, kümmert sich das Schaf später nicht um seinen Nachwuchs. Die Mutter läßt ihr Junges ungerührt links liegen. Australische Farmer wußten da schon seit Generationen Rat. Sie stimulieren mit der Hand etwa fünf Minuten lang die Vagina des Mutterschafs, und schon bekommt das Lamm wieder anstandslos Milch, sobald es leise blökt. Durch die genitale Stimulation kommt, so hat der britische Wissenschaftler Barry Keverne von der Universität Cambridge herausgefunden, die Oxytocinausschüttung wieder in Gang. Und das macht aus dem herzlosen »Raben-Schaf« eine fürsorgliche

Mama. Druck auf die Gebärmutter und eine Rektumstimulation bewirken das gleiche – übrigens nicht nur bei Schafen, sondern auch bei vielen anderen Tieren.

Bereits seit einigen Jahren spekulieren immer mehr Forscher, daß ebenso wie das »Brutpflegeverhalten« auch Sex die Bindungsbereitschaft erhöht. »Beim Menschen dient der Geschlechtsakt durch gegenseitige Befriedigung der Festigung der Partnerbindung«, konstatiert der Humanethologe Irenäus Eibl-Eibesfeldt und: »Möglicherweise besteht hier sogar ein Zusammenhang mit dem Geburtserlebnis.« In beiden Fällen wird Oxytocin ausgeschüttet. Jack Caldwell und Cort Pederson wagten ein interessantes Experiment und spielten sexuell aktiven und enthaltsamen Männern Babygeschrei vom Tonband vor. Das Ergebnis: Die sexuell aktiven Männer reagierten physiologisch und emotional stärker auf das Jammern. Die verallgemeinernde Schlußfolgerung: Sexuell aktive Männer sind kinderlieber. Das wäre ein Beweis mehr, daß Sex und Fürsorge eng zusammenhängen, zumindest bei Männern.

Dafür sprechen auch die Befunde von Thomas Insel, der sich am Primatenforschungszentrum der Emory University in Atlanta, Georgia, auf Präriewühlmäuse spezialisiert hat. Die kleinen, orange-braunen, struppigen Nager aus Nordamerika sind geradezu ideale Forschungsobjekte, wenn man soziale Beziehungen untersuchen will. Denn die Präriewühlmaus ist eines der wenigen Säugetiere, das sich monogam verhält, allerdings mit kleinen Einschränkungen. Die Paare verbringen nach den ersten Kopulationen viel Zeit miteinander und sitzen häufig aneinandergeschmiegt herum, verteidigen fremde Eindringlinge gemeinsam. Zudem hilft das Männchen fleißig (!) beim Nestbau und der Jungenaufzucht.

Bergwühlmäuse verhalten sich gänzlich anders. Sie teilen nicht ihr Nest, leben nicht in einem sozialen Verband, suchen kaum Körperkontakt und zeigen überhaupt keine Partnerpräferenz. Tom Insel, damals an dem National Institute of Mental Health in Poolesville, und Sue Carter von der University of Maryland in College Park haben 1993 die neurobiologischen Unterschiede zwischen den treuen und den untreuen Wühlmäusen entdeckt (siehe Kapitel »Die Chemie der Treue«, S. 149).

Um zu testen, ob Oxytocin für die lange Paarbindung beim treuen Präriewühlmausweibchen verantwortlich ist, applizierten sie den Weibchen während der Paarung entweder Oxytocin oder einen Oxytocinblocker ins Gehirn. Im ersten Fall verstärkte sich die Paarbindung, im zweiten wurde sie schwächer. Die Kopulationsrate hat das in beiden Fällen nicht beeinflußt, nur die soziale Bindung in der »postsexuellen Phase«.

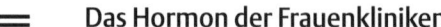
Das Hormon der Frauenkliniken

In den Frauenkliniken ist Oxytocin täglich im Einsatz: als Wehenmittel, bei Stillproblemen und gegen starke Blutungen. Es ist preiswert und hat keine Nebenwirkungen. Es wird von mehreren Firmen im Handel als Nasenspray, Zäpfchen, Gel oder Infusion angeboten. Die Indikation gerade während der Geburt ist streng, da Oxytocin Übelkeit, Kopfschmerzen, Hautrötungen, in seltenen Fällen Herzrhythmusstörungen und Bluthochdruck hervorrufen kann.

Von den Praktikern, die Oxytocin jeden Tag im Kreißsaal der Frauenklinik einsetzen, ahnt kaum jemand etwas von den Wirkungen im Hirn. Man dachte immer, von dem synthetischen Mittel gelange kaum etwas durch die Blut-Hirn-Schranke in das Gehirn selbst, sondern es wirke ausschließlich peripher an den Organen. Für die intravenöse Applikation stimmt das auch sicher, aber bei einem Nasenspraystoß läßt sich Oxytocin nach einiger Zeit in der Gehirnflüssigkeit, dem Liquor, nachweisen. Dementsprechend sind Verhaltenseffekte nur durch Nasalsprays zu beobachten, wie etwa bei der jungen Australierin, die so unvermutet zu ihrem Mega-Orgasmus kam. Irgendwie gelangt die Substanz also doch an das Hirn.

Eine wichtige Frage, die sich derzeit alle Oxytocinforscher stellen ist: Gibt es eine Oxytocinpathologie? Bislang sind keine Oxytocinerkrankungen in den Lehrbüchern aufgeführt, aber die Symptome sind sehr wohl bekannt. Könnten nicht viele Frauen mit Geburtsschwierigkeiten, Stillproblemen oder auch Orgasmusstörungen an einem Defekt im Oxytocinsystem leiden? Das weiß niemand, weil zumindest die ersten beiden Störungen sofort mit Oxytocin oder Prostaglandinen behandelt werden. Richard Ivell hat deshalb eine neue Aktion gestartet und die Chefs zahlreicher Frauenkliniken um Mithilfe gebeten. In einem Fragebogen sollen sie erfassen, ob ihnen Verhaltensstörungen bei den Frauen auffallen, ob sich genetische Zusammenhänge finden lassen, die Großmutter also etwa auch Stillschwierigkeiten hatte. Die dahinterstehende Frage ist: Gibt es organische Ursachen für mangelnde Wehentätigkeit oder Stillprobleme?

»Der Geburtsprozeß ist einer der fundamentalsten Vorgänge in der Biologie. Da gibt es so viele Sicherungsmechanismen, daß alles noch funktioniert, selbst wenn ein System ausfällt«, vermutet Ivell. Deshalb fallen vielleicht Oxytocindefekte nicht sofort stark ins Gewicht. Viele Störungen dürften auch kortikal kompensierbar, also über Gedanken und erlernte gesellschaftliche Normen regulierbar sein. Wir haben gelernt und wissen, daß wir unsere Babys liebkosen und lieben sollen, auch wenn uns die Chemie vielleicht nicht dazu treibt, wir tun es dann meistens trotzdem. Aber die Frage ist sicher berechtigt, ob Frauen, die ihre Babys ermorden, vielleicht eine

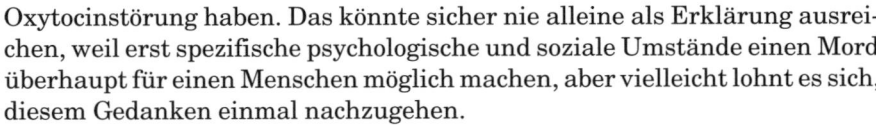

Oxytocinstörung haben. Das könnte sicher nie alleine als Erklärung ausreichen, weil erst spezifische psychologische und soziale Umstände einen Mord überhaupt für einen Menschen möglich machen, aber vielleicht lohnt es sich, diesem Gedanken einmal nachzugehen.

Das neue Aphrodisiakum

»Normalen Leuten Oxytocin zu geben, bringt nichts, es dürfte nur eine geringe Wirkung haben«, meint Richard Ivell. Der Traum vom neuen nebenwirkungsarmen Aphrodisiakum ist damit ausgeträumt. Oxytocin ist kein richtiges Aphrodisiakum, weil es »nicht wie Kaffeetrinken wirkt«, so Ivell. Die Stimmung, das Ambiente, die anderen psychologischen und sozialen Bedingungen müssen stimmen. Das Hormon wirkt nur, wenn entsprechende Hormone den Körper vorbereitet haben und dann auch die entsprechenden Reize kommen. Trotzdem sollen einige Firmen Oxytocin als Erektionshilfe bei Männern testen. Ergebnisse lagen 1995 noch nicht vor. Die einzige gute Studie stammt aus dem Jahr 1977, als zwei schwedische Ärzte Oxytocin an Männern mit Erektionsproblemen eingesetzt haben. Das sexuelle Interesse und die sexuelle Fähigkeit waren bei einer Dosis von 300 Einheiten pro Tag über sieben Wochen am besten.

Der Markt für ein orgasmusförderndes Mittel für Frauen wäre zwar nicht unbeträchtlich – zwischen 15 und 50 Prozent der Frauen klagen, ihn noch nie erlebt zu haben –, aber da sind die Hoffnungen auf problemlose Abhilfe ebenfalls gering. Die möglichen Ursachen sind vielfältig: Vielleicht sind sie nicht sinnlich genug, öffnen sich nicht für ekstatische sexuelle Erlebnisse, haben nie den richtigen Partner kennengelernt, oder sie haben vielleicht eine organische Störung im Oxytocinsystem. Ob da ein Spray nach dem Vorspiel weiterhilft? Das diskutieren zumindest Ärzte in Australien vom Key Centre for Women's Health in Society der Universität in Melbourne, die damals den Fall der 26jährigen Australierin publik machten. Das Fazit von Lorraine Dennerstein und Murray Anderson-Hunt: »Mehr Forschung ist nötig, um die Rolle des Oxytocins beim menschlichen Fortpflanzungsverhalten zu klären, eingeschlossen seiner potentiellen aphrodisierenden und sexfördernden Wirkungen bei Frauen.« Man vermutet, daß Oxytocin alleine, aber vor allem in Verbindung mit Östrogenen, eine günstigere Therapie bei Sexualstörungen wäre als zum Beispiel männliche Sexualhormone, die Frauen mit Libidoverlust manchmal verschrieben werden.

Vor allem Frauen, die bereits die Pille nehmen, die also den »Östrogen-priming-Effekt« haben, könnten davon profitieren, wenn die chemischen Kontrazeptiva bei ihnen die Lust mindern. Das gilt auch für Frauen nach der Menopause. Gleichzeitig weisen die australischen Wissenschaftler aber auch auf die Gefahr des Mißbrauchs hin. Da könnte ja jemand einer Frau unauffällig das Spray applizieren, vorher vielleicht eine Östrogenpille in den Drink mogeln, und glauben, so sei die heiße Nacht gesichert. Das dürfte allerdings kaum funktionieren. Auch bei der Australierin, die sich durch das Oxytocinspray unabsichtlich den Mega-Orgasmus ihres Lebens verschaffte, stimmte die Situation. Das heißt, sie wollte sowieso mit ihrem Mann ins Bett. Oxytocin wirkt nicht zielgerichtet. Das bedeutet: Unter Umständen wird nicht der Mr. Right oder die Miss Right von den Gelüsten gepackt, sondern jemand anderes.

Sexualforscher und Psychologen kümmern sich um diese neuen Forschungsfragen nicht. Das ist jetzt die Domäne der Neurobiologen, aber die Zusammenarbeit der einzelnen Fachgebiete ist zwingend notwendig, um keine falschen Hoffnungen aufkommen zu lassen, aber auch um möglicherweise neue therapeutische Ansätze zu testen. »Es macht mir Angst, daß etwas so Intimes wie Sexualverhalten möglicherweise steuerbar ist. Ich würde es furchtbar finden, wenn Liebe in einer Schachtel à 20 Milligramm zu kaufen wäre«, gesteht Richard Ivell.

Das Allroundhormon

Ein Hormon – eine Wirkung, dieses alte Dogma der Biologie gilt schon lange nicht mehr. Oxytocin hat viele und vielfältigste Funktionen und ist damit der beste Beweis für das Sparsamkeitsprinzip der Natur. Meist bestimmen die Außenstimuli den Verhaltenseffekt in einer konkreten Situation.

Schlankmacher   So steuert Oxytocin wohl nicht nur das Gefühl der Zufriedenheit nach dem Orgasmus, sondern auch das Sättigungsgefühl nach dem Essen. Und man sollte sich ernsthaft fragen, ob das Gefühl »danach« wirklich so anders ist. Deshalb wurde bereits auf Kongressen darüber diskutiert, ob man mittels Oxytocin vielleicht auch das Hungergefühl – und damit Fettsucht – beeinflussen könnte. Das Mittel gegen Impotenz wäre dann gleichzeitig eine Art Sex-Schlankheitskur. Es wirkt in beiden Fällen auf das Belohnungszentrum des Gehirns und befriedigt zwei Triebe des Menschen: Sex und Hunger.

Depression   Einen interessanten Zusammenhang zwischen Oxytocin und depressiven Erkrankungen konnten Wissenschaftler des Max-Planck-Instituts für Psychiatrie in München aufdecken. Sie maßen nachts alle 20 Minuten die Oxytocinspiegel im Blut von Patienten mit einer schweren Depression und die einer gesunden Kontrollgruppe. Die Patienten wiesen dabei einen im Schnitt um 40 Prozent niedriger liegenden Spiegel auf.

Den Zusammenhang könnte man so erklären: Depressive haben häufig einen erhöhten Streßhormonspiegel, dem eine Fehlregulation der Streßhormonachse zwischen Hypothalamus, Hypophyse und Nebenniere zugrunde liegt (siehe Kapitel »Das Gehirn als Liebesnest«, S. 82 ff.). Vor allem im Hypothalamus wird zuviel des Streßpeptids CRH gebildet. Dies könnte die Oxytocinproduktion negativ beeinflussen. Auffallend ist, daß Patienten mit schweren Depressionen sehr häufig über einen Libidoverlust klagen. Die Ursache ist womöglich der niedrige Liebeshormonwert. Deshalb wird derzeit diskutiert, ob man Oxytocin auch zur Behandlung von depressiven Patienten einsetzen könnte.

Krebs Lokal hergestelltes Oxytocin stimuliert eventuell das Wachstum der Prostata. Dies ist ein wichtiger neuer Befund von der Universität in Bristol für die Krebstherapie. Das Liebeshormon beeinflußt das Enzym Aromatase, das aus Testosteron Östrogene macht, und die Reduktase, ein Enzym, das Testosteron in Dihydrotestosteron umwandelt. Die Reduktase wird lokal in der Prostata hergestellt und spielt eine wichtige Rolle bei der gutartigen Prostatahyperplasie und beim Prostatakrebs. Wenn Oxytocin also die Prostata größer werden läßt, dann sollte ein Hemmstoff die Wucherung mindern – so die Hypothese. Vielleicht wird Oxytocin einmal ein Bestandteil der Krebstherapie. Eine weitere Entdeckung ist, daß auch Brusttumorzellinien auf Oxytocin reagieren. Auch hier wäre zumindest theoretisch ein therapeutischer Einsatz denkbar.

Immunsystem Oxytocin stimuliert in der Thymusdrüse die Bildung von Immunglobulinen zur Infektabwehr. Das ist besonders für Neugeborene wichtig, die beim Stillen die Immunglobuline aufnehmen. Stehen Mütter unter Streß, haben sie oft zu wenig Milch oder die Milchproduktion versiegt gänzlich. Wahrscheinlich reguliert sich unter Belastungen – emotionalen wie körperlichen – die Oxytocinausschüttung herunter, und der Milchfluß versiegt.

Spermientransport Warum wandern Samenzellen zielstrebig nur in den Eileiter, an dessen Ende ein Ei herangereift ist? Dies ist eine interessante Frage, weil man früher annahm, daß die Spermien das Ei, das es zu befruchten gilt, zufällig treffen. Ludwig Wildt, Direktor der Klinik für Frauenheilkunde und Endokrinologie in Erlangen, konnte aber nachweisen, daß die Spermien immer dorthin wandern, wo sich viele Östrogen- und Oxytocinrezeptoren befinden. Diese Rezeptoren bilden sich jedoch vermehrt auf der Seite der Gebärmutter und dem Eileiter, an der der Eisprung stattfand, also entweder rechts oder links. Daß Oxytocin selber auf Spermien einen äußerst »erfrischenden« Einfluß hat, wissen Tiermediziner schon lange. Sie setzen den Spermien in der Besamungsstation bei der Befruchtung gern Oxytocin zu, um die Beweglichkeit der Samenzellen zu erhöhen.

Geburtstermin Wer bestimmt den Geburtstermin – das Baby, der Uterus, die Plazenta oder das Gehirn der Mutter? Das ist eine der wichtigsten Fragen für Geburtshelfer, aber naturgemäß auch für die Gebärenden. Könnte man den Mechanismus durchschauen, ließen sich vielleicht viele Frühgeburten verhindern. Es muß ein bis auf wenige Tage genau arbeitender Zeitgeber sein, der in der Evolution erhalten blieb. Immerhin ist der richtige Geburtstermin ein für das Überleben der Art absolut wichtiger Mechanismus.

Wer gibt den Impuls, die Wehentätigkeit einsetzen zu lassen? Wieder einmal ist Oxytocin ein heißer Kandidat. Einige Wochen vor der Geburt steigt kontinuierlich der Oxytocinspiegel, aber vor allem erhöht sich die Anzahl der Rezeptoren für Oxytocin in der Gebärmutter und auf der Chorionhaut um das Drei- bis Vierfache. Diese massive Vermehrung könnte dann die Geburt auslösen. Doch was diese Rezeptorenproduktion in Gang bringt, weiß man nicht. Es könnte das Östrogen sein, nur ist der Östrogenspiegel quasi vom ersten Augenblick der Schwangerschaft hoch. Hier muß also noch ein weiterer Regulationsmechanismus am Werke sein. Wahrscheinlich arbeiten hier die Beta-Endorphine und das Progesteron mit, wie Forscher der Universität in Edinburgh herausfanden. Opiate wie Morphium blockieren zum Beispiel den Oxytocineffekt im Hypothalamus. Sie sind also Wehenhemmer. Ein Gegenspieler des Oxytocins könnte das Hormon Relaxin sein, das die Kontraktion, also die Wehen, so lange verhindert, bis die Oxytocinrezeptoren die Oberhand gewinnen.

Etwa 24 Stunden nach der Geburt sind die Zellen der Gebärmutter immer noch dicht mit Oxytocinrezeptoren besetzt, sie verschwinden frühestens drei Tage nach der Geburt. Deshalb haben Frauen in den ersten Tagen nach der Geburt auch bei jedem Stillen starke Schmerzen. Beim Stillen wird Oxytocin freigegeben, und das führt natürlich nicht nur in der Brust zur Kontraktion, sondern auch in der Gebärmutter, die durch die vielen Rezeptoren weiterhin sehr sensibel reagiert. Über diese Phänomene will Tadashi Kimura bis 1997 am Institut für Hormonforschung und Fortpflanzungsbiologie in Hamburg im Labor von Richard Ivell weiterforschen.

Das lange Glück der Ehe

Der Honeymoon währt nicht ewig. Nach dem ersten romantischen Abendessen bei Kerzenschein, den wilden Nächten, dem ersten größeren Urlaub, dem Umzug in eine gemeinsame Wohnung kommt oft die große Langeweile. Warum kann das Leben mit einem Partner nicht der ewige Sinnestaumel sein? Warum gewöhnen wir uns so sehr aneinander? Selbst die Geruchswahrnehmungen ändern sich: Wer früher noch zu riechen schien wie Milch und Honig, hat plötzlich Schweißfüße. Die bittere Erkenntnis, daß die rosaroten Farben der Verliebtheit plötzlich in ein Alltagsgrau verblassen, läßt sich vom Verstand meist nicht verhindern. Wir wissen, daß wir unser Herzblatt lieben, und dennoch erscheint plötzlich alles in einem anderen Licht. Das Feuerwerk ist zu Ende.

Vielleicht führt dieser Prozeß, der gewiß nicht alle, aber doch die meisten trifft, nicht gleich zur Scheidung, doch ist damit zu rechnen, daß die Glücksgefühle bei beiden Partnern deutlich schwächer werden. Das Risiko für Seitensprünge steigt in dieser Phase, und unser Hirn giert nach neuen Reizen. Jede attraktive Frau, jeder charmante Mann ist plötzlich eine Versuchung wert. Warum kann es nicht so bleiben wie am Anfang? Das ist eine Frage, auf die wir sicher alle nur zu gern eine Antwort wüßten. Und es gibt auch eine Antwort, nur ist sie wenig befriedigend: Unser menschlicher Körper ist auf Ausgleich getrimmt. Wir tolerieren weder großen Hunger noch zuviel Nahrung besonders gut; wir mögen weder extreme Kälte noch extreme Hitze. Wir suchen den Mittelweg. Und das gilt auch für die Sexualität, die wie die Nahrungsaufnahme oder die Temperaturregelung ein Grundbedürfnis darstellt.

Der permanente Superorgasmus wirft uns genauso aus der Bahn wie sexuelle Unzufriedenheit. Ebenso nivellieren wir Gefühle: Trauer vergeht Gott sei Dank. Aber leider auch die Glücksekstase. Enttäuscht stellen wir fest, daß das, was uns vor einem Jahr noch soviel Spaß gemacht hat, nun zur Routine geworden ist. So wie die Freude über das neue Auto nach einem Jahr schwächer ist, vergeht oft eben auch die übermäßige Lust auf den – dann nicht mehr neuen – Lebensabschnittspartner. Nur weil uns bestimmte Empfindungen und Lebensumstände heutzutage vielleicht lieber sind – zum Beispiel die ewige Liebe –, läßt sich das biologische Dogma der Homöostase nicht stürzen. Ob wir mit diesem Prinzip glücklich werden oder nicht, hängt von der individuellen Persönlichkeitsstruktur jedes einzelnen ab: Der eine ist glücklich, daß das anfängliche Liebeschaos endet und er in eine ruhige Lebensphase voller Zufriedenheit eintritt, der andere fragt sich irritiert: Soll es das jetzt für das ganze Leben gewesen sein? Wem die permanente Reizflut fehlt, wird sich nur bedingt jeden Samstag gemütlich händchenhaltend vor dem Fernseher lümmeln. Hier entscheiden sicher die Gene unserer

Vorfahren und die persönlichen Erfahrungen mit, die im Gedächtnis gespeichert sind, zu welcher Kategorie Liebespartner wir gehören.

Fest steht allerdings, daß für jede Beziehung der Übertritt von der Verliebtheit zur Liebe eine der kritischsten Phasen ist. Man muß neue Bewertungen vornehmen, sich neu orientieren, um eine Entscheidung dafür oder dagegen treffen zu können. Glück hat, wer sich an Kleinigkeiten zu erfreuen vermag und dem großen Gefühl die große Aufregung klaglos opfert. Eine wichtige Rolle spielt in dieser Phase eine Gruppe bemerkenswerter Moleküle: **die Endorphine**. Ihr Name leitet sich von der Bezeichnung »endogene Morphine« ab; es sind also im Körper selbst produzierte Opiate. Sie wirken schmerzstillend, dämpfen unsere Angst, verschaffen uns ein tiefes Wohlbefinden und machen uns unter Umständen gar euphorisch.

Endorphine – ein Sammelbegriff für etwa 20 unterschiedliche Substanzen – werden im Gehirn produziert und agieren dort als Botenstoffe zwischen Nervenzellen, aber auch als Neurohormone, die von der Hirnanhangsdrüse ins Blut abgegeben werden. Ihre Wirkungen sind derart vielfältig, zum Teil sogar gegensätzlich, daß das Endorphinsystem unseres Körpers bis heute immer noch eine Art »black box« ist, obwohl man eine Menge über die Endorphine weiß. Ihre Wirkung scheint von der Dosis, von der Verteilung der Rezeptoren in den verschiedenen Bereichen des Gehirns und von dem Subtyp des speziellen Endorphins abhängig zu sein. 1973 entdeckten gleich mehrere Forscher den Opiatrezeptor im Gehirn, darunter Solomon Snyder von der Johns Hopkins School of Medicine. Damit war klar, wie Opium, Morphium und Heroin ihre schmerzstillenden und psychotropen Wirkungen entfalten können. Sie binden sich an einen spezifischen Rezeptor auf Nervenzellen. Aus dieser Erkenntnis folgte aber auch, daß es ein körpereigenes Opiat geben muß, das normalerweise an den Rezeptor bindet und ebenfalls pharmakologische Wirkungen hervorruft. Das erste körpereigene Opiat – damals Enkephalin genannt – wurde 1975 von den beiden schottischen Wissenschaftlern John Hughes und Hans Kosterlitz Aberdeen aus Hirngewebe isoliert. Das war der Nachweis, daß wir unsere Psychodrogen gleichsam in der körpereigenen »Apotheke«, im Hirn, herstellen.

Die Endorphinproduktion steigt beim Menschen in völlig unterschiedlichen Situationen: Wenn man schöne Musik hört, bei einer Akupunkturbehandlung, während der Schwangerschaft und vor allem bei der Geburt, beim Sex, beim Freizeit- wie beim Extremsport, aber auch während einer Yoga-Sitzung und in Meditation. Sowohl Entspannung als auch Streß, emotionale wie physische Belastungen, regen die Ausschüttung an.

Warum unter Streß der Spiegel steigt, läßt sich gut erklären, da die Produktion der Streßhormone und der Endorphine zum Teil gekoppelt gesteuert werden. Schüttet der Hypothalamus das corticotrope Releasing-

Hormon (CRH) aus, dann aktiviert dies in der Hirnanhangsdrüse die ACTH-Sekretion über einen bestimmten Genabschnitt. In diesem Genabschnitt, POMC genannt, liegen die Informationen für ACTH und für Endorphine. Sobald also ACTH gemacht wird, das dann die Cortisolproduktion in der Nebenniere in Gang bringt, stellt der Körper immer in einem bestimmten Verhältnis auch Beta-Endorphine her. Da eine solch enge Koppelung in der Evolution kaum ohne Sinn etabliert wurde, ist anzunehmen, daß die Endorphine in der Streßregulation selber eine Funktion übernehmen. Beta-Endophin wirkt zum Beispiel hemmend auf die Oxytocinausschüttung. Wird dieses für Sex und Lust so wichtige Neurohormon aber gebremst, ist einleuchtend, daß unter Streß die sexuelle Begierde nicht gerade überschäumt (siehe auch Kapitel »Wenn Streß die Lust killt«, S. 224). Im krassen Gegensatz dazu steht die Erfahrung, daß sowohl Masturbation als auch Geschlechtsverkehr den Endorphinspiegel heben. Es kommt auf die genaue Dosis an: Wir brauchen offensichtlich einen gewissen Pegel für die Wollust, nur nicht zuviel. Bezeichnenderweise ist das limbische System gespickt mit Endorphinrezeptoren. Vor allem die Amygdala – wichtiger Mitspieler in der Emotionsspirale – ist reich an Nervenfasern, die Endorphin als Botenstoff einsetzen.

Auch im Locus coeruleus, dem Wachheitszentrum im Hirnstamm (siehe Abb. 2, S. 77), binden sich die endogenen Opiate. Sie können uns schläfrig und müde machen. Man vermutet, daß nach einem aufregenden Liebesspiel in erster Linie die vermehrten Endorphine die wohlige Müdigkeit und dann den tiefen, entspannenden Schlaf hervorrufen – offenbar vor allem bei Männern. Die sollen sich doch in der Tat manchmal umdrehen und blitzschnell ins Reich der Träume entschlummern!

Geringe Mengen an Endorphinen machen uns dagegen extrem wach, aufnahmefähig und euphorisch – wieder ein gutes Beispiel für die oft so gegensätzlichen Wirkungen. Endorphine wirken generell stimmungsaufhellend. Nach einem Bungee-jumping-Sprung, nach einer aufregenden Bergklettertour, nach einer schwierigen, aber bestandenen Prüfung erleben wir alle meist ein psychisches Hoch. Wir fühlen uns aktiv, wach, glücklich. Das liegt sicher zum einen an dem Botenstoff Noradrenalin, einer Art Power-Botenstoff, aber auch an den Endorphinen. Allerdings ist dieser Rausch schnell verflogen. Um ihn zu konservieren, muß man die auslösende Tätigkeit perfektionieren – das ist das Rezept des amerikanischen Psychologen Mihaly Csikszentmihalyi. Er prägte den Begriff »Flow« für das immer wiederkehrende Glücksgefühl. Manche erleben es beim Reiten, der Chirurg beim Operieren, der Musiker beim Konzert auf der Bühne, andere beim Bügeln. Entscheidend ist nicht die Art der Tätigkeit, sondern die Perfektion und Hingabe, mit der man sie betreibt. Das sinnliche Erleben gleicht dann einem totalen Versinken in die Empfindung, ohne Zeit- und

Raumgefühl. Die meisten von uns nennen das wohl »Glücklichsein«, andere sagen »Zen« dazu. Dieser »Flow« wird sicher zum Teil über die Endorphine gesteuert. Daß da etwas fließen muß, wenn wir glücklich und zufrieden
sein wollen, war bereits dem Leibarzt des Kaisers Marc Aurel klar. Er behauptete im zweiten Jahrhundert nach Christus, daß Körpersäfte aus dem
Gehirn die Ursache seien. Wie recht Claudius Galenus doch hatte! Da die
Endorphinrezeptoren aber auch auf den Darmzellen sitzen und dort wahrscheinlich die Darmbewegungen regulieren, ist es kein Wunder, daß ein
Glücksgefühl unseren gesamten Körper durchflutet. Wir fühlen »Flow«
eben auch im Bauch.

Ganz ähnlich dürfte das Glücksgefühl einer langjährigen Beziehung entstehen. Der Reiz – zum Beispiel die Fürsorge und Zärtlichkeit des
Ehemannes – bringt täglich immer wieder unser Endorphin auf Trab und
vermittelt uns so Sicherheit, Frieden und Ruhe. Nach den aufregenden ersten Zeiten übernimmt das Liebesmolekül Endorphin die Regie in der Beziehung. Es bringt uns vielleicht das ruhige Glück – so die These –, aber leider
auch die Abhängigkeit. Meinen täglichen Endorphinstoß gib mir heute!
Wenn der fehlt, treten Entzugssymptome auf. So vermutet die New Yorker
Anthropologin, Helen Fisher, daß genau der Endorphinentzug den entsetzli-
chen Liebeskummer verursacht, wenn uns ein Partner verläßt. Daß Endorphine abhängig machen können, ist eine neue Erkenntnis, die vor allem an
Marathonläufern untersucht wurde. Die gewöhnen sich durch ihren Extremsport an den ständig erhöhten Endorphinpegel und können von ihrem
Glücksgefühl selbst dann nicht lassen, wenn sie krank sind. Es gibt Mara-
thonläufer, die es kaum ertragen, nach einem Beinbruch im Krankenhaus zu
liegen. Sie fragen als erstes: Wann kann ich wieder laufen? Genauso ergeht
es uns wohl bei einer Trennung. Der endorphinauslösende Reiz ist weg, und
es dauert eine Weile, bis sich das gesamte System wieder herunterreguliert
hat. Die vielen Rezeptoren warten vergebens auf ihr Bindungsmolekül und
müssen abgebaut werden.

Auch bei der sogenannten postpartalen Depression wird ein Zusammenhang mit den Endorphinen diskutiert. Etwa die Hälfte aller Wöchnerinnen erlebt eine leichte bis ernste Depression nach der Geburt. Biologische Ursachen könnten die extreme Hormonumstellung sein, und/oder auch
der Endorphinentzug. Mütter fühlen sich zeitweise extrem traurig, verletzbar und überfordert. Von Mutterglück keine Spur. Dieser »Baby-Blues« vergeht meist so schnell, wie er gekommen ist, weil die Endorphinproduktion
jetzt durch den neuen auslösenden Reiz, ein hinreißend süßes Baby, ange-
kurbelt wird. Langsam stellt sich – trotz des schreienden Säuglings, durch-
wachter Nächte und Stillproblemen – das Glücksgefühl ein.

Ein Nebeneffekt des Endorphinrausches ist die schmerzhemmende Wirkung. Schwangere erleben den Geburtsschmerz durch die Endorphinflut nicht so heftig, wie er eigentlich ist. Es ist eine evolutionär klug ausgedachte Betäubung. Der Buchautor Josef Zehentbauer spekuliert sogar, daß sadistische Sexualpraktiken im Liebesrausch zum Beispiel nur durch die Endorphine erträglich werden. In der Tat ist die Schmerzlinderung eine der wichtigsten Aufgaben der Endorphine. Besonders im Rückenmark, im Hirnstamm und im Thalamus, der zentralen Durchschaltstation für Sinnesreize, befinden sich auffällig viele Rezeptoren. Endorphine können schon im Rückenmark die Reizweiterleitung hemmen, so daß man unter Umständen die schmerzhaften Peitschenhiebe erst nach Stunden wirklich als schmerzhaft wahrnimmt, wenn die Endorphinausschüttung nach der Ekstase abnimmt. Die »Streßanalgesie« ist den Ärzten geläufig. Manchmal werden Menschen nach einem Autounfall ins Krankenhaus eingeliefert, die eigentlich vor Schmerzen ohnmächtig sein müßten. Statt dessen unterhalten sie sich und sind normal ansprechbar. Sie haben schlicht in Sekundenschnelle den Schmerz selber betäubt.

Neben der Blockade der Schmerzweiterleitung hilft das Endorphin auch im Thalamus und im limbischen System, den Schmerz anders zu bewerten. Zahnärzte setzen diesen Effekt gerne ein, wenn sie ihre Patienten mit stimmungsvoller Musik berieseln lassen oder Yoga, Akupunktur und bestimmte Atemtechniken empfehlen. All dies hebt den körpereigenen Opiatpegel. Wahrscheinlich sind es solche Techniken, die es Fakiren ermöglichen, auf einem Nagelbrett zu liegen.

Die Biochemie der Treue

Als sich der niedersächsische Ministerpräsident Gerhard Schröder und seine Ehefrau Hiltrud im Frühjahr 1996 trennten, war das Thema Untreue mal wieder Stammtisch- und Kaffeekränzchengespräch Nummer eins. »Der also auch!« »Sie können es doch nicht lassen!« »Was hat die Neue, was die Alte nicht hat?« Nicht, daß man dem flotten SPD-Politstrategen die hübsche Freundin mißgönnte, man fragte sich nur: Warum riskiert ein Mann seine politische Karriere und geht fremd? Daß Hiltrud ihn allerdings gleich so konsequent vor die Tür setzen würde, ahnte vielleicht noch nicht einmal Gerhard Schröder. Warum also? Schlichte Lust auf erfrischende Erotik, mehr Macht und Selbstwertgefühl oder vielleicht eine Flucht aus der einengenden Beziehung? Die Geliebte wird im letzten Fall zur Fluchthelferin aus der Frustbeziehung.

Warum können so viele Menschen nicht treu sein? Dieser Frage ging erstmals publikumswirksam das amerikanische Magazin *Time* im August 1994 nach. Die Titelgeschichte »Untreue – es könnte an unseren Genen liegen« strapazierte unser menschliches Bemühen nach monogamer Harmonie. Herrlich, endlich eine Erklärung, und auch noch der Art, daß man selbst völlig unschuldig scheint. Wenn einen die Gene zum Seitensprung treiben, was soll man dann dagegen machen? Das evolutionäre Programm läuft wohl auf eine Partnerschaft hinaus, aber nicht darauf, auch treu zu bleiben.

Selbst der romantische Mythos, daß viele Vogelarten monogam seien und Männchen und Weibchen ein Leben lang miteinander ausharren, ist widerlegt. Mit genetischen Untersuchungen ließ sich nachweisen, daß im Schnitt 40 Prozent der Jungen nicht vom »Lebenspartner« stammen. Auch bei den Kohlmeisen, von denen wir dachten, sie lebten in strenger Einehe, geht jedes zweite Weibchen während der Brutzeit mindestens einmal fremd. Allerdings weiß der gehörnte Gatte von den Kuckuckseiern. Je weniger Eier von ihm befruchtet wurden, desto schlechter verteidigt er das Nest mit der Brut.

Auch der *Homo sapiens* kann es nicht lassen, obwohl wir wissen, daß der Seitensprung selbst gegen Ende des zweiten Jahrtausends noch immer moralisch verwerflich ist. Die Untreue – so die Erkenntnis der Evolutionspsychologen – ist die biologische Norm, Treue dagegen die Ausnahme. So besteht zum Beispiel ein Selektionsdruck, daß Menschen gute Augen haben, aber die Tatsache, daß viele schlecht sehen oder gar blind sind, zeigt nur, daß die Natur Ausnahmen zuläßt. Auch Paare können also 60 Jahre lang glücklich zusammenleben – ohne Seitensprung. Ungefähr zwei Drittel aller Amerikaner schaffen das nicht und gehen fremd, allerdings mehr Männer als Frauen. Die einzelnen Untersuchungen geben Zahlen zwischen 32 und 40 Prozent für die Männer an.

Ob uns die Monogamie oder die Promiskuität glücklich macht, entscheidet nur jeder einzelne. Eine allgemeine Formel gibt es nicht. Immerhin ist der hehre Anspruch der Monogamie weit verbreitet. Obwohl in vielen Kulturen Polygamie erlaubt ist, nutzen nur etwa 10 Prozent der von westlichen Geschlechtsgenossen oft beneideten Männer ihr Recht. Immerhin haben wir eine schöne große Hirnrinde und können mit dieser nachdenken und unser Handeln im Rahmen der biologischen Möglichkeiten abstimmen. Wir kalkulieren die Kosten-Nutzen-Bilanz des Seitensprungs und können so je nach Einschätzung etwaige Regungen unterdrücken. Allerdings müssen wir auch – so ein Rat – unsere biologischen Wurzeln akzeptieren lernen. Ob jemand eher der treue oder der untreue Typ ist, könnte zum Beispiel durch die individuelle Hirnchemie bestimmt sein.

Männer wie Frauen gehen fremd. Und für beide gibt es dafür gute Gründe. Nach archaischen Paarungsstrategien der Steinzeit trachten Männer danach, ihre Gene an möglichst viele Nachkommen weiterzugeben, und dazu brauchen sie mehrere Frauen, da eine Frau selbst bei bester Gesundheit kaum mehr als 10 Kinder gebären kann. Ein Seitensprung bietet die Chance, schnell und ohne große Investitionen und Kosten (Vorsicht: Das hat sich in den letzten Jahren mit Einführung der Unterhaltszahlungen geändert!) mehr Nachkommen zu zeugen. Selbst die Midlife-crisis, meist als psychologisches Männerphänomen beschrieben, könnte ein biologischer Trick sein. Oft starten Männer um die 50 mit der neuen Geliebten oder der zweiten Ehefrau eine neue Reproduktionsrunde. Nicht selten sind dann die eigenen Kinder kaum älter als die Enkel. Nun würde jeder Mann die Unterstellung, er wolle nichts als Kinder zeugen, weit von sich weisen. Die meisten Fremdgänger lassen nichts unversucht, um eine Geliebte eben genau *nicht* zu schwängern. Aber warum lassen sie sich überhaupt auf dieses riskante Unterfangen ein? Aus reiner sexueller Begierde? Aber warum hat uns dann die Evolution diese unspezifische Begierde auf unterschiedliche Objekte der Lust – über einer Dauerbeziehung schwebend wie ein Damokles-Schwert – mit auf den Liebesweg gegeben? Wir glauben heute, wir wären glücklicher, wenn wir alle schlicht monogam in Frieden leben könnten: Einmal ausgewählt – für immer verbunden. Jede Frau mit Kindern, deren Mann dreimal in der Woche nachts nicht nach Hause kommt und der seiner Geliebten teure Geschenke macht, während die Familie zuhause darbt, wird sich wahrscheinlich an der Frage des »Warum« die Zähne ausbeißen. Eifersucht, Fremdgehen, Lug und Betrug bringen nur Unglück – vermuten wir. Aber die Wahrheit ist eben doch anders. Der Seitensprung könnte auch ein Testmanöver sein, um zu sehen, ob da draußen auf dem Liebesmarkt nicht ein noch besser passender Partner frei herumläuft. Die erste Wahl, die man irgendwann einmal getroffen hat, könnte ja falsch gewesen sein. Nachdem wir heutzutage eine erkleckliche Zeitspanne miteinander verbringen – im Zweifelsfall über 50 Jahre –, müssen wir mit einem Partner viele unterschiedliche Lebensabschnitte bestreiten. Ob der Mann, den man während des Studiums geheiratet hat, mit 40 im Turbo-Karriere-Schub noch der passende ist, ist sicher nicht immer vorherzusehen. Wir bilden uns weiter, entwickeln unsere Persönlichkeit, wechseln den Beruf, die Lebensphilosophie, die erotischen Bedürfnisse. Vielleicht ist der Seitensprung ein evolutionärer Schachzug, um uns eine partnerschaftliche Weiterentwicklung zu ermöglichen. Quasi eine evolutionäre Nische. Wir erhöhen die Chancen für uns ganz persönlich und erhalten uns den Spielraum, ein Leben lang glücklich und zufrieden zu sein, anstatt in einer unglücklichen Beziehung verharren zu müssen, nur weil wir monogam sind. Glauben die Soziobiologen an den erhöhten Fortpflanzungserfolg als Triebfeder unserer sexuellen Umtriebigkeit, so darf man getrost auch an das persönliche Glück glauben. Tatsache bleibt, daß beim Seitensprung mindestens einer immer unglücklich ist. Und das ist öfter die Frau als der Mann. Wenn man es allerdings genau betrachtet, ist es allein unsere monogame Idealvorstellung, die die Paare auseinandertreibt. Wäre in unserer Gesellschaftsstruktur die Polygamie hoch angesehen und erlaubt, wäre ein Seitensprung nie und nimmer ein Trennungsgrund.

Knapp 30 Prozent der Amerikanerinnen geben zu, schon mal ein außereheliches Abenteuer zu wagen – in einer Befragung aus dem Jahr 1974 waren es gar nur 24 Prozent. Sie bevorzugen dafür Männer mit extravagantem Lebensstil und attraktivem Äußeren. Also entweder reich oder jung und schön, am besten beides. Während sich Männer häufiger schnellen und anonymen Sex wünschen und selbst ihre sexuellen Phantasien typischerweise um anonyme Partner kreisen, fixieren sich Frauen eher auf einen Typ, den sie kennen. Plötzlich werden dann Begierden wach, aber eben erst, wenn das auslösende Objekt greifbar nahe ist. In einem Männergehirn macht sich auch ohne konkreten Anlaß der Wunsch nach einem Abenteuer breit. Und dann beginnt die aktive Suche. Frauen werden erst bei der passenden Gelegenheit schwach. Gehen Frauen tatsächlich fremd, gilt das immer noch als verwerflicher im Vergleich zum Seitensprung des Ehemannes. So reagieren Männer betroffener und aggressiver auf einen Seitensprung ihrer Frau, als Ehefrauen, wenn sie vom Geschäftsreiseabenteuer ihres Mannes erfahren. Hier wird mit zweierlei Maß gemessen. Der Evolutionspsychologe David Buss von der University of Michigan befragte im Labor männliche und weibliche Versuchspersonen, was sie fühlen, wenn sie sich ihren Partner mit einem oder einer anderen im Bett vorstellten. Er testete zwei Varianten: »purer Sex« und »Sex plus tiefe emotionale Verbundenheit«. Die Herzfrequenz, das Stirnrunzeln und körperliche Streßsymptome sollten das Maß an Ungemach über den potentiellen Seitensprung erfassen. Dabei reagierten die in der Phantasie »betrogenen« Männer viel eifersüchtiger als die Frauen – bei beiden Varianten. Die »betrogenen« Frauen regten sich nur besonders auf, wenn beim Akt Gefühle mit im Spiel gewesen sein sollten. Ansonsten blieben sie relativ gelassen. Fatalismus oder evolutionäre Einsicht? Dazu paßt auch, daß Männer viel häufiger ihre Frauen wegen Untreue umbringen als Frauen ihre Männer. Frauen töten ihren Mann oder Freund in den meisten Fällen, weil er sie mißbraucht hat. Daß mehrere Männer oder Liebhaber im alltäglichen Leben wirklich von Vorteil sein können, verdeutlichte eine afrikanische !Kung-Frau einem Anthropologen laut *Time* einmal so: »Wenn du einen Liebhaber hast, dann bringt der dir etwas, und der andere bringt dir etwas anderes. Der eine kommt nachts mit Fleisch, der andere mit Geld, und noch einer bringt Perlen. Dein Ehemann tut auch noch etwas und schenkt dir Sachen.« In grauer Vorzeit dürfte sich dieses geschäftsmäßige Gebaren noch mehr gelohnt haben als heute, ging es doch damals oft ums nackte Überleben. Genauso alt wie die Untreue ist aber auch die Eifersucht. Dieses Gefühl versucht offenbar, der allzu frechen Untreue entgegenzuwirken. Eifersucht ist nach der Definition des Wiener Verhaltensforschers Karl Grammer ein Zustand, »der durch eine wahrgenommene Bedrohung einer Beziehung oder Stellung erzeugt wird und ein Verhalten motiviert, dieser Bedrohung entgegenzutreten«.

Wie Monogamie im Gehirn gesteuert wird, versuchten in den letzten Jahren vor allem zwei Forscher in den USA zu entschlüsseln: Sue Carter, Zoologin an der University of Maryland in College Park, und Thomas Insel, Neurowissenschaftler am Yerkes Reginal Primate Research Center an der Emory University in Atlanta, Georgia. Ihr mittlerweile berühmtes Monogamie-Modell sind die treuen Präriewühlmäuse in Illinois und die polygamen Bergwühlmäuse in Wyoming (siehe Kapitel »Das Orgasmushormon Oxytocin«, S. 139f.), wobei für Sue Carter »Monogamie ein schreckliches unsinniges Unwort« ist. Natürlich sind auch die Präriewühlmäuse einem Seitensprung, wenn er sich bietet, nicht abgeneigt. Sue Carter scherzt: »Sie sind wirklich nur ein bißchen weniger als monogam, aber sie halten sich einfach gerne in der Nähe einer anderen Maus auf.« Bergwühlmäuse sitzen im Gegensatz dazu immer möglichst weit entfernt von einem Artgenossen in der anderen Käfigecke und sind promisk, daß es uns die Schamesröte ins Gesicht treibt. Dabei produzieren die männlichen polygamen Nager nur mehr von einem einzigen Neurohormon im Gehirn. Das ist zumindest bei den Wühlmäusen das Geheimnis der Treue.

Lowell Getz, ein amerikanischer Zoologe von der University of Illinois, begann in den sechziger Jahren Präriewühlmäuse unter Heuballen zu untersuchen. Man wunderte sich schon lange, warum sie in Fallen fast immer paarweise gefangen wurden. Getz fand heraus, daß 75 Prozent der Paare bis zum Tod eines Partners zusammenbleiben. Ein außergewöhnliches Verhalten, denn die meisten Säugetiere sind polygam. Trennt man die Tiere, behalten sie ihre Vorliebe für den einen Partner ungefähr eine Woche lang. Nach etwa 15 Tagen ist diese besondere Anhänglichkeit des Paares allerdings gelöscht. Sue Carter fand die Sache mit den Wühlmäusen so spannend, daß sie mit einer Forschungsabteilung das Rätsel entschlüsseln wollte. So wurde sie zur »Mutter der Monogamie«. Zu dieser Forschertruppe gehörte bis 1994 auch Dr. Thomas Insel vom Laboratory of Neurophysiology des National Institute of Mental Health in Poolesville, Maryland, der dann ans Primatenzentrum nach Atlanta wechselte. Eigentlich Psychiater, war er von den Wühlmäusen ebenso fasziniert wie Sue Carter und wurde zum prominentesten Neurowissenschaftler der zwei Wühlmausarten. Die These der beiden Forscher: Das Neurohormon **Vasopressin** spielt eine wichtige Rolle bei der Paarbindung der monogamen Präriewühlmäuse. Ihre Veröffentlichung am 7. Oktober 1993 in dem Fachblatt *nature* schlug hohe Wellen, und kaum eine Zeitung berichtete damals nicht darüber. Sollte ein so elementa-

res Verhalten von einem Hormon, das bei der Kopulation im Gehirn ausgeschüttet wird, abhängig sein?

In der Paarungsphase der Mäuse, über 100 Kopulationen in
36 Stunden, wird das Mäuserichhirn geradezu mit Vasopressin »geflutet«.
Danach ist für das Männchen nichts mehr so, wie es vorher war. So verteidigen sie auch ihr Weibchen nach dem langen »Liebesakt« heftig gegen fremde Männchen. Sobald ein fremdes Männchen gesichtet wird, greifen sie es
an. Dabei produziert das Gehirn wiederum Vasopressin, und das stärkt die
Bindung. Hier schnappt die biochemische Monogamie-Falle zu. Bergwühlmäuse kämen dagegen nie auf die Idee, nach dem Akt für das Weibchen zu
kämpfen.

Autoradiogramme zeigen, daß Prärie- und Bergwühlmäuse völlig
unterschiedlich verteilte Vasopressinrezeptoren im Gehirn aufweisen. Das
dürfte bei den Männchen die physiologische Basis der Monogamie sein. Injiziert man einem Mäuserich aber vor der Paarung einen Vasopressinblocker,
zeigt er später nicht das Verhalten des »eifersüchtigen Ehemannes«. Er
begegnet einem fremden Störenfried sogar ausgesprochen freundlich.
»Wahrscheinlich triggert Vasopressin die Aggression männlicher Präriewühlmäuse«, ist die Schlußfolgerung von James Winslow, Mitautor der
ersten Publikation in *nature*. Bekommen »jungfräuliche« männliche Mäuse
über 24 Stunden Vasopressin, werden sie aggressiv, was sie vorher nicht
waren. Die Vasopressininfusion ins Gehirn ahmt quasi den Geschlechtsakt
nach. Gleichzeitig macht Vasopressin die Männchen aber auch zu vorbild-
lichen Vätern, die ihre Jungen beschützen, sie im Nest umhertragen und
sie versorgen.

Vasopressin ist bekannt für seine positive Wirkung auf das Gedächtnis. Es könnte also sein, daß Vasopressin dem Männchen hilft, sein
Weibchen und seine Jungen geruchlich zu erkennen und zu erinnern. Paarbindung beinhaltet immer auch ein kognitives Element. Man kann sich nur
jemandem verbunden fühlen, wenn man ihn erkennt. Vasopressin stärkt bei
denjenigen Mäusen, die viele Bindungsstellen in bestimmten Hirnarealen
aufweisen – und das sind die monogamen Nager –, die soziale Erinnerung
und damit die Bindung. Das ist eine der möglichen Erklärungen.

Wer jetzt glaubt, ein untreuer Ehemann, der für das Familienleben
nicht viel übrig hat, könnte vielleicht durch einen Vasopressinschub zum
treuen Gatten und liebevollsten Vater werden, wird enttäuscht sein. Wühlmäuse sind Sklaven ihrer Hirnbiochemie, wir nicht. Außerdem ist die Genetik ein entscheidender Faktor: Die polygamen Bergwühlmäuse werden auch
mit Vasopressin um keinen Deut treuer. Nichtsdestotrotz sind die Erkenntnisse bei den Wühlmausmännchen vielleicht ein Hinweis, daß Vasopressin
beim Menschen ebenfalls eine Paarbindungsfunktion haben könnte. Immer-

hin gelangt auch beim Mann während der Erregungsphase kurz vor dem Orgasmus vermehrt Vasopressin in den Blutkreislauf und ins Gehirn. Und ist es nicht auffällig, daß sich Männer nach der ersten gemeinsamen Nacht bereits erstaunlich besitzergreifend und beschützend verhalten?

Es wäre außerdem möglich, daß Vasopressin in einem Zusammenhang mit Erkrankungen beim Menschen steht, in denen die Fähigkeit, soziale Bande zu formen, gestört ist. Zum Beispiel beim Autismus. Autistische Kinder schauen ihre Eltern fast nie an, sind selten in der Lage, eine Beziehung oder Kommunikation aufzubauen, und vermeiden körperlichen Kontakt. »Das Ziel der Forschung ist nicht, einen Liebestrank zu finden«, so Tom Insel, »sondern die normalen sozialen Beziehungen zu verstehen.« Immerhin konnte man nachweisen, daß autistische Kinder einen abnorm niedrigen Vasopressinspiegel haben. Sicher ist, daß Vasopressin beim Menschen nur einen von mehreren Faktoren beim Aufbau sozialer Bindungen darstellt.

Bei den weiblichen Wühlmäusen zeigt sich ein gänzlich anderes Bild: Hier übernimmt offenbar das Neurohormon Oxytocin die Hauptrolle beim Sexualverhalten. Blockiert man vor der Paarung bei den Präriewühlmaus-Weibchen Oxytocin, haben sie hinterher keinerlei Partnerpräferenz mehr. Das heißt, die eigentlich monogamen Weibchen verlieren ihr typisches Verhalten, wobei die Paarung selbst in keinster Weise beeinflußt wird. Untersucht man Anzahl und Lage der Oxytocinbindungsstellen, findet man ähnliche Unterschiede wie bei den Männchen für das Vasopressin. Die monogamen Mäuse bilden mehr Rezeptoren in bestimmten Hirnarealen aus als die polygamen Bergwühlmaus-Weibchen. Diese Unterschiede treten übrigens bereits in der frühen Entwicklung auf, nicht erst, wenn sie geschlechtsreif werden. Auffällig viele Oxytocinrezeptoren befinden sich im Nucleus accumbens, dem Belohnungszentrum des Gehirns. Da Oxytocin bei jedem sexuellen Kontakt erneut ausgeschüttet wird, wird dabei auch immer wieder das Belohnungszentrum aktiviert. Sex mit einem bevorzugten Partner könnte dann ähnlich wie eine Droge wirken: Man will immer wieder etwas davon haben. So bleibt das Weibchen dem Männchen (meist) treu. Bei den Bergwühlmäusen ist dies nicht der Fall. Sie zeigen diese auffällige Rezeptorkonzentration im Nucleus accumbens nicht. Ihnen nützt der Oxytocinausstoß beim Sex also wenig, weil das Hormon keine entsprechenden Bindungsstellen findet. Um den fundamentalen Unterschied zwischen »treu« und »untreu« weiter auf einer molekularen Ebene einzukreisen, konstruiert Thomas Insel derzeit eine gentechnisch veränderte Maus. Die Bergwühlmäuse, wenig sozial und ohne Partnertreue, bekommen ein Gen, das sie mehr Oxytocinrezeptoren herstellen läßt. Die Frage ist: Werden diese Mäuse dann plötzlich monogam?

In den nächsten Jahren will Tom Insel die Rolle der beiden Neuro-hormone bei Affen untersuchen. Generell scheint Vasopressin für die Paar-bindung des Männchens und Oxytocin für die Paarbindung des Weibchens mehr Bedeutung zu haben.

Sue Carter interessiert sich derzeit für den Einfluß von Streßfakto-ren. Läßt man männliche Präriewühlmäuse zum Beispiel drei Minuten lang im Wasser schwimmen, was für eine Maus ziemlich unangenehm ist, dann funktionieren Partnerpräferenz und soziale Bindung noch besser. Offenbar fördert das Streßhormon Cortisol dieses Sexualverhalten bei Männchen. Bei den weiblichen Tieren konnte sie diesen Effekt nicht beobachten. Auch bei der Jungenaufzucht bestehen Unterschiede: Präriewühlmäuseriche helfen genauso wie die Weibchen bei der Betreuung; bei den Bergwühlmäusen macht sich das Männchen nach der Paarung aus dem Staub, und das Weib-chen muß nach der Geburt drei Wochen lang alleine die Versorgung überneh-men. Die Jungen haben sich daran gewöhnt. Kleine Bergwühlmäuse klagen nicht, wenn sie allein gelassen werden.

Insgesamt dürften bei der Regulation der spezifischen sexuellen Verhaltensweisen noch andere neuroaktive Substanzen eine Rolle spielen. In Frage kommen: Endorphine, Sexualhormone und Botenstoffe wie Adre-nalin und Dopamin. Genauer ist dies bei den amerikanischen Wühlmäusen aber noch nicht untersucht. Sie werden noch über viele Jahre immer wieder für neue Einsichten in die Monogamie sorgen. Hier hat die Natur ein exzel-lentes Modell für Neurobiologen geschaffen, um den Mechanismen von Treue und Untreue auf die Spur zu kommen. Deshalb zitiert Thomas Insel gerne einen amerikanischen Neuroanatomen mit der weisen Erkenntnis: »The most important experiments are those, which nature has already done for us.« (Die wichtigsten Experimente sind die, die die Natur bereits für uns durchgeführt hat.)

Die Chemie der Impotenz

Wer ein wirksames Mittel gegen Impotenz finden und auf den Markt bringen könnte, dem wäre vielleicht der Nobelpreis, garantiert jedoch Ruhm und Reichtum sicher. Millionen Männer dürften sich freuen. **Stickstoffmonoxid** – ein kleines anorganisches Molekül (siehe Abb. 7, S. 97) – ist vor einigen Jahren ins Zentrum des Interesses gerückt und wird derzeit in einigen Labors als potentielles Impotenzmittel getestet.

Bekannt als Verursacher von Smog und saurem Regen, ist das geruchs- und farblose Gas Stickstoffmonoxid außerdem eine hochwirksame biologische Substanz in unserem Körper – auch, oder vielleicht sogar vor allem – bei der Liebe. Erst 1987 wurde es von Salvador Moncada, Forschungsleiter der Wellcome-Labors in London, genauer in seiner Funktion charakterisiert. Mit einem Meßgerät für Autoabgase spürte er das Gas im Blut des Menschen auf.

Stickoxid – die Kurzform für Stickstoffmonoxid (chemisch: NO) – ist einer der ungewöhnlichsten Botenstoffe. Er kann frei, ohne Transportsystem durch die Zellmembran diffundieren. NO ist sehr reaktionsfreudig, da es ein ungepaartes Elektron mitführt, und kann sich als Gas dreidimensional im Raum ausbreiten. Allerdings ist es auch äußerst kurzlebig. Nach fünf bis zehn Sekunden zerfällt das Molekül. Dafür kann es jedoch bei Bedarf innerhalb von Millisekunden wieder hergestellt werden. Für seine Produktion aus Stickstoff und Sauerstoff benötigen unsere Zellen ein Enzym namens NO-Synthase, das durch Kalziumionen aktiviert wird.

NO hat im Körper viele unterschiedliche Funktionen: Es lockert die Gefäßmuskulatur und stellt die Blutgefäße weiter. Dadurch kann es leicht zum Blutdruckabfall kommen. Im Darm läßt NO die Muskulatur ebenfalls erschlaffen. Im Immunsystem sondern Makrophagen, eine Art Müllabfuhr unseres Abwehrsystems, und weiße Blutkörperchen Stickstoffmonoxid ab, um Krankheitserreger abzutöten. So werden Viren, Bakterien, aber auch Krebszellen durch das giftige Gas vernichtet.

Im Gehirn produzieren vor allem die Neuronen im Kleinhirn, im Hypophysenhinterlappen, wo Vasopressin und Oxytocin ausgeschüttet werden, im Hippocampus und im Riechkolben Stickoxid. Wie dies genau gesteuert wird, konnte 1989 eine amerikanische Arbeitsgruppe um Solomon Snyder von der Johns Hopkins Medical School in Baltimore entschlüsseln. Solomon Snyder hatte bereits 1973 ein glückliches Händchen bewiesen, als er den Opiatrezeptor auf Nervenzellen entdeckte und dadurch erklären konnte, warum Opiate wie Heroin, Morphium und Opium schmerzstillende und stimmungsverändernde Wirkungen besitzen.

Im Hippocampus spielt das kleine Molekül NO vermutlich eine große Rolle für das Langzeitgedächtnis, und selbst bei degenerativen Erkrankungen des Hirns, wie der Alzheimer-Krankheit, wird NO als Mitverursacher diskutiert. Das neuentdeckte Signalmolekül ist offensichtlich eine Art Schlüsselsubstanz. Ob wir also morgen noch wissen, in wen wir uns heute verliebt haben, verdanken zu einem Teil dem Stickoxid. Wird im Gehirn allerdings zuviel davon produziert, zum Beispiel bei einer Verletzung oder einem Schlaganfall, tötet NO Nervenzellen.

Als Anerkennung für den »Tausendsassa NO« in unserem Körper wählte das Wissenschaftsmagazin *Science* das Stickoxid 1993 zum Molekül des Jahres. NO könnte noch für viele Überraschungen sorgen, vermuten die Fachleute. Die wohl gelungenste Überraschung kam 1992, als mehrere Arbeitsgruppen das Rätsel der Impotenz lösten. Darunter Solomon Snyder und der kalifornische Urologe Jacob Rajfer. Sie konnten die Stickoxid-Synthase genau in denjenigen Nervenzellen im Rückenmark nachweisen, die für die Innervierung des Bulbus-cavernosus-Muskels zuständig sind. Dieser Ringmuskel sitzt an der Basis des Penis und ist für eine Erektion unabdingbar. Bei sexueller Erregung produzieren die Neurone im Rückenmark und auch die Blutgefäßzellen im Penis massenweise NO. Das Stickoxid lockert das ansonsten hart zusammengezogene Muskelgewebe. So kann das Blut ungehindert in den Penis fließen und ihn angemessen versteifen. Läßt das Kommando aus dem Hirn nach, zum Beispiel nach dem Orgasmus, ist weniger NO aktiv, der Muskel verhärtet sich, die Blutzufuhr ist gebremst, der Penis erschlafft. Im Rattenversuch läßt sich eine augenblickliche Impotenz erzeugen, wenn man den Versuchstieren einen Hemmstoff für die NO-Synthase intravenös spritzt. Bereits ein Milligramm pro Kilogramm Körpergewicht führt zu einer signifikanten Reduktion der Erektion. Ab fünf Milligramm sind alle Ratten impotent.

Interessanter ist jedoch die Forschungsfrage, ob eine NO-Dusche oder ein mit Stickstoffmonoxid getränktes Tüchlein eine Erektion zu fördern vermag. Liegt der Impotenz ein Fehler im Stickoxidsystem zugrunde, sollten Mediziner in nicht allzu ferner Zukunft in der Lage sein, ein NO-Potenzmittel zu konstruieren. Das allerdings kann wohl nie eine NO-Pille sein, denn dann würde das reaktionsfreudige Molekül auch an seinen vielfältigen anderen Wirkorten in unserem Körper Verwirrung stiften. Patienten, die unter Priapismus leiden, einer von sexuellen Reizen unabhängigen Dauererregung, könnte ein Hemmstoff des Stickoxidsystems gleichfalls Linderung bringen.

Die neueste und wohl aufregendste Meldung über das Stickoxid und seine Rolle bei der Liebe meldete aber das angesehene Wissenschaftsmagazin *nature* im November 1995: Männliche Mäuse, die aufgrund einer

Mutation keine NO-Synthase in Neuronen mehr bilden können, ändern ihr Verhalten; sie werden aggressiv und zeigen ein exzessives Sexualverhalten. Sperrt man sie zusammen mit normalen Mäuseweibchen in einen Käfig, dann versuchen sie unablässig aufzureiten, obwohl die Weibchen kreischend protestieren. Ansonsten sind die männlichen NO-Mutanten völlig normal. Zum ersten Mal konnte damit gezeigt werden, daß NO und die NO-Neurone auch das Verhalten beeinflussen. Der Autor Solomon Snyder spekuliert: »Demzufolge könnte Stickstoffmonoxid ein wichtiger Vermittler für sexuelles und aggressives Verhalten sein.« Und das gelte für Mäuse *und* Menschen.

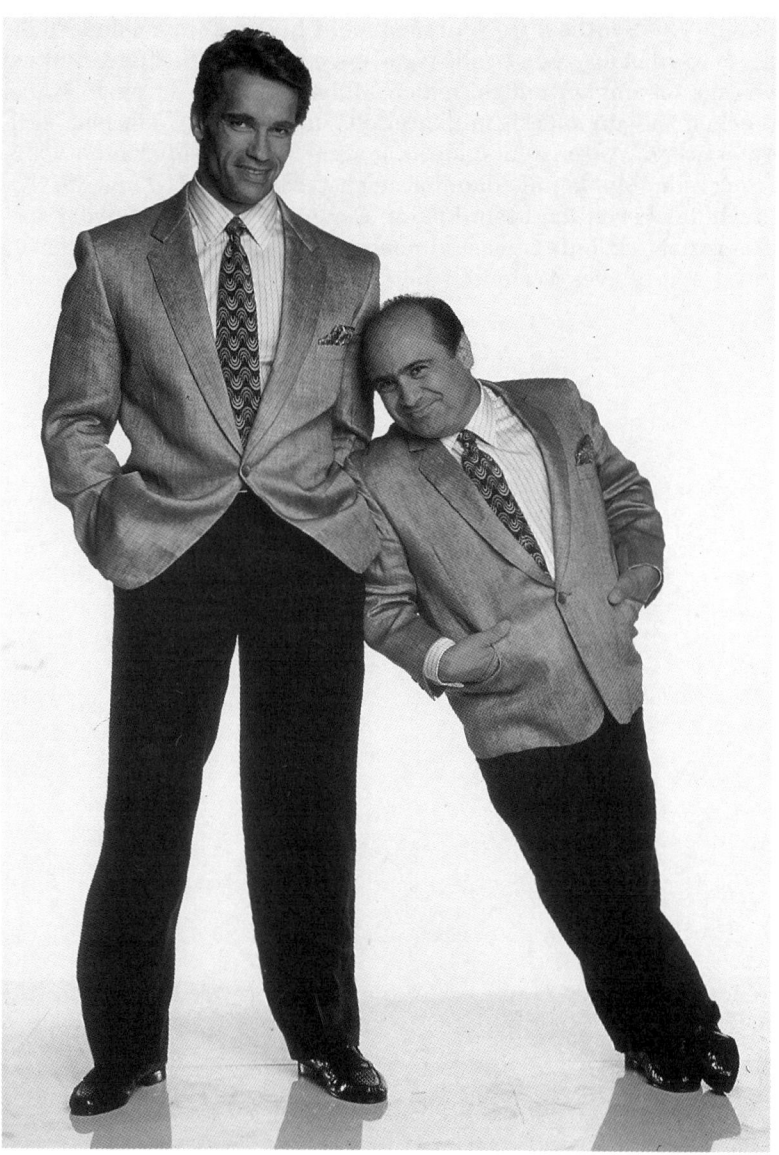

»Anstelle eines perfekten Kindes hat Mom uns beide auf die Welt losgelassen. Gut gemacht, Mom!«

Arnold Schwarzenegger und Danny De Vito in *Zwillinge* – 1988 –

Liebesgene

Im Erbgut sind bereits unsere sexuelle Orientierung, unsere Libido und unser Sexualverhalten festgelegt – diese These bringt uns auf die Palme. Wer will schon als DNS-Marionette funktionieren? Danny De Vito und Arnold Schwarzenegger begeben sich auf die Suche nach ihrer Mama. Die Zwillingsforschung ist dem Homo-Gen auf der Spur, und die Molekularbiologie entziffert, was den Mann zum Manne macht.

»Wir dachten immer, unser Schicksal stehe in den Sternen. Heute wissen wir, daß es zum Großteil in unseren Genen liegt«, verkündet James Watson, Nobelpreisträger, Mitentdecker der Doppelhelixstruktur der DNS und früherer Leiter des Genom-Projekts. Als er 1953 zusammen mit Francis Crick das »Molekül des Lebens«, die Desoxyribonukleinsäure, in ihrer Struktur aufklärte, konnte er kaum ahnen, daß es rund 40 Jahre später einen wahren Genrausch geben würde. Tausende von Wissenschaftlern nehmen mit Milliarden von Forschungsgeldern an der Jagd nach dem menschlichen Erbgut teil.

Vieles, was mit Liebe, Sex und Fortpflanzung zu tun hat, muß eine genetische Basis haben. Selbstverständlich kann eine Mutter beim Stillen nur Oxytocin ausschütten, wenn sie in ihrem Erbgut das Gen für dieses Neurohormon besitzt. Genau dasselbe gilt auch für den Mann, der Testosteron produziert, und für Endorphine, die uns ein Glücksgefühl bescheren. Die genetische Bauanleitung für das Protein, den Botenstoff, den Rezeptor für den Botenstoff – all dies ist in unserem Erbgut verankert. Und ein beträchtlicher Teil der zirka 80 000 Gene sind vermutlich in irgendeinem Sinne mit der Reproduktion gekoppelt. Vier Prozent haben direkt mit der Fortpflanzung zu tun. Ein Drittel aller Gene steuern schätzungsweise Vorgänge beim Denken und Fühlen.

Die Bauanleitungen für alle Zellprodukte liegen beim Menschen in den 22 Chromosomenpaaren und den zwei Geschlechtschromosomen, zwei X-Chromosomen bei Frauen und einem X- und einem Y-Chromosom beim Mann. Die Chromosomen im Zellkern bestehen aus gedrehten Kettenmolekülen. Die wechselnde Abfolge von nur vier Bausteinen in dieser DNS bestimmen das Geschlecht, viele körperliche Merkmale und zum Teil auch die Persönlichkeit. Die DNS einer einzigen Zelle ist etwa ein bis zwei Meter lang. Nur durch die extreme Drehung und Faltung paßt die Information in den nur fünf tausendstel Millimeter großen Zellkern.

Einzelne Abschnitte, oder besser Informationseinheiten, bezeichnet man als Gen. Wobei nicht jedes Gen eine definierte Funktion hat. Einige

Gene steuern wiederum andere, unterdrücken sie oder aktivieren sie, und große Teile der DNS besitzen vielleicht überhaupt keine Funktion. Um eine sinnvolle Information in eine biologisch aktive Substanz zu übersetzen, bedarf es zunächst einer Abschrift der DNS, aus der dann in kleinen Eiweißfabriken in der Zelle ein Protein, bestehend aus Aminosäuren, hergestellt wird. Diese vielen verschiedenen Substanzen sind die Grundlage des Lebens.

Um den menschlichen Genen auf die Spur zu kommen, begann 1990 das bislang größte Projekt der Molekularbiologie: das *»Human Genome Project«*. Weltweit sequenzieren Wissenschaftler in einer enormen Fleißarbeit die menschliche DNS mit dem Ziel alle Gene, vor allem jedoch natürlich Krankheitsgene, zu identifizieren. Daraus soll eine Genbibliothek beziehungsweise ein Genkatalog entstehen. Die Gefahr ist groß, daß der persönliche Genpaß vor allem von Kranken- und Lebensversicherungen für ihre Zwecke genutzt werden könnte. Aber auch Arbeitgeber werden sich die genetischen Schwachstellen eines zukünftigen Mitarbeiters vermutlich nicht vorenthalten lassen wollen. Eine »genetische Diskriminierung« ist damit vorprogrammiert, deshalb wird die Diskussion um die Erbgutanalysen weltweit intensiv vorangetrieben. Nicht minder heftig läuft der Streit um die Patentrechte. Gentechnikfirmen wollen sich die von ihnen identifizierten Gene patentieren lassen, weil sie sich mit der Entwicklung neuer Medikamente Millionengewinne erhoffen. Die Entschlüsselung der Erbanlagen sei »zu einer wahren Brutstätte des Kapitalismus« geworden, stellt das Wissenschaftsmagazin *Science* fest.

Neben Krankheitsgenen interessieren sich immer mehr Forscher für Erbanlagen, die unsere Psyche und unser Verhalten mitbestimmen. In der Vergangenheit postulierten viele – meist voreilig – sie hätten ein Gen zum Beispiel für Alkoholismus, Aggressivität, Depression oder Homosexualität entdeckt. Andere Arbeitsgruppen konnten die Ergebnisse dann regelmäßig nicht bestätigen, so daß die Suche nach den Genen für Intelligenz, Kriminalität, Homosexualität, Alkoholismus, Depressionen und sogar Bettnässen weitergeht.

Schützenhilfe bekommt die Genforschung von der wohl spektakulärsten verhaltensgenetischen Forschung: der Zwillingsforschung. Der Psychologe Thomas Bouchard verfolgte Ende der siebziger Jahre an der Universität von Minnesota 128 eineiige und zweieiige Zwillinge, die völlig getrennt aufgewachsen sind. Trotzdem hatten sie bemerkenswerte Übereinstimmungen in ihren Vorlieben. Zwei Männer zum Beispiel heirateten beide eine Linda und in zweiter Ehe eine Betty. Bei einem anderen Zwillingspaar waren beide in der freiwilligen Feuerwehr aktiv und tranken die gleiche Biermarke. Die Schlußfolgerung von Thomas Bouchard: In vielen Persönlichkeits-

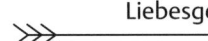

aspekten und in ihrem Temperament gleichen sich genetisch zu hundert Prozent identische Menschen, die nie etwas miteinander zu tun hatten. Dabei müssen Zwillinge bekanntlich nicht wie geklont aussehen. Zweieiige Zwillinge können lediglich den gleichen Grad an Ähnlichkeiten aufweisen wie zwei in Abständen geborene Geschwister, und manchmal ist die genetische Verwandtschaft kaum zu glauben: Der liebenswerte Muskelprotz Arnold Schwarzenegger und der Giftzwerg Danny De Vito geben in dem Film *Zwillinge* ein ganz besonders ungleiches Paar ab.

Inwieweit ist unser Verhalten ererbt? Gibt es etwa ein Gen für Eifersucht? Ist selbst die Untreue, der Drang zur Promiskuität, im Erbgut festgelegt? Wahrscheinlich existiert ein genetischer Einfluß, der bewirkt, daß Menschen nicht hundertprozentig monogam sind. Aber, ob der eine ein besonders untreuer Frauenheld ist, der andere nicht, dürfte kaum von einem »Untreue-Gen« gesteuert werden, sondern von kulturellen Einflüssen. Sollte es aber doch ein Untreue-Gen geben, wieviel wäre es auf dem Genmarkt wert? Würden zukünftige Ehefrauen und Mütter vor dem Ja-Wort ihren Auserwählten um den Genpaß bitten? Wäre sogar eine genetische Korrektur mit Hilfe der Gentherapie möglich? Diese Gruselszenarien sind nicht ausgeschlossen. Was in 30 oder 50 Jahren geschehen wird, vermag doch kaum jemand vorherzusagen.

»Komplexe Verhaltensmuster«, so Dean Hamer vom National Cancer Institute in den USA, »sind das Produkt multipler genetischer Einflüsse und Umwelteinflüsse.« Wenn man also von spezifischen »Liebesgenen« spricht, können nur ausgewählte und bislang definierte und bekannte Stücke der DNS gemeint sein, die in ihrer Rolle besonders herausragend sind. Dazu gehören das Gen für die Männlichkeit und das Homo-Gen.

≡ Die Jagd nach der Männlichkeit

Was macht den Mann zum Mann? »Testosteron«, ist die klare und einleuchtende Antwort, doch leider ist sie nur zur Hälfte richtig. Das Geschlechtshormon galt lange als materialisierter Inbegriff des Männlichen: ein Bart wie Luciano Pavarotti, eine Glatze wie Yul Brynner, Muskeln wie Arnold Schwarzenegger, einen tiefen Baß wie Lee Martin und ein Sextrieb wie Michael Douglas – das sind wahre Männer, und all dies haben sie 19 ringförmig angeordneten Kohlenstoffatomen umgeben von Sauer- und Wasserstoff zu verdanken. Doch warum produzieren Männer mehr Testosteron als Frauen? Wann beginnt diese Produktion, und wer steuert sie? 1959 stand bereits fest, daß Männer sich nicht nur im »kleinen Unterschied« von Frauen abgrenzen, sondern genetisch ein Chromosom zu bieten haben, das Frauen fehlt: das Y-Chromosom. Irgendwie muß dort das Geheimnis der Männlichkeit verborgen liegen. Während bei vielen Reptilien durch die Bruttemperatur der Eier das Geschlecht der Schlüpfenden festgelegt wird und manche Fische im Lauf ihres Lebens das Geschlecht wechseln können, hat sich die Evolution für den Menschen ein fast perfektes genetisches Prinzip einfallen lassen. Selbst Männer, die aufgrund eines genetischen Fehlers mehr als ein X-Chromosom aufweisen, zum Beispiel XXY-Männer (Klinefelter-Syndrom), bleiben Männer, solange sie ein einziges Y besitzen. Das allein zeigt die Dominanz des Faktors. Allerdings überleben Individuen, die nur ein Y besitzen und kein ergänzendes X, nicht. Sie sterben früh im Embryonalstadium, während Frauen mit nur einem X (Turner-Sydrom) kaum beeinträchtigt sind. Das beweist: Die wichtigen Gene liegen auf dem X-Chromosom und nicht auf dem Y.

Auf dem X-Chromosom, das dreimal so groß ist wie das Y, befinden sich insgesamt etwa 2500 bis 5000 Gene: zum Beispiel die Informationen für das Farbensehen, die Muskelbildung und die Blutgerinnung. Deshalb erkranken Jungen sehr viel häufiger an Rot-Grün-Blindheit, Muskeldystrophie oder an der Bluterkrankheit. Sie erhalten von ihrer Mutter das defekte X-Chromosom und können ihm kein gesundes, wie ein Mädchen mit einem zweiten X-Chromosom vom Vater, entgegensetzen. Auf dem X-Chromosom soll, nach neuesten Meldungen, auch ein Intelligenzgen liegen. Da Frauen damit doppelt bestückt sind, dürften sie demnach intelligenter sein. So könnten Feministinnen trickreich argumentieren, aber Gene sind tückisch. Wann und wie sie ihre volle Wirkung entfalten, unterliegt immer noch einem ziemlich undurchschaubarem Gewirr verschiedener Einflüsse.

Auf dem Y-Chromosom, einem sehr kleinen Chromosom mit einem langen und einem kurzen Arm, liegen nur etwa 20 verschiedene Gene, zum Beispiel die Information für die Spermienreifung sowie ein sogenanntes Transplantations-Antigen H-Y, das bewirkt, daß Frauen die Leber eines männlichen Organspenders häufiger abstoßen als umgekehrt. Die Größe der Zähne und die Körpergröße könnte ebenso von Faktoren des Y-Chromosoms beeinflußt werden. »Eigentlich ein genetischer Schwächling«, so das harte Urteil von Peter Goodfellow. Allerdings birgt es in einem kleinen Abschnitt einen geschlechtsdeterminierenden Faktor – für Männer das Wichtigste, das ihnen das Y zu bieten hat.

Der französische Wissenschaftler Alfred Jost kastrierte vor über 40 Jahren Kaninchenembryonen im Uterus ihrer Mutter. Die männlichen blieben weiblich und die weiblichen sowieso. Er postulierte, daß zwei Hormone die Maskulierung vorantreiben: Testosteron, produziert in den Leydig-Zellen des Hodens, und MIS (*M*üllersche *i*nhibierende *S*ubstanz), produziert in den Sertoli-Zellen des Hodens. Ohne Hoden entwickelt sich ein Embryo weiblich. Basis der hormonellen Differenzierung ist, so die derzeitige wissenschaftliche Erkenntnis, ein kleines Gen, namens SRY (*S*ex determinierende *R*egion des *Y*-Chromosoms) auf dem Y-Chromosom. Es dirigiert ab der sechsten Schwangerschaftswoche einen Fötus von weiblich in Richtung männlich. Das »Urmodell« ist also eine Eva. Adam entsteht erst später, so eine These, die oft die männliche Vorstellungskraft übersteigt (siehe Kapitel »Die sexuelle Entwicklung des Gehirns«, S. 180).

Die Suche nach dem SRY der Männer gleicht einem eindrucksvollen wissenschaftlichen Wettstreit, den sich einige wenige Arbeitsgruppen weltweit liefern. Dazu gehören der Brite Peter Goodfellow und Gerd Scherer vom Institut für Humangenetik und Anthropologie der Universität Freiburg. Sie sind sicherlich die Männer, die weltweit am besten wissen, was den Mann zum Manne macht. Peter Goodfellow und seine Arbeitsgruppe an der Londoner Universität, darunter der Molekularforscher Robin Lovell-Badge, sorgten 1990 für Aufregung unter den Molekulargenetikern und Männern. Sie verkündeten, ein Gen namens SRY, auf dem kurzen Arm des Y-Chromosoms als den Männlichkeitsfaktor überführt zu haben. Die mühselige Sequenzierarbeit des menschlichen Genoms auf der Suche nach dem SRY, hätte eigentlich vier Mann-Jahre dauern sollen, so waren die Berechnungen von Peter Goodfellow, »aber schon einen Monat nach Beginn, wurden wir bereits fündig«. Ein sehr glücklicher Zufall, wenn man bedenkt, daß in einer Zelle etwa zwei Meter DNS verpackt ist, die ausgestreckt etwa 2000 Kilometer lang ist. Das SRY beansprucht dann gerade mal 27 Zentimeter: Das ist die molekulare männliche Maßeinheit.

Beim Menschen besteht das Y-Chromosom aus 30 Millionen Basenpaaren, von denen das SRY weniger als 1000 beansprucht. Sehr selten gibt es Männer mit einem XX-Genotyp und Frauen mit einem XY-Genotyp – »Genunfälle« der Natur. Aber wie kann ein Mensch ohne Y-Chromosom ein Mann werden? In der Tat fand man bei XX-Männern im Erbgut versprengt ein SRY-Gen, das sich bei der Zellteilung wohl selbständig gemacht hat und vom Y-Chromosom auf andere übergegangen war. Bei den XY-Frauen ist das SRY auf dem Y-Chromosom offensichtlich fehlerhaft und übt keine »männliche« Funktion mehr aus, sonst wären sie ja keine Frauen. Wissenschaftler, darunter Gerd Scherer, entdecken bei immer mehr XY-Frauen winzige Mutationen im SRY-Gen, die es sozusagen »verstummen« lassen. Nicht das Chromosom selbst, sondern vor allem das Sein oder Nichtsein des SRY bestimmt also, ob wir ein Mann oder eine Frau sind.

Aber wie wirkt das SRY? Es ist wahrscheinlich ein Eiweiß, das andere für die Geschlechtsentwicklung bedeutsame Gene an- und abschaltet, eine Art Startpunkt einer komplexen Reaktionskaskade und initial für die Anlage der Hoden verantwortlich, die dann mit der Hormonproduktion starten und damit den Rest der Mannwerdung erledigen. Das erste Produkt der winzigen Hoden ist aber nicht das männliche Geschlechtshormon Testosteron, sondern der MIS-Faktor, den schon Alfred Jost als »männermachend« verdächtigt hatte. Die »Müllersche inhibierende Substanz« verhindert, daß sich aus dem Müllerschen Gang Eileiter, Uterus und Teile der Vagina bilden. Es folgt dagegen der »Umbau« zum Jungen, wenn sich aus dem Wolffschen Gang der Samenleiter und aus der Urniere der Nebenhoden entwickelt. Entscheidend ist also, ob ein Embryo MIS produziert oder nicht. Und in der Tat scheint sich das SRY-Eiweiß an das MIS-Gen zu heften und es anzuschalten. Damit wäre die Entscheidung für den Samenleiter getroffen.

Bereits im Mai 1991 gelang Peter Goodfellow eine andere wissenschaftliche Sensation: Mittels einer Genspritze mit gereinigter SRY-DNS machte er aus weiblichen Mäuseembryonen potente Mäuseriche. Das englische Fachjounal *nature* lichtete daraufhin sensationsträchtig das Männchen »Randy«, an der Turnstange baumelnd, ab. Der Spitzname bedeutet soviel wie »liebestoll«. Und in der Tat machte er seinem Geschlecht alle Ehre, wenn er in Kontakt mit einem Weibchen kam. Die tapferen Bemühungen von Randy waren allerdings vergeblich, denn das neukonstruierte »Männchen« aus dem Labor war zeugungsunfähig.

»Neues Männer-Gen entdeckt« – Diese Meldung publizierten *nature* und das Fachblatt *Cell* gleichzeitig im Dezember 1994: Nicht nur das SRY, sondern noch andere Faktoren entscheiden über das Geschlecht. Und wieder lieferten sich Scherer und Goodfellow, der zwischenzeitlich an die altehrwürdige University of Cambridge gewechselt hatte, einen harten Wettstreit um das Substrat der Männlichkeit. Zeitgleich entdeckten sie das SOX9. Die SOX-Gene (*SRY box related gene*) sind dem SRY ähnlich, eine Bauanleitung für DNS-Bindungsproteine. Diese Faktoren regulieren, wenn sie produziert werden, wiederum andere Gene.

Eine Mutation im SOX9 ruft eine seltene Erkrankung hervor, die »Kampomelische Dysplasie«. Betroffene leiden unter Skelettmißbildungen und sterben meist. Hinzu kommt auffällig häufig eine Geschlechtsumkehr: Dreiviertel aller Mädchen müßten eigentlich Jungen sein, weil sie einen XY-Genotyp aufweisen. Sie haben sogar ein intaktes SRY und sind doch nicht männlich. Also muß noch ein anderer Faktor die »Mannwerdung« verhindern. Auf dem Chromosom 17 wurden die Forscher fündig. Eine Mutation im SOX9 verursacht offenbar die Geschlechtsumkehr. Die Freiburger Arbeitsgruppe publizierte ihre Ergebnisse der Genanalysen in einem Kopf-an-Kopf-Rennen mit der Gruppe um Peter Goodfellow, die Pech hatte, weil das Magazin *nature* bei ihrer Veröffentlichung wegen formaler Fehler eine Korrektur verlangte. So gewann Gerd Scherer drei weitere wichtige Forschungswochen. Am Ende sandte er seine Publikation wenige Minuten vor Abgabeschluß mit einem Spezialfrachtunternehmen von Freiburg nach Großbritannien zum Fachblatt *Cell*.

SOX9 ist wie SRY ein Schaltergen, das ein Mann wohl braucht, um Mann zu werden. Welches der beiden letztlich die entscheidende Rolle spielt, ist noch nicht geklärt. Auch andere neu entdeckte Gene, sind heiße Kandidaten. Und so wird es wohl noch eine Zeitlang dauern, bis das genetische Geheimnis der Männlichkeit endgültig gelüftet ist. Das aber wird kaum bedeuten, daß Männer nicht ein Buch mit sieben Siegeln bleiben.

»Es genügt nicht, XY zu sein und einen funktionierenden Penis zu haben, um sich als Mann zu fühlen«, so die französische Philosophie-Professorin Elizabeth Badinter, und Peter Goodfellow betont gerne forschungskritisch: »Die Geschlechtsidentität, der offensichtlich soziale Unterschied zwischen männlich und weiblich ist ein soziales Konstrukt, das die Interaktion zwischen dem Individuum und der Gesellschaft mit einschließt... Diese Geschlechtsidentität zu verstehen, dazu bedarf es einer großen Bandbreite von Methoden, und die Leistungen der Genetiker werden nicht das meiste dazu beitragen.«

Die Suche nach dem Homo-Gen

Die Entdeckung von Dean Hamer war eine Sensation: Der Molekularbiologe, heute am National Cancer Institute in Bethesda, Maryland, erhärtete 1993 mit seiner Forschergruppe den Verdacht, daß ein Gen die sexuelle Orientierung von Männern beeinflußt. Ein kleiner Abschnitt auf dem X-Chromosom, Xq28 genannt, kennzeichnet, ob ein Mann schwul ist oder nicht. »Irgendwo in diesem Bereich muß das Gen liegen«, dessen ist sich Hamer sicher. Welches Gen nun genau – oder vielleicht mehrere zusammen – die Entscheidung über die Triebrichtung fällt, ist bis heute unklar. Der Bereich auf dem langen Arm des X-Chromosoms hat nicht weniger als vier Millionen Bausteine, die sich zu vielen hundert Genen zusammensetzen können.

Das Umwerfende an dieser Entdeckung war, daß Homosexualität bei Männern durch das Erbgut der Mütter – unter völligem Ausschluß der Väter – bestimmt wird. Bereits im Eileiter der Mutter fällt die Entscheidung, ob ein Ei schwul ist oder nicht. Männer haben nur ein X-Chromosom, und das erhalten sie immer von der Mutter. Vier Prozent aller Männer sind ausschließlich dem eigenen Geschlecht zugetan. Etwa zwei Prozent der Frauen leben lesbisch.

Homosexualität war für die Weltgesundheitsorganisation WHO bis vor kurzem ein pathologisches Phänomen – ein Erbe von Sigmund Freud, der Homosexualität als die Folge von kindlicher Kastrationsangst und verdrängtem Ödipuskomplex sah. In Deutschland stellte der Paragraph 175 Homosexualität bis 1973 unter Strafe. Schwule Beziehungen von Männern zu unter 18jährigen sind nach wie vor verboten. Die Beschäftigung der Hirnforschung mit der Homosexualität wird von Homosexuellen selbst mit gemischten Gefühlen beobachtet. Viele halten die biologischen Erklärungen für hilfreich. Sollte Homosexualität wirklich angeboren sein, dann kann man sie auch nicht für ihre Neigung verantwortlich machen, was wiederum zu einer höheren Toleranz in der Gesellschaft führen könnte. Andere sehen die Wissenschaftler als potentielle Übeltäter: Hormonspritzen oder Genmanipulationen – so fürchten Schwule – könnten bereits im Mutterleib homosexuellen Nachwuchs ausschließen.

Hamer und sein Team hatten ihre Untersuchungen mit Stammbaumanalysen begonnen. Seit ungefähr zehn Jahren nehmen Wissenschaftler die Verwandtschaft der Homosexuellen unter die Lupe. Gibt es viele Homosexuelle in einer Familie, so ist das ein Indiz dafür, daß Homosexualität vererbt wird. Hamer war beeindruckt von den Berichten zweier Wissenschaftler, die sich mit Familienstudien, vor allem mit Zwillingsforschung beschäftigt hatten: Richard Pillard, Psychiatrieprofessor an der Boston University und J. Michael Bailey, Psychologe an der Northwestern University in

Evanston, Illinois. Die grundlegende Idee, in der Homosexuellenforschung durch Zwillingspaare weiterzukommen, war einfach: Eineiige Zwillinge teilen zu 100 Prozent ihre genetischen Informationen, ihr Erbgut ist identisch, sie haben also dieselben Gene. Zweieiige Zwillinge teilen nur 50 Prozent ihrer Gene. Wenn Homosexualität genetisch beeinflußt ist, müßte unter eineiigen Zwillingen Homosexualität häufiger vorkommen als unter den zweieiigen. Unter letzteren müßten wiederum mehr Homosexuelle sein als unter nichtverwandten Menschen. Gäbe es keine großen Unterschiede in allen drei Gruppen, spielen Gene zumindest keine Hauptrolle.

Durch Anzeigen in Schwulenzeitschriften fand Bailey 110 Zwillingsbrüder, von denen jeweils nur einer als schwul bekannt war. Das Ergebnis war beeindruckend: Von den 56 eineiigen Zwillingen waren bei 52 Prozent beide schwul, von den 54 zweieiigen Paaren nur 22 Prozent. Die letzte Quote war im Verhältnis zur Gesamtbevölkerung deutlich höher. Die Tatsache, daß immerhin bei der Hälfte der eineiigen Zwillinge beide schwul waren, deutete darauf hin, daß Vererbung mit im Spiel ist. Daß Homosexualität ausschließlich durch Gene bestimmt ist, nimmt aber kein Wissenschaftler an. Erstens müßten dann beide Brüder eines eineiigen Zwillingpaares schwul sein oder, falls nicht, beide heterosexuell. Und zweitens gibt es keine einzige psychische Disposition, kein komplexes Verhaltensmuster, das ausschließlich auf Gene zurückzuführen wäre.

In seinem Buch *The Science of Desire*, das Hamer zusammen mit dem Journalisten Peter Copeland geschrieben hat, schildert er, was ihn überhaupt zu seinen Untersuchungen getrieben hat. Vor allem die von Charles Darwin 1871 publizierte Schrift *Decent of Man, and Selection in Relation to Sex* (deutscher Titel: *Die Abstammung des Menschen und die geschlechtliche Zuchtwahl*) faszinierte Hamer. Darwin war davon überzeugt, daß Verhalten teilweise vererbt wird, obwohl Gene zu dem Zeitpunkt noch gar nicht entdeckt waren, schon gar nicht die DNS.

Dean Hamer und sein Team, zudem höchst motiviert durch die Ergebnisse von Bailey und Pillard, machten sich auf die Suche nach dem Homo-Gen. Das neue an ihrer Familienstudie war, daß sie nicht nur die nächsten Verwandten homosexueller Männer ins Visier nahmen, sondern auch Großeltern, Tanten und Onkel, Vettern und Cousinen. Diese weitläufige Stammbaumuntersuchung kam zu dem Ergebnis, daß in der über 1000köpfigen Verwandtschaft der 76 untersuchten homosexuellen Männer der Anteil der Homosexuellen deutlich höher war als in der Gesamtbevölkerung. Dies hatte weiter niemanden verwundert. Das Verblüffende aber war, daß sich diese homosexuellen Verwandten gehäuft unter den Brüdern der Mütter oder unter ihren Vettern fanden. Daß nur Verwandte mütterlicherseits eine Veranlagung zur Homosexualität zeigten, war ein unverkennbarer Hinweis dafür, daß die gesuchten Gene auf dem X-Chromosom liegen müssen. Da Männer ihr X-Chromosom aber nur von der Mutter erben können, war für Hamer klar: Homosexualität wird ausschließlich von den Müttern an ihre Söhne vererbt.

Da man nicht den genauen genetischen Code des gesamten Chromosoms ermitteln kann, bediente sich das Team einer hilfreichen Technik: Auf jedem Chromosom gibt es als Marker bezeichnete Abschnitte, an denen sich Unterschiede bei verschiedenen Menschen erkennen lassen. Durch einfache biochemische Methoden kann man nun die Marker vergleichen. Nimmt man die Marker zweier nichtverwandter Personen, so ist die Wahrscheinlichkeit, daß irgendein beliebiger Marker bei beiden identisch ist, gleich Null. Bei Brüdern dagegen erhöht sich die Wahrscheinlichkeit, einen identischen genetischen Marker zu besitzen, auf 50 Prozent. Die Chance, daß beide Söhne von der Mutter das gleiche X-Chromosom erhalten, liegt ebenfalls bei 50 Prozent. Gibt es nun tatsächlich ein Homo-Gen, so müßten – nach Hamers Theorie – identische Marker in der Nähe des Gens zu finden sein, und das bei mehr als der Hälfte der homosexuellen Brüder. Schließlich erhält auch hier die Hälfte der Brüder die Marker zufällig; demzufolge müssen Marker, die einen genetischen Hinweis auf ihre sexuelle Orientierung geben, bei *mehr* als 50 Prozent auftreten.

Hamer testete bei 40 homosexuellen Brüderpaaren 22 verschiedene Marker auf dem X-Chromosom. Das Ergebnis übertraf alle Erwartungen: Bei 33 der 40 Paare (83 Prozent) zeigte sich gleich eine ganze Gruppe von 5 identischen Markierungen am Ende des langen Armes des X-Chromosoms, dem sogenannte Xq28-Abschnitt. »Mit 99,5 Prozent Wahrscheinlichkeit« analysierte Hamer die Statistik, »sei die Übereinstimmung, die er gefunden habe, nicht zufällig.

Hamers Studie schlug ein wie eine Bombe. Unzählige Zeitschriften veröffentlichten Titelgeschichten über diese Neuigkeit. Endlich mußten sich Homosexuelle nicht mehr für ihre Veranlagung schuldig fühlen. Endlich waren auch ihre Eltern von dem Verdacht freigesprochen, ihre Söhne falsch erzogen zu haben. Und das schönste: Keiner konnte jetzt mehr behaupten, Schwule würden unschuldige kleine Jungs zur Homosexualität verführen. Wenn einer schwul ist, dann seit seiner Geburt. Ein Aufatmen ging durch die Homoszene. Kurz nach der ersten Veröffentlichung in *Science* am 16. Juli 1993 wurden in Schwulen- und Lesbenbuchhandlungen T-Shirts mit der Aufschrift verkauft: »*Xq28 – Thanks for the gene, Mom!*«.

Unter den Wissenschaftlern löste das Ergebnis allerdings zugleich große Skepsis aus. Einige kritisierten Hamers statistisches Verfahren, doch genau zwei Jahre später, im Juni 1995, wurde die Studie durch eine andere Forschergruppe bestätigt. Stacey Cherney und seine Kollegen vom Institute for Behavioral Genetics in Boulder, Colorado, fanden, daß von 33 neu ausgesuchten homosexuellen Brüderpaaren deutlich mehr als die Hälfte über dieselben Marker auf dem X-Chromosom verfügen.

Die Ursachenforschung für lesbische Frauen ist von der Wissenschaft bisher vernachlässigt worden. Doch gibt es einige Studien, die auf ähnliche Zusammenhänge schließen lassen wie bei den Schwulen. Vor allem Hamers Kollegin Angela Pattatucci hat damit begonnen, nach Genen zu forschen, die die sexuelle Orientierung von Frauen beeinflussen. Das Forscherduo hält es allerdings für unwahrscheinlich, daß auch bei den Lesben der Xq28-Abschnitt für ihre sexuelle Neigung verantwortlich ist. Das potentielle Lesben-Gen dürfte an einer anderen Stelle liegen und nicht mit dem potentiellen Homo-Gen identisch sein.

Noch ist das Homo-Gen nicht isoliert, noch ist man lediglich damit beschäftigt, das Gen einzukreisen. »Wir haben uns bei der Suche bis zur Nachbarschaft angenähert, dem X-Chromosom«, meint Hamer, »und sogar bis zum Block, dem Xq28 – aber wir haben das Haus noch nicht gefunden.« Solange man das Gen nicht kennt, weiß man auch nicht, welches Protein oder Hormon es steuert und wie es wirkt. Für den Neuroanatom Simon LeVay, Leiter des Institute of Gay and Lesbian Education in Los Angeles, ist Hamers Ergebnis trotzdem die »wichtigste wissenschaftliche Entdeckung, die je über sexuelle Neigungen gemacht worden ist«.

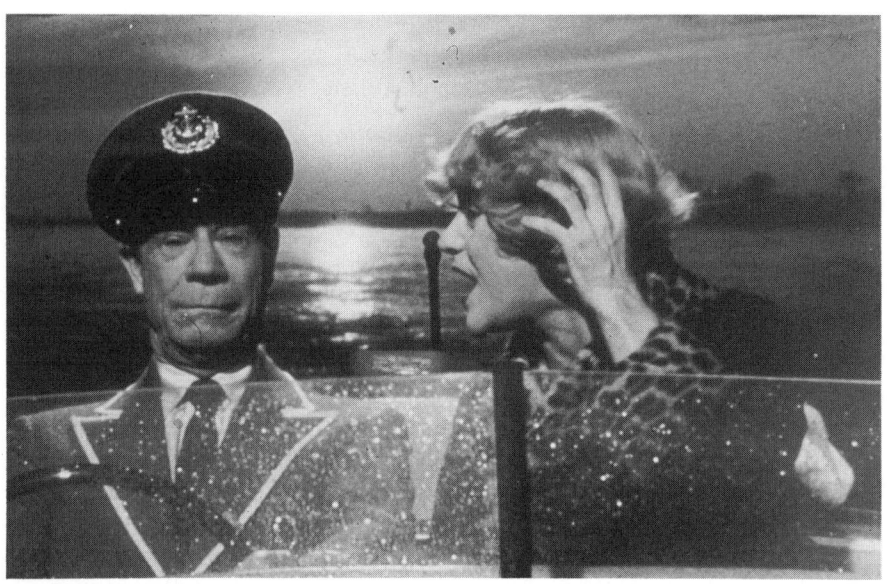

Jerry/Daphne: Osgood – ich muß dir die Wahrheit sagen. Wir können überhaupt nicht heiraten.
Osgood: Warum nicht?
Jerry: Ich bin nicht wirklich blond.
Osgood: Das macht nichts.
Jerry: Und dann: Ich rauche. Ich rauche in einem fort.
Osgood: Das stört mich nicht.
Jerry: Und ich habe eine bewegte Vergangenheit.
Osgood: Ich vergebe dir.
Jerry (mit wachsender Verzweiflung): Und ich werde niemals Kinder haben können.
Osgood: Wir werden welche adoptieren.
Jerry: Aber du verstehst mich nicht! (reißt die Perücke ab, mit männlicher Stimme): Ich bin ein MANN!
Osgood (gleichgültig): Niemand ist vollkommen.

Joe E. Brown und Jack Lemmon in *Manche mögen's heiß* – 1959 –

Liebesdilemma

»... bis daß der Tod uns scheidet« – Der Traum der romantischen und beständigen Liebe wird immer seltener wahr. Enttäuschte Erwartungen, Mißverständnisse und Betrug lassen aus Lust Frust werden. Die wenigsten sind so unbeirrbar wie John E. Brown, der seine vermeintliche Angebetete Jack Lemmon trotz elementarer Hindernisse heiraten will. Mann und Frau könnten sich besser verstehen, wenn sie wüßten, was sich in ihren Köpfen tatsächlich abspielt.

»Mann und Frau passen nicht zusammen. Davon bin ich überzeugt«, sagte der Humorist Loriot und meinte es diesmal bitter ernst. Welch ein Dilemma! Irgendwie scheinen Mann und Frau zum Zusammenleben verdammt zu sein, obwohl weltweit steigende Scheidungsraten verkünden: Wir halten es nicht miteinander aus! Die Ernüchterung dauert gerade bis zum »nächsten Mal«, denn schließlich sehnt sich jeder nach Liebe, Sex, Erotik, Zärtlichkeit, Geborgenheit und Fürsorge. Liebeskummer oder Streitereien über alltägliche Lappalien gehören auch zum natürlichen Repertoire der »Wiederholungstäter«. *Sie* ist verzweifelt über seine Gefühllosigkeit: »Er versteht mich einfach nicht!« – und *Er* hat gerade Wichtigeres zu tun, hält ihren ewigen Rededrang für hysterisch: »Typisch Weiber!« Dabei muß es gar nicht bis zur Ehe kommen. Das Dilemma zieht sich durch alle gesellschaftlichen Bereiche. Während *Er* davon überzeugt ist, daß der Minirock seiner Arbeitskollegin mit dem hinreißenden Lippenstiftlächeln eine direkte Flirtaufforderung ist, will *Sie* nur arbeitstechnische Details mit ihm besprechen. Das Ergebnis: *Er* fühlt sich auf den Arm genommen, *Sie* ist empört über seine Zudringlichkeit: Männer haben nur Sex im Kopf!

Warum laufen diese Dinge immer und immer wieder gleich ab? Warum können wir in unserer hochentwickelten Gesellschaft diese stereotypen Konflikte zwischen Mann und Frau nicht endlich bereinigen? Oder geht der Geschlechterkampf erst richtig los? Von symbiotischen Partnerschaften sind wir weiter entfernt denn je. Verhütungsmittel und Emanzipationsbestrebungen der Frauen in sozialen und wirtschaftlichen Bereichen rütteln seit Jahrzehnten zunehmend an der Dominanz der Männer, und das trägt bekanntlich nicht zum versöhnlichen Zusammenleben der Geschlechter bei, weder im öffentlichen Leben und erst recht nicht im Ehebett.

Es geht bei kleinen und großen Konflikten ursächlich nicht nur um ökonomische Gleichstellung, sondern auch um Anerkennung und Würdigung weiblicher geistiger Leistungen. »Ich muß mich doch wirklich darüber wundern, wie unsere Weiber jetzt, auf bloß dilettantischem Wege, eine gewisse Schreibgeschicklichkeit sich zu verschaffen wissen, die der Kunst nahekommt«, schreibt das Genie Schiller am 30. Juni 1797 an das Genie Goethe.

Weibliche Genies gibt es nicht – wir sind davon überzeugt, daß Milliarden von Männern heute noch so denken, obwohl Frauen wie die französische Physikerin Marie Curie oder 1995 die deutsche Biologin Christiane Nüsslein-Vollhard den Nobelpreis bekommen haben. Unter den 706 »Großen der Weltgeschichte« in der zwölfbändigen Züricher Enzyklopädie werden 27 Frauen aufgelistet, gleich 3,8 Prozent, errechnet Wolf Schneider in seinem Buch *Die Sieger*. »Daß die Frau damit geringeren Ranges sei«, so Schneider, »wurde von dem Geschlecht mit den stärkeren Muskeln entschieden, und die Verfasser der heiligen Schriften und der Gesetzbücher haben diese Ordnung für weitere Jahrtausende kodifiziert.«

Vielleicht waren steinzeitliche Liebespaare glücklicher als wir heute, was noch zu beweisen wäre. In jedem Fall mußten sie es ja auch nicht so lange miteinander aushalten. Schließlich war ihre Lebenserwartung deutlich niedriger. Sie hatten im Schnitt vielleicht 20 Jahre miteinander zu leben, wir im Zweifelsfall 50 Jahre.

Unser zukünftiges Zusammen- und Liebesleben könnte bald anders aussehen, gehen die Entdeckungen der Wissenschaftler in dem Tempo weiter wie in den letzten 20 Jahren. Spannende Forschungsergebnisse könnten dazu führen, daß sich Männer und Frauen im wahrsten Sinne des Wortes besser verstehen, weil sie viel mehr über sich wissen – Wissen darüber, wie der Partner »tickt« – und es deshalb vielleicht nicht zu so vielen Mißverständnissen und Kommunikationsproblemen kommt. Hirnforscher stellen fest, daß männliche und weibliche Gehirne verschieden sind. Sogar jede Hirnhälfte ist anatomisch anders aufgebaut und funktioniert auch unterschiedlich. Bereits im Erbgut – und nicht erst durch die Erziehung! – ist grundsätzlich festgelegt, warum Frauen zum Beispiel emotionaler reagieren, Männer aggressiver, warum es unter Frauen weniger Mathematiktalente gibt und Männer sprachlich unterlegen sind. Noch vor zwanzig Jahren war man davon überzeugt, daß »Erziehung das halbe Leben« sei.

Biologie ist nicht Schicksal, davon war auch Simone de Bouvoir, Mutter aller Feministinnen, überzeugt: »Man ist nicht als Frau geboren, man wird dazu gemacht.« Fortan versuchten aufgeklärte Eltern, ihre Kinder nicht in traditionelle Rollen zu drängen. Wir sind alle gleich, war die Devise. Kleine Jungen sollten Puppen genauso herzen wie ihre Schwestern und die wiederum sich für Eisenbahnen begeistern. Die liebe Brut zeigte den Eltern bald, wo's langgeht. Wie aus heiterem Himmel schmückte sich das dreijährige Töchterlein plötzlich wie eine Zirkusprinzessin, während der Sohn eines überzeugten Pazifisten eine Kalaschnikow aus seinen Legosteinen baute. Woher haben sie das bloß? – Eltern waren und sind noch immer fassungslos.

Heute wissen wir: Die Gene haben es in sich. Unabhängig von Bildung und Sozialisation besitzen Jungen und Mädchen verschiedene Anlagen und das bereits im Bauch der Mutter. Bereits die unterschiedliche Anatomie weiblicher und männlicher Gehirne kann erklären, warum Sex und Liebe für Frauen enger zusammengehören, für Männer aber durchaus zu trennen sind oder warum Männer häufiger fremdgehen. Auch Homosexualität oder Transsexualität gehen mit divergierenden Strukturen im Gehirn einher. Es gibt biologische Tatsachen, die uns voneinander trennen, die sich auch nicht wegerziehen lassen. Die Umwelt, das ist heute bewiesen, kann nur da verstärkend oder abschwächend Einfluß nehmen, wo bereits hormonell-genetische Schienen verlegt sind.

Könnte es gelingen, die unterschiedlichen Anlagen und die daraus folgenden Fähigkeiten erst einmal wertfrei zu verstehen und zu akzeptieren, dann könnten Mann und Frau vielleicht doch harmonisch zusammenpassen wie zwei gleichwertige Puzzleteile.

Warum uns die Evolution die Liebe schenkte

Unser Problem ist: Wir entwickeln uns heute (technisch) zu schnell und kommen (biologisch) nicht mit. Fast drei Millionen Jahre lang sind Mann und Frau im Dienst des Nachwuchses kooperativ verbunden gewesen. Veränderungen spielten sich im Zeitlupentempo ab. Seit etwa 200 Jahren erleben wir eine rasante Entwicklung. Niemand wundert sich mehr darüber, daß Menschen Monate im Weltall verbringen, daß Organtransplantationen an der Tagesordnung sind oder daß Babys künstlich gezeugt werden können. Unsere Dreijährigen vergnügen sich mit Computerspielen und gleichzeitig fragen wir uns, warum wir heute nicht mehr zu einer Romeo-und-Julia-Liebe fähig sind. Es kommt einem so vor, als hätte die industrielle Revolution Liebespaaren völlig unvorbereitet einen Schlag verpaßt, von dem sich Männer und Frauen nur langsam erholen. Die Natur *kann* ein Programm, das sich evolutionär in Millionen von Jahren entwickelt hat, nicht innerhalb von 200 Jahren umstellen.

Warum überhaupt das ganze Dilemma mit der Liebe? Diese Frage muß schon mal erlaubt sein. Hätten wir es nicht viel einfacher auf Erden, wenn die Evolution dieses Gefühl erst gar nicht für notwendig erachtet hätte? Liebeskummer, Eifersucht oder Trauer als ständig kränkende Kehrseite der Medaille wären uns dann auch erspart geblieben. Unser Sexualtrieb hätte uns nicht aussterben lassen, und unsere menschliche Intelligenz sicherte uns ein angenehmes Leben, solange die Ressourcen reichten. Jedenfalls ist zu vermuten, daß uns die Natur nicht deshalb die Liebe beschert hat, um uns eine Freude zu machen. Es muß ein Bedarf dagewesen sein, der die Liebe in unsere Biologie pflanzte. Die spätere romantische Liebe – so wie wir sie heute verstehen – ist so sehr mit unseren gesellschaftlichen Werten verwoben, daß wir sie ebenfalls als biologisches Bedürfnis empfinden, fast gleichbedeutend mit Hunger und Durst. Tatsache ist aber, daß die romantische Liebe – die auch eine gut gehende Kommerzmaschinerie in Gang hält – das Endprodukt eines langen Prozesses darstellt, der erst mit der höfischen Liebe des 11. Jahrhunderts begann. Daraus zu folgern, daß Romantik nur in westlichen Kulturen vorkommt, ist falsch. Die amerikanischen Anthropologen William Jankowiak von der University of Nevada in Las Vegas und Edward Fischer von der Tulane University in New Orleans veröffentlichten 1992 eine Studie, nach der romantische Liebe in 147 der 166 untersuchten Kulturen eine wesentliche Bedeutung hat. Liebe ist ein universelles Phänomen, ein elementar menschliches Gefühl wie Angst, Freude oder Ärger, eine vitale Kraft, die über Jahrtausende geholfen hat, uns Menschen am Leben zu halten. »Liebe ist das Flüstern unserer Vorfahren in unseren Ohren«, definiert Michael Mills, Psychologieprofessor an der Loyola Marymount University in Los Angeles, auf lyrische Weise.

Heute weiß man, daß Liebesbande und soziale Bindungen sich nicht erst seit der Entstehung des *Homo sapiens*, dem Kulturwesen, vor rund 100 000 Jahren entwickelt haben. Bereits vor 2,5 Millionen Jahren entstand aus aufrecht gehenden Vormenschen die Gattung Homo. Im Vergleich zu den anderen Spezies, zum Beispiel Raubtieren, waren auch unsere hominiden Vorfahren physisch eher harmlos und dazu von geringer Fruchtbarkeit. Die Veränderung seiner afrikanischen Umwelt – der Regenwald machte während einer Klimaverschiebung der Steppe Platz – zwang den Urmenschen, sich anzupassen. Die neue Lebensumgebung begünstigte eine größere Intelligenz und die Entstehung von Kultur. Durch die Vergrößerung des Gehirns wurde jedoch der Geburtsvorgang schwieriger, und so verlagerte sich ein Teil der Hirnentwicklung auf die Zeit nach der Geburt. Unreife, höchst abhängige Babys wurden geboren, deren Gedeihen am besten durch enge Sozialbindungen gelang. Die Zeiten, in denen man sich damit begnügen konnte, männliche und weibliche Genitalien zu vereinen, um die Art zu erhalten, waren vorbei.

Die Selektion menschlicher Intelligenz machte auch die Selektion menschlicher Liebe notwendig. Wer als Paar zusammenblieb, hatte bessere Chancen, seinen Nachwuchs durchzubringen. Der Zuwachs an Hirnstruktur wiederum ermöglichte darüber hinaus eine Nuancierung des Gefühlslebens. Durch Anpassungsprozesse kodierten die Gene gleichzeitig Liebesmoleküle und Neuronenfelder. Die stellten mit der entsprechenden Rezeptorausstattung sicher, daß unsere Spezies intuitiv das tat, was für sie lebensnotwendig war. Zu dieser Verhaltensebene gesellte sich die passende Emotionslage. Hormone wie Oxytocin und Östrogene steuerten sicher schon damals die Hingabe und Herzlichkeit einer Mutter zu ihrem Baby.

Die Bindungs- und Liebesfähigkeit war bei unseren Urmenschenfrauen durch ihre Mutterrolle bereits früh entwickelt. Es galt nun, den Mann einzufangen. Der nämlich konnte sich ursprünglich für die Weitergabe seines Erbguts mit einigen Beckenstößen begnügen. Zwar waren durch die frühe Mutterbindung Liebesgefühle auch beim Mann vorhanden. Die allerdings mußten erst einmal auf eine andere Frau übertragen werden, und Sex war das Mittel, mit dem dies erreicht werden konnte.

Wodurch letztendlich Monogamie entstehen konnte, beschäftigt Anthropologen und Evolutionsbiologen schon lange. Eine wichtige Beobachtung machten Wissenschaftler bei den Zwergschimpansen, den Bonobos: einen gut funktionierenden Tauschhandel – Futter gegen Sex, und das nach den »Geschäftsbedingungen« der Weibchen. Die Bonobomännchen buhlen mit diversen Köstlichkeiten um deren Gunst; die Weibchen bedanken sich dafür anschließend mit Sex. Die permanenten Investitionen des Männchens können sich aber nur dann rentieren, wenn das Weibchen ihm treu bleibt. So entsteht die Monogamie.

Letztendlich, darin sind sich die Evolutionstheoretiker auch in bezug auf den Menschen einig, fuhren in den Anfängen der Menschheitsgeschichte beide Geschlechter am besten, wenn sie eine enge, beständige Beziehung eingingen, die mit dem gegenseitigen Treueabkommen funktionierte. Mit letzterem hatten allerdings bereits unsere Vorfahren ihre Probleme. Schon bei unseren Urmenschenfrauen spielte sich der Eisprung im Verborgenen ab. Der Mann hatte Mühe, seine Vaterschaft auch sicherzustellen und sich nicht als Hahnrei lächerlich zu machen. Schuld an dem heiklen Versteckspiel war der inzwischen aufrechte Gang der Spezies Mensch. Die weiblichen Genitalien entzogen sich der Beobachtung und Signalgebung, indem sich ihre Besitzerin auf zwei Beine stellte. Noch bei ihren nächsten Vorfahren, den Primatenaffen, war die heiße Zeit offensichtlich gewesen: Reiften die Eier zur Befruchtung, schwoll das Hinterteil der Weibchen stark an; ihre Genitalien färbten sich gleichzeitig in einem leuchtenden Signalrot und sonderten einen lockenden Geruchsstoff ab. Die Männchen ließen prompt alles liegen und stehen und hatten nichts anderes im Kopf als Sex.

Im Gegensatz zu ihren haarigen »Cousinen« reduzierten unsere weiblichen Vorfahren ihre sexuellen Aktivitäten nicht auf die heiße Zeit des Eisprungs und somit auf ihre Reproduktion. Sie waren grundsätzlich ständig paarungsbereit. Der Mann konnte seine Vaterschaft und somit seine Investition also nur dann weitgehend sicherstellen, wenn er möglichst oft mit seiner Frau verkehrte. Die Frau wiederum konnte sich – unterstützt von einem zuverlässigen Partner – ausgiebiger und erfolgreicher um den Nachwuchs kümmern. Ihre grundsätzlich permanente Paarungsbereitschaft hielt den Gatten zudem bei der Stange. Er brauchte außerhalb der Ovula-

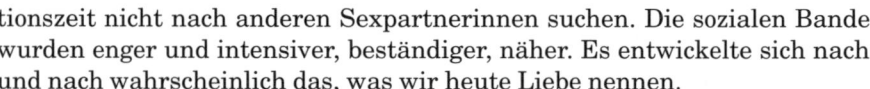

tionszeit nicht nach anderen Sexpartnerinnen suchen. Die sozialen Bande wurden enger und intensiver, beständiger, näher. Es entwickelte sich nach und nach wahrscheinlich das, was wir heute Liebe nennen.

Die Entwicklung zum verborgenen Eisprung erscheint aus heutiger Sicht geradezu wie ein listiger Schachzug der Evolution, der eine Kaskade von Entwicklungen zugunsten der Paarbindung auslöste. Trotzdem existiert bei uns Menschen keine Gleichung im Sinne »verborgener Eisprung = Monogamie«, wie einige Kulturen und Völker mit ihren Systemen von Polygamie oder Haremsbildung noch heute zeigen. Man vermutet, daß sich der verborgene Eisprung bei den Menschenfrauen zu einer Zeit entwickelte, als unsere Vorfahren noch promisk lebten. Unsere Ahnenfrau hatte Sex mit vielen Partnern. Zwar konnte keiner der Liebhaber schwören, daß er der Vater ihres Babys war, aber es war immerhin möglich. Das führte dazu, daß keiner der potentiellen Väter dem Nachwuchs etwas antat, was bei klaren Verhältnissen Kindern fremder Väter durchaus passieren konnte. Irgendwann erkannte die Frau den Vorteil ihres verborgenen Eisprungs und suchte gleich einen »guten« Mann, den sie dazu brachte, zu Hause zu bleiben und sich mit ihr zusammen um den Nachwuchs zu kümmern.

Der aufrechte Gang veränderte auch die Art und Weise, sexuell miteinander umzugehen. Mann und Frau begannen, Geschlechtsverkehr frontal auszuüben. Ursache für den Stellungswechsel, das vermuten Wissenschaftler, war die Vorliebe der Frauen, es von vorne zu treiben. Durch die aufrechte Haltung hatten sich auch Klitoris und Schamlippen von hinten weiter nach vorn entwickelt. Sie fühlten sich einfach besser, wenn der Mann sie von vorne nahm. Sex funktionierte jetzt, indem man sich einander zuwandte. Durch die neue Methode hatten die Partner mehr angenehmen, stimulierenden Hautkontakt als bei der alten, bei der der Mann die Frau von hinten begattete und beide ins Leere starrten. Man schaute sich in die Augen, und die sexuelle Vereinigung begann, mehr und mehr Glücksgefühle hervorzurufen, so die Annahme.

Diese und viele andere Verhaltensweisen unserer Vorfahren leiten Anthropologen und Primatologen weitgehend von denen der bereits erwähnten Bonoboaffen ab, einer Affenspezies in Zentralafrika. Genau wie die Schimpansen haben die Bonobos mit uns Menschen den gleichen fünf Millionen Jahre alten Vorfahren gemeinsam, spalteten sich aber von den Schimpansen vor rund zwei Millionen Jahren ab. Sowohl Schimpansen als auch Bonobos sind – vergleicht man ihre DNS – genetisch mit dem Menschen zu gut 98 Prozent identisch. Wir haben also genetisch höchstens zwei Prozent Eigenkapital, um unser Sexualleben anders anzulegen. Für die Wissenschaftler sind die Bonobos deshalb so interessant, weil ihr sexuelles Verhalten dem des Menschen noch ähnlicher ist als das der Schimpansen. Man kann auch sagen, daß das sexuelle Verhalten der Menschen nicht einzigartig ist auf Erden. Wie die Menschen trennen Bonobos – im Gegensatz zu den Schimpansen – Sex von Reproduktion. Für sie ist Sex eine angenehme Beschäftigung, eine Art gesellschaftlicher Kitt, der Beziehungen entstehen läßt und auch wieder beendet.

»Unsere Vorfahren haben sich genauso verhalten«, vermutet Frans de Waal, Ethologe am Yerkes Regional Primate Research Center der Emory University in Atlanta, Georgia. »Später, als wir unsere Familienstrukturen entwickelten, reduzierte sich Sex dieser Art und richtete sich hauptsächlich auf Familienbildung.« Die Bonoboforschung räumt auch mit dem alten Vorurteil auf, Homosexualität, Bisexualität und Pädophilie oder Gruppensex seien Resultate einer degenerierten menschlichen Entwicklung, die in der heilen Tierwelt nicht vorkämen. Bonobos treiben es mit jedem, mit dem eigenen Geschlecht genauso wie mit dem anderen, mit den eigenen Jungen genauso wie die Jungen untereinander. Das Ganze scheint nur einen Sinn zu haben: Sex als soziales Bindemittel. Sex baut Aggressionen ab und Wohlergehen auf und hält die Gruppe der Bonobos in vielfältigen Beziehungen einträchtig zusammen. Was viele andere Primatenarten mit dem sozialen Lausen bewerkstelligen, nämlich Konflikte und Aggression zu besänftigen, machen die Bonobos mit Sex. Bei den Delphinen hat Sex übrigens eine ähnlich beruhigende und verbindende Funktion.

Liebe ist vielfältig. Sie ist Leidenschaft, Schmerz, Frieden oder Sklaverei. Im Laufe eines Lebens kann sie oftmals wechseln, manchmal sogar ihre sexuelle Präferenz. Die Evolution hat die Liebe hervorgebracht, damit die Spezies Mensch überleben lernte. Man könnte auch sagen, die Liebe ist eine Falle des Sex, um die Erhaltung der Art sicherzustellen – auch wenn man heute feststellen muß, daß mit der Lust auf Ehe die Lust auf Kinder schwindet. Nur wenn ein Mann wirklich Kinder will, wird er bewußt zum Eisprung mit seiner Geliebten schlafen. Wenn nicht, wird er (und auch sie) es tunlichst vermeiden oder Verhütungsmaßnahmen ergreifen. Neu in der Evolutionsgeschichte ist: Kinder kosten einen Mann im Fall einer Trennung Alimente.

Die Interaktion von Genen und Erfahrungen lassen unsere Persönlichkeit entstehen, prägen unseren Charakter und unsere Fähigkeiten, auch die zu lieben. Antony Walsh faßt die Biologie der Liebe zusammen: »Die Natur hat uns chemisch so verdrahtet, daß wir uns gut fühlen, wenn wir etwas tun, das hilft, ihre Ziele zu erreichen.«

Die sexuelle Entwicklung des Gehirns

»Der Mensch ist das einzige Geschöpf, das erzogen werden muß«, machte der deutsche Philosoph Immanuel Kant den Unterschied zu den vergleichsweise sehr selbständigen Neugeborenen im Tierreich deutlich. Allerdings fangen auch Neugeborene unserer Generation nicht bei Null an. Die Grundform des menschlichen Gehirns ist bereits in der 8. Woche vollständig im Fötus angelegt. Es entstand etwa in der 3. Woche nach der Befruchtung aus dem Ektoderm. Aus dieser Zellschicht entwickelte sich zunächst die Neuralrinne, dann das Neuralrohr. In der 4. bis 8. Woche bilden sich die Sinneszellen von Auge, Ohr und Nase. Bis zum 35. Tag nach der Zeugung sind alle Menschen weiblich. Sogar erste Anlagen für die Gebärmutter und die Vagina sind bei allen Föten vorhanden, auch bei jenen mit einem Y-Chromosom. Erst jetzt wird bei gut der Hälfte aller Leibesfrüchte der Organismus auf Mann programmiert.

Verantwortlich dafür ist ein winziger Teil des Y-Chromosoms, auf dem ein Gen liegt, das die Wissenschaftler »SRY«-Gen nennen (siehe Kapitel »Die Jagd nach der Männlichkeit, S. 165). Gesteuert von diesem kleinen Stückchen Erbmasse produzieren die Keimdrüsen zwischen der 10. und 12. Woche männliche Hormone, wie zum Beispiel Testosteron. In diesem Hormonbad verkümmern die Anlagen für Vagina und Gebärmutter, und im Gegenzug bilden sich Penis und Hoden. Dabei bindet sich das Testosteron an den Androgenrezeptor in der Zelle. Der feste Komplex von Hormon und Rezeptor wandert dann in den Zellkern und lagert sich an passender Stelle an die DNS an. Dieser Stimulus kann entweder zur Produktion neuer Hormone oder zu einer erhöhten Ausschüttung führen. Die so stimulierte Zelle kann sich auch teilen, ihre Struktur völlig ändern oder eben absterben. Bleibt die männliche Hormonflut aus, bleibt alles »beim alten« und ein weiblicher Körper entsteht, quasi als Grundform. Schon gab es Überlegungen, die Schöpfungsgeschichte umzuschreiben. Am Anfang war das Weib – diese reizvolle Theorie wird heute allerdings wieder bezweifelt.

Mann und Frau unterscheiden sich nicht nur körperlich. Ihnen werden nahezu gegensätzliche Charaktereigenschaften zugesprochen. Grundsätzlich sind Männer wohl aggressiver als Frauen, geben sich dominanter und egozentrischer. Frauen dagegen zeigen sich gefühlsbetonter, nachgiebiger, weicher und altruistischer. Die Frage ist nur: Was im Menschen läßt den Mann typisch männlich agieren, die Frau typisch weiblich? Wenn die Umwelt nicht zuständig ist, sind wir dann durch unsere Gene programmiert?

Die von unseren Genen angestoßene Produktion der Sexualhormone spielt die Hauptrolle für die Realisierung weiblicher oder männlicher

Anlagen und Verhaltensweisen. Das Hormonbad in unserem Kopf gegen Ende der fünften Schwangerschaftswoche gestaltet unsere »Psycho-Architektur« auf nahezu irreversible Weise. Die Weichen für die Art, wie wir lieben, welchen Sex wir bevorzugen, werden grundsätzlich bereits im Uterus gestellt. Unsere Biochemie der Liebe nimmt hier ihren Anfang.

Mit der Entdeckung dieses genetisch-hormonellen »Hauptschalters« bringen Hirnforscher Licht in unser undurchsichtiges Sexualleben. Dieser Hauptschalter der Sexualität, den die Natur so früh in Richtung männlich umlegt oder ihn auf weiblich beläßt, entscheidet über die Art, wie die Leitwege und Schaltkreise unseres Gehirns angelegt werden. »Das Verabreichen derselben Hormone in einer späteren Lebensphase hat keinen solchen Effekt«, erklärt Doreen Kimura, Professorin für Psychologie und Fachbeauftragte für klinische Neurologie an der Universität von Western Ontario in London (Kanada), »ihre Wirkung scheint freilich nicht nur Sexualität und Fortpflanzung, sondern alles Verhalten zu betreffen, in dem sich die Geschlechter unterscheiden.«

So machen erst die Androgene den Mann zum Mann vom Scheitel bis zur Sohle, und die weiblichen Hormone Östrogen und Progesteron lassen einen weiblichen Körper mit einem weiblichen Hirn entstehen. Bleibt der Androgeneinfluß aus, wird auch das Zentralnervensystem hormonell weiblich ausgeprägt. Das Testosteron wiederum ist nicht nur für das Wachsen von Penis und Hoden zuständig, sondern zum Teil auch für Potenz und Liebeslust, für einen erigierten Penis, wahrscheinlich für ein markantes Kinn und den Drang zur Frau. Testosteron ist in starkem Maße zuständig für zwei große »L« beim Mann: Lust und Leistung. Es macht ihn muskulös, leistungsfähig, aggressiv und sexbedürftig. Hier wird bereits die Grundlage dafür geschaffen, warum Männer mehr Sex im Kopf haben und immer »an das eine denken«, warum Sex und Liebe nicht unbedingt gekoppelt sein müssen (siehe Kapitel »Die Macht der Sexualhormone«, S. 111).

Frauen haben nur ein Fünftel der Menge an Testosteron, dafür etwa fünfmal soviel Östrogen und zehnmal soviel Progesteron. Die weiblichen Hormone sind zuständig für den weiblichen Körperbau, für Menstruation, Fruchtbarkeit und das eher gefühlsbetonte, nachgiebigere, weichere Verhalten. Man könnte es auch so sagen: Männer lieben an Frauen genau die Attribute, die von Östrogenen verursacht werden: einen knackigen Busen und einen festen Popo, glatte Haut und volles Haar. Bekommt eine Sportlerin Testosteron gespritzt, um ihre Leistungsfähigkeit zu steigern, so wachsen ihre Muskeln und oft auch Bartstoppeln.

Zwar hat die Natur die Spezies Mensch in die Geschlechter Mann und Frau getrennt angelegt, läßt aber offensichtlich Raum für Abweichungen. Wenn auch selten, so kann es durchaus vorkommen, daß Babys als

Hermaphroditen oder Pseudohermaphroditen (Zwitter) zur Welt kommen. Die Geschlechtsidentität ist also eine empfindliche Angelegenheit. Viele Anomalien werden erst in der Pubertät sichtbar, die Weichenstellung findet aber auch hier bereits während der Entwicklung im Uterus statt: Während der Schwangerschaftsmonate sind die Föten bestimmten hormonellen Einflüssen ausgesetzt, die später die äußere Erscheinung der Neugeborenen bestimmen und auch ihr zukünftiges Verhalten.

Den irreversiblen Einfluß von Hormonen während der Entwicklungsphase im Mutterleib zeigen auf sehr aufschlußreiche Weise Untersuchungen an Mädchen, die im Mutterleib zuviel Testosteron ausgesetzt waren. Entweder hatten diese Mütter während der Schwangerschaft Medikamente erhalten, die als Nebeneffekte das männliche Sexualhormon freisetzten, oder von den Nebennieren wurden durch einen genetischen Enzymdefekt zuviel Androgene abgegeben. Bei der Geburt stellte man bei den genetisch einwandfrei als Mädchen identifizierten Säuglingen – sie wiesen XX-Chromosomen auf – teilweise vermännlichte Genitalien fest, die sich aufgrund des Androgenüberschusses gebildet hatten. Die physischen Anomalien konnte man chirurgisch korrigieren, den Hormonhaushalt mit Medikamenten normalisieren. Die Auswirkungen auf das Gehirn allerdings ließen sich nicht mehr umkehren. Die Mädchen wurden im Alter zwischen drei und 14 Jahren untersucht. 90 Prozent spielten lieber mit Jungenspielzeug, waren sportlich aktiver, trumpften stärker auf als andere Mädchen. Im Erwachsenenalter lebten die meisten Frauen heterosexuell, zeigten aber trotzdem eher eine lesbische Tendenz als ihre Schwestern, die keinem Androgeneinfluß ausgesetzt waren.

Extreme Fälle lassen sich in der Dominikanischen Republik beobachten. Aufgrund eines Gendefekts wird ein Reduktase-Enzym (das Testosteron in aktivere Androgene, wie Dihydrotestosteron, verwandelt) gehemmt; dadurch werden Zwitter geboren. Ihre Genitalien sind teilweise männlich: ein kleiner Penis und schamlippenartige Genitalfalten, die Hoden beinhalten. Die genetisch männlichen Individuen werden als Mädchen erzogen, mutieren aber durch den Testosteronschub während der Pubertät zu Männern (ihr Spitzname in der Bevölkerung ist »guevedoces«, das heißt »Eier mit zwölf«). Ab ihrer Wandlung sehen sie nicht nur wie normale Männer aus, sondern verhalten sich auch so wie die meisten. Sie leben anscheinend heterosexuell. Eine Erklärung für diese offenbar problemlose Metamorphose könnte wiederum sein, daß der Einfluß des fötalen Testosterons das Hirn derartig männlich geprägt hat, daß sie der weiblich ausgerichteten Erziehung widerstehen können. Wissenschaftlich steht diese Erklärung auf tönernen Füßen, weiß man doch, daß es eine hohe Akzeptanz in der Bevölkerung für diese Individuen gibt und sie vermutlich doch anders erzogen werden als normale Mädchen. Außerdem existiert wahrscheinlich ein Druck auf die Pubertierenden, sich männlich zu verhalten. Alles in allem ist es bisher nicht möglich, zuverlässig zu bestimmen, in welchem Ausmaß pränatale Steroide das Verhalten der Männer beeinflussen oder soziale Einflüsse mitbestimmend wirken.

Eine ähnliche Problematik zeigt sich auch bei Fällen, bei denen aufgrund eines Gendefekts – Androgenrezeptoren können hier keine Androgene binden – zu einer mehr oder weniger totalen Androgenunempfindlichkeit kommt. Bei diesen Menschen ignoriert der Fötus alle maskulinisierenden Effekte, die das Androgen üblicherweise ausübt. Er wird als Mädchen geboren und aufgezogen. In der Pubertät lüftet sich das Geheimnis nur dadurch, daß die Menstruation ausbleibt. Ansonsten fühlen sich diese Menschen als Frauen, heiraten und verhalten sich auch sonst typisch weiblich.

»Es gibt ganz sicher einen sexuellen Dimorphismus im menschlichen Nervensystem. Die bisher unbeantwortete Frage ist, welches Ausmaß Geschlechtsunterschiede in der Neuralstruktur haben, vergleichbar den Geschlechtsunterschieden im Körperbau aufgrund von hormonellen Einflüssen vor der Geburt«, bringt Marc S. Breedlove, Neurobiologe an der Berkeley Universität in Kalifornien, das Problem auf den Punkt. Außer dem leichten Gewichtsunterschied zwischen einem männlichen und einem weiblichen Gehirn, sei kein Geschlechtsunterschied im Gehirn zum Zeitpunkt der Geburt nachweisbar, geschweige denn vorher. Auch Erziehung verändere das Gehirn in einer gewissen Weise und habe umgekehrt Einfluß auf unterschiedliches Verhalten ab der Kindheit bis zum Erwachsenenalter. »Ich bin der Meinung, daß man unmöglich diese Kette von Ereignissen als eindeutig sozial oder biologisch klassifizieren kann«, ist Breedlove überzeugt. Außerdem sei nicht bewiesen, ob fötale Hormone auch tatsächlich in irgendeiner Weise das Gehirn morphologisch verändern, unabhängig von ihren körperlichen Auswirkungen.

Einig sind sich Wissenschaftler – sowohl biologischer als auch psychosozialer Fachrichtungen – inzwischen wenigstens in einem Punkt: »Die sexuelle Orientierung wird ganz früh im Leben festgelegt und ist keine Frage der individuellen Wahl«, so Breedlove.

Das Gehirn des Fötus entwickelt sich im Mutterleib in einem atemberaubenden Tempo: Pro Minute entstehen 250 000 Nervenzellen (Neuronen)! Jedes einzelne Neuron ist eine Basiseinheit für Funktion und Struktur des Gehirns. In der 29. Woche ist das Gehirn des Menschen schon fast vollständig ausgebildet. Bei der Geburt verfügt es über 100 Milliarden Nervenzellen, die bereits im Werden durch chemische und elektrisch meßbare Signale anfangen, Verbindung zueinander aufzunehmen. Jetzt teilen sie sich nicht mehr.

Auch wenn der Mensch mit fast allen Nervenzellen auf die Welt kommt, die er je haben wird, wächst sein Gehirn noch weiter. Ein Säugling besitzt nur etwa ein Viertel der Hirnmasse eines Erwachsenen. Die Endreifung des Gehirns findet also erst nach der Geburt statt. Wenn ein Baby auf die Welt kommt, besteht sein Hirn aus einem Wirrwarr von Neuronen, die alle erst zu einem sinnvollen Miteinander verknüpft werden wollen. Einige Nervenzellen sind schon verdrahtet. Sie veranlassen die Atmung und den Herzschlag, regulieren die Körpertemperatur oder produzieren Reflexe. Der Rest der 100 Milliarden Nervenzellen muß ab jetzt verschaltet werden. Sie sind wie Computerchips, die man erst mit einer Software bespielen muß, die aber über ein unendliches Potential verfügen. Diese noch unprogrammierten Schaltkreise ermöglichen dem Kind später, Mathematikaufgaben zu lösen, Wutausbrüche zu bekommen oder einen anderen Menschen liebevoll zu trösten. Allerdings kann ein Neugeborenengehirn diese Verschaltung nicht selbständig leisten. In keiner Phase seines Lebens ist der Mensch so nachhaltig auf seine Umwelt angewiesen wie jetzt. Er braucht Außenreize, die Stimme der Mutter, Streicheleinheiten, Nähe, Bilder, Liebe. »Tatsächlich haben verschiedene Beobachtungen in den vergangenen Jahrzehnten gezeigt, daß sich Säuglinge, die man die meiste Zeit ihres ersten Lebensjahres unbeachtet in der Wiege liegen ließ, ungewöhnlich langsam entwickeln«, berichtet Carla J. Shatz, Professorin für Neurobiologie an der Universität von Kalifornien in Berkeley. »Einige dieser Kinder«, so Shatz, »konnten im Alter von 21 Monaten noch nicht sitzen, und 15 Prozent konnten mit drei Jahren immer noch nicht laufen.«

Das Gehirn reagiert von Geburt an auf die Welt, in die es hineinwächst. Die Augen zum Beispiel leiten die Sinnesreize nach innen. Ähnliches geschieht mit Gerüchen, taktilen Reizen, Stimmen oder Bewegungen, die das Gleichgewicht ansprechen – mit allem, was auf das Baby von außen einwirkt. Jetzt versuchen Neuronen im Hirninneren, untereinander Verbindung aufzunehmen. Ein neuronales Netzwerk entsteht nach einem vorläufigen Muster, das genetisch determiniert ist. Die Feinabstimmung allerdings erfolgt durch den Dialog des Kindes mit seiner Umwelt. Bleiben Außenreize aus, werden Erfahrungen nicht zugelassen, dann können sogar bereits entstandene Faserverbindungen zwischen den Neuronen innerhalb weniger Tage wieder absterben, weil das Hirn denkt, »ich brauche sie nicht in diesem Leben«. Einige Fehler, die jetzt entstehen, kann es später nie wieder ausgleichen.

Normalerweise aber hat die Natur ein enges Zusammenspiel zwischen Eltern und Kind eingerichtet, damit sich ein gesunder kleiner Mensch entwickeln kann. Hormonelle »Direktiven« durch Schwangerschaft und Geburt sowie das sogenannte Kindchenschema des Säuglings sorgen dafür, daß sich die Mutter liebevoll um ihr Kind kümmert und ihm somit eine gesunde

Entwicklung ermöglicht. Außerdem wissen junge Eltern heute viel mehr über die Bedeutung des ersten Lebensjahres für die Entwicklung ihres Kindes als die Generationen vor ihnen. Um ihr Kind auch kognitiv zu fördern, gibt es vor allem in Amerika den Trend, bereits Neugeborenen Bilder von Picasso zu zeigen oder Fremdsprachen zu vermitteln, indem man den Säuglingen Schrifttafeln in Verbindung mit Gegenständen zeigt und vieles mehr. Diese Methoden werden vor allem in Europa als nicht kindgerecht, sondern reizüberflutend kritisiert.

Allerdings, einmal verschaltet, gibt es sehr wohl Grenzen für das Gehirn, sich selbst zu gestalten. Neuen amerikanischen Forschungsergebnissen zufolge, schafft das Hirn nur in bestimmten kritischen Perioden nach der Geburt die Basis für spätere Talente und Verhaltensweisen. Diese Perioden werden als »Fenster der Gelegenheiten« verbildlicht, die die Natur aufreißt, und die wieder zuschlagen, »eines nach dem anderen, mit jeder zusätzlichen Kerze, die auf dem Geburtstagskuchen brennt«, wie es die *Newsweek*-Autorin Sharon Begley ausdrückt. Hirnregionen sind nur in der Zeit formbar, in der sie reifen. So entwickeln sich sensorische Regionen in der frühen Kindheit, das emotionale System ist bis zur Pubertät verschaltet, und die Frontallappen, Sitz des Verstandes, haben sich spätestens bis zum 16. Lebensjahr entwickelt.

Was auf allen Kontinenten heute niemand mehr in Frage stellt, ist die Wichtigkeit von gefühlsstarken Beziehungen zwischen dem Säugling und seinen Eltern. »Kinder, die man nicht liebt, werden Erwachsene, die nicht lieben«, schreibt die amerikanische Autorin Pearl S. Buck. Stark geliebte Kinder sind auch Kinder mit starker Bindungsfähigkeit, vernachlässigte oder gar mißhandelte gehen selten enge und stabile Bindungen ein. Dabei speichern wir diese Erfahrungen natürlich nicht in unserem »großen Herzen«. Unbestritten ist heute, daß alles, was wir denken und fühlen, in unserem Gehirn Spuren hinterläßt. Die wesentlichen Verbindungen für die Schaltkreise, die unsere Emotionen kontrollieren, sind schon vor der Geburt gelegt. Der wesentlichste Einfluß ist nach dem amerikanischen Psychiater Daniel Stern, »*attunement*«, eine Art Abstimmung, »ob die Bezugspersonen die inneren Gefühle des Kindes zurückspielen«. Wenn sich ein Baby zum Beispiel über seinen Teddy freut, werden die emotionalen Schaltkreise nur dann verstärkt, wenn sich diese Freude auch im Lächeln der Mutter widerspiegelt, und das immer und immer wieder. Stern fand heraus, daß Babys, deren Mütter niemals starke Aufregung zeigten, extrem passiv wurden und unfähig waren, eigene Aufregung oder Freude zu spüren. Kinder lernen aber auch, ihre Gefühle, wie zum Beispiel Aufregung, selbst unter Kontrolle zu bringen. Wissenschaftler vermuten, daß das »Fenster« zum Erlernen dieser Fähigkeit zwischen dem 10. und 18. Lebensmonat geöffnet ist und sich eine Art »Beruhigungsschaltkreis« verdrahtet, wie Daniel Goleman, Autor des Bestsellers *Emotionale Intelligenz*, es beschreibt. Eine Zellgruppe des präfrontalen Cortex ist damit beschäftigt, sich mit dem emotionalen limbischen System »zusammenzuschalten«. Es wird angenommen, daß die neuronalen Verbindungen gestärkt und geformt werden, wenn Eltern ihr schreiendes Kind mit tröstenden Worten beruhigen und liebkosen. Emotionen werden hier mit Ratio verbunden (siehe Kapitel »Das Gehirn als Liebesnest«, S. 76).

Jedes Individuum baut nach und nach sein eigenes, individuelles »Archiv« auf. Die Liebeserfahrungen des Säuglings während der nachgeburtlichen Hirnreifung haben auch Auswirkungen auf sein späteres Sexualleben. Wird ein Baby von seiner Mutter geherzt, fühlt es sich geborgen und voll wärmender Zufriedenheit. Natürliche Opiate werden im kindlichen Gehirn bei jeder Liebkosung ausgeschüttet. Wird es von seiner Mutter getrennt, steigt der Spiegel des Streßhormons Cortisol. Erst wenn es die körperliche Verbindung zu seiner Mutter wieder erlangt hat, wächst mit einem ausgleichenden Endorphinkreislauf auch wieder die Zufriedenheit (siehe Kapitel »Das lange Glück der Ehe«, S. 145).

Die Natur setzt also chemische Substanzen bereits bei der ersten Liebe ein, der zwischen Mutter und Kind, um spätere Liebesbeziehungen zwischen Mann und Frau überhaupt zu ermöglichen. Die Sehnsucht nach der tiefverwurzelten Liebe, die Sucht nach diesem Rauschzustand, bleibt ein Leben lang bestehen. »Es gibt zwei wesentliche Stufen der Hirnverschaltung«, sagt Carla Shatz, »eine frühe Periode, wenn Erfahrung nicht erforderlich ist, und eine spätere, wenn sie es ist.«

Warum Mann und Frau verschieden denken und fühlen

Selbst wenn eine Mutter ihren Sohn und ihre Tochter mit dem gleichen Maß an Liebe unter gleichen Lebensumständen erzogen hat: Die Liebesweisen der Geschlechter unterscheiden sich mit unbeirrbarer Zuverlässigkeit. Hat sich ein Paar frisch ineinander verliebt, so sind bereits bis zu diesem »Knall« unterschiedliche Prozesse bei beiden Partnern abgelaufen. Verschiedene Liebesreize (siehe S. 19 ff.), die auf unterschiedliche Liebesmuster (siehe S. 55 ff.) treffen, haben Mann und Frau zueinandergeführt. Unterschiedliche Prioritäten im Umgang mit Gefühl und Sex werden im Laufe ihrer Beziehung vielleicht zu Krisen führen, unterschiedliche Fähigkeiten und Talente zu Unverständnis oder Überheblichkeit.

Daß Mann und Frau grundsätzlich verschieden strukturiert sind, bezweifelt heute niemand mehr. Strittig ist nur, *warum* sie sich verschieden verhalten. Die wissenschaftliche Debatte, ob nun biologische Einflüsse auf der einen Seite ein bestimmtes Verhalten prägen oder psychosoziale auf der anderen, hält weiterhin an. Einige wenige, wie zum Beispiel der amerikanische Neurobiologe Breedlove, fordern die Kollegen auf, interdisziplinär zu arbeiten und nicht der trügerischen Annahme zu unterliegen, daß biologische Einflüsse neuronale Entwicklungen in einem Teil des Hirns auslösen und soziale Einflüsse psychologische Entwicklungen in einem ganz anderen Teil.

Anatomische Unterschiede im Gehirn von Mann und Frau können grundsätzlich zwei Ursachen haben: 1. durch unterschiedliche psychosoziale Erfahrungen während der frühen Hirnentwicklung, also ab der Geburt, oder 2. durch neuronale Entwicklungen, die bereits im Uterus stattfinden, also von psychosozialen Einflüssen unberührt sind. Diese exakte Differenzierung ist in Wahrheit kaum zu leisten. Ob ein geschlechtlicher Dimorphismus des Gehirns wirklich angeboren, also bereits bei der Geburt vorhanden ist, verbietet sich, an einem lebenden Wesen zu untersuchen. Soziale Einflüsse ab dem Tag der Geburt wiederum können vorhandene anatomische Unterschiede erhalten, verstärken oder abschwächen, so daß man bei Untersuchungen im Erwachsenenalter den wahren Baumeister einer bestimmten Hirnstruktur unmöglich eindeutig erfassen kann.

Die Hirnforschung bewegt sich, noch einmal mehr angetrieben durch neue bildgebende Untersuchungsverfahren, auf einem faszinierenden Feld, das gleichzeitig immer mehr Fragen aufwirft. Die Frage nach den Verbindungen zwischen Hirnstrukturen und ihren Funktionen betrifft nicht nur Unterschiede zwischen heterosexuellen Männern und Frauen. Die Tatsache, daß Frauen und Homosexuelle das Begehren nach Männern teilen, brachte die Forscher schnell auf die Idee, die Gehirne von sexuell unterschiedlich orientierten Menschen miteinander zu vergleichen. Der Verdacht, daß das Gehirn eines homosexuellen Mannes eher weibliche Hirnstrukturen aufweist als solche eines heterosexuellen Mannes, bestätigt sich tatsächlich in einigen Untersuchungen. Ein weiterer Schwerpunkt der Forschung ist, anatomische Hirnunterschiede bei Menschen zu finden, die Probleme mit ihrem Geschlecht haben, wie zum Beispiel Transsexuelle. Extremfälle können so verwickelt sein, daß zum Beispiel eine Frau die innere Identität eines Mannes hat, sich sexuell aber zu ihrem eigenen Geschlecht, in diesem Fall dem männlichen, hingezogen fühlt. Nach außen erscheint ein ganz normales Heteropaar.

»Die Liebe zwischen Mann und Frau ist nur ein schmaler Sonderfall in einer unendlich breiten Skala möglicher Gefühlsentwicklungen«, so Robert Musil in seinem Werk *Die Schwärmer*.

══   Anatomische Unterschiede des Gehirns

Die Tatsachen, daß Männer und Frauen unterschiedliche sexuelle Funktionen haben, unterschiedliche Geschlechtsmerkmale zeigen, eine unterschiedliche Verteilung von Krankheiten aufweisen, ja sogar um sieben Jahre in ihrer Lebenserwartung zugunsten der Frauen differieren, legten den Schluß nahe, daß auch die Gehirne der Geschlechter unterschiedlich strukturiert sein müßten. Forscher des 19. Jahrhunderts wie Paul Möbius veröffentlichten mit chauvinistischem Selbstverständnis Schriften *Über den physiologischen Schwachsinn des Weibes*. Das Manneshaupt – größer an Umfang und um etwa zehn Prozent mehr Hirnmasse – hatte sie zu diesem Hochmut geführt. Der Hinweis, daß Elefantenhirne noch um ein Vielfaches gewichtiger sind, haben die Menschenmänner allmählich wieder von diesem Eigentor abrücken lassen. Inzwischen sind die Wissenschaftler klüger. Heute weiß man zum Beispiel, daß Teile des Schläfenlappens beim männlichen Gehirn sogar zehn Prozent weniger Neuronen aufweisen. Dieses Mehrguthaben der Frauen könnte ein Grund für ihr vergleichsweise größeres Sprachtalent sein und ihre Fähigkeit, Melodien rasch zu erkennen. Aber auch dies ist Spekulation. Geht es um die Frage »Qualität oder Quantität?«, so hat bis heute niemand nachgewiesen, daß das um 120 bis 160 Gramm schwerere Männerhirn auch tatsächlich eine größere Anzahl von Nervenzellen vorweisen kann. Zudem könnte es schlicht sein, daß Männer deshalb ein größeres Gehirn haben als Frauen, weil sie in der Regel auch einen größeren Körper besitzen. Aber selbst diese Korrelationen sind schwer zu behaupten, weil sich schon innerhalb eines Geschlechts Unterschiede zeigen.

Ziel der Hirnforschung muß es sein, biologische Befunde wertfrei zu interpretieren. Präzise Erkenntnisse der Neuroanatomie und hypothetische Folgerungen der Neuropsychologie führen manchmal aufs falsche Gleis. Hinzu kommen Befürchtungen politisch-sozialer Gruppierungen, wie einige Feministinnenverbände oder konservativ-chauvinistische Lobbyisten, daß die neuen Erkenntnisse der Hirnforschung ihr Weltbild untergraben könnten. Eine Vogel-Strauß-Politik würde allerdings weder Männern noch Frauen helfen, ihre Geschlechtsunterschiede zu begreifen, geschweige denn, sie gemeinsam zu nutzen. Der Gewichtsunterschied männlicher und weiblicher Gehirne brachte der Hirnforschung in bezug auf funktionale Unterschiede keine Erleuchtung. Mehr erhofft sie sich von drei anatomischen Geschlechtsunterschieden im Gehirn: erstens der Lateralisierung beider Gehirnhälften, zweitens dem Corpus callosum, und drittens dem Hypothalamus.

1. Die Lateralisierung Der Gewichtsunterschied zwischen der linken und der rechten Gehirnhälfte ist bei der Frau weniger ausgeprägt als beim Mann. Zu dieser Erkenntnis kam erstmals der Anatom Crichton-Browne 1880, nachdem er 30 Leichen untersucht hatte. Neue Studien bestätigen, daß die Hemisphärenasymmetrie beim Mann nicht nur größer ist als bei der Frau, sondern auch größere funktionelle Asymmetrien zur Folge haben könnte.

Nach der Split-Brain-Theorie des Nobelpreisträgers Roger W. Sperry gibt es eine Aufgabenteilung der beiden Großhirnhälften. Sie sind auf verschiedene Leistungen spezialisiert: Generell ist es bei den meisten rechtshändigen Menschen beiderlei Geschlechts so, daß die linke Hirnhälfte für Sprachen und das Denken in Worten wesentlich ist. Ebenso ist hier die Begabung für mathematisch-sachliches Denken lokalisiert. Die rechte Hirnhälfte ist auf bestimmte Funktionen der Gestaltwahrnehmung, der Orientierung, vor allem aber die künstlerischen und emotionalen Begabungen spezialisiert. Nach bisherigen Beobachtungen weisen die weiblichen Gehirnhälften eine höhere Symmetrie auf.

Neue bildgebende Verfahren ermöglichen Hirnforschern in jüngster Zeit Einblicke in elektrische und Stoffwechselprozesse des lebenden Gehirns. So läßt sich beispielsweise das Denken und Fühlen eines lebenden menschlichen Gehirns beobachten. Das Forscherehepaar Sally und Bennett Shaywitz von der Yale-Universität in New Haven erbrachte einen weiteren Beweis dafür, daß der Sitz der Sprache bei Männern und Frauen nicht gleich ist: Wenn Männer reden, ist nur ihre linke Hirnhälfte aktiv. Bei der Mehrzahl der Frauen teilt sich das Hirn fast symmetrisch das Sprachvermögen auf. Das ganze Hirn redet mit. Einige Forscher vermuten, daß hier der Grund dafür zu finden sei, warum Männer Gefühle schlechter auszudrücken vermögen als Frauen. Inwieweit dieser Dimorphismus angeboren ist, ist bis heute unklar.

2. Das Corpus callosum, der Nervenstrang, der beide Großhirnhälften verbindet, ist bei Frauen um 23 Prozent dicker als bei Männern. Diese Differenzierung wurde 1982 erstmals von Marie-Christine de Lacoste-Utamsing von der Yale-Universität von New Haven, Connecticut, und Ralph L. Holloway von der Columbia Universität von New York gefunden, und zwar für das hintere Drittel des Callosum-Balkens. Es wird vermutet, daß die beiden Hemisphären im weiblichen Hirn aufgrund einer größeren Anzahl von Nervenfaserleitungen stärker miteinander kommunizieren.

Grundsätzlich verfügen wir in der linken Hirnhälfte mehr über rationale, analytische Fähigkeiten und in der rechten mehr über emotionale, synthetische Begabungen. Die Neuropsychologin Sandra Witelson von der Medizinischen Hochschule McMaster in Ontario, Kanada, entdeckte, daß ein weiterer Abschnitt des weiblichen Balkens – der Isthmus – deutlich größer ist als bei Männern. Sprache und Wahrnehmung könnten so unterschiedlich verschaltet sein. Das dickere Corpus callosum bei der Frau könnte eine Erklärung für ihre Fähigkeit sein, intuitiver und assoziativer zu denken und emotionaler zu agieren. Sprache und Gefühle, in verschiedenen Hemisphären verankert, könnten bei Frauen besser zueinander finden, weshalb sie auch im Vermitteln von Gefühlen sprachgewandter sind. Diese Folgerungen haben allerdings einen Pferdefuß: Noch ist nicht bewiesen, ob das dickere Corpus callosum bei Frauen auch tatsächlich mehr Nervenfasern beinhaltet. Ein dickeres Telefonkabel kann auch nur dann mehr Gespräche vermitteln, wenn es mehr Drähte enthält.

Die elementare Frage –, ob der morphologische Geschlechtsunterschied des Corpus callosum angeboren ist oder nicht, kann bisher nicht beantwortet werden. Es gibt Anhaltspunkte, die darauf hinweisen, daß sich die Morphologie des Corpus callosum mit zunehmendem Alter ändert, was sich bei einem Geschlecht stärker ausnehmen könnte als beim anderen, wie Sandra Witelsen und Larua S. Allen in ihren Studien festhielten.

3. Der Hypothalamus   Seit ungefähr einem Vierteljahrhundert wissen Hirnforscher, daß der nur daumennagelgroße Hypothalamus das weibliche und männliche Fortpflanzungsverhalten steuert. Aber erst seit wenigen Jahren geht es um die feinen Unterschiede in der Struktur dieser Drüse bei Männern und Frauen, auch mit Blick auf die sexuelle Orientierung.

Die Neurobiologin Laura S. Allen und ihr Kollege Roger A. Gorski konnten 1990 nachweisen, daß ein Teil des Hypothalamus, BNST (**B**ed **N**ucleus of the **S**tria **T**erminalis) genannt, bei Männern 2,47mal größer ist als bei Frauen. Die Forscher vermuteten, daß das stärkere Wachstum des männlichen Hypothalamus bereits durch den Androgeneinfluß während der Fötalentwicklung hervorgerufen wurde, also angeboren ist. Die Öffentlichkeit spitzte bei dieser Entdeckung besonders die Ohren. Diese lieferte eine Erklärung für etwas, was Männer und Frauen schon immer beschäftigte: für den stärkeren Sexualtrieb des Mannes. Mehr Hypothalamus – mehr Libido, so nahm man an. Allerdings, und das war nur einer der Widersprüche, fand man diesen Geschlechtsunterschied nicht bei Kindern unter 10 Jahren. Insgesamt weiß man bis heute über diesen Kern des Hypothalamus am wenigsten, mehr dagegen über die, die im präoptischen Bereich liegen:

Die niederländische Arbeitsgruppe des Hirnforschers Dick Swaab berichtete als erste 1985 von einem Kern des Hypothalamus im menschlichen Gehirn, der, ebenso wie bei zuvor untersuchten Ratten, bei Männern größer war als bei Frauen. Sie nannten ihn den »Sexually Dimorphic Nucleus of the Preoptic Area« (SDN-POA). Aber auch hier zeigte sich zunächst, daß dieser Dimorphismus erst nach dem 10. Lebensjahr auftauchte. Durch spätere Studienergebnisse dann gestaltete sich ein differenzierteres Gesamtbild: Die Größe des SDN-POA – und somit auch die geschlechtsspezifischen Größenunterschiede – ist altersabhängig: Ein, wenn auch kleiner Dimorphismus, offenbart sich erstmals bei Kindern ab dem vierten Lebensjahr. Bis zum jungen Erwachsenenalter verdoppelt sich das Volumen eines männlichen SDN-POA (er besitzt die doppelte Zellanzahl) im Vergleich zum weiblichen. Zwischen 60- bis 80jährigen Männern und Frauen besteht dann wieder kaum ein morphologischer Unterschied. Der höchste Rückgang an SDN-POA-Zellen wurde bei Männern zwischen 50 und 60 Jahren beobachtet. Es ist also durchaus möglich, daß psychosoziale Einflüsse Geschlechtsunterschiede bei diesem Hypothalamuskern hervorrufen, und nicht ausschließlich genetische oder hormonelle Faktoren. Andererseits kann es aber auch sein, daß der Unterschied bereits im Mutterleib angelegt, aber erst später durch Zellwachstum sichtbar wird.

Dick Swaab vermutet heute, daß die Entwicklungsstufen, in denen Steroide die sexuelle Differenzierung des menschlichen Hirns bestimmen, mit den Perioden identisch sind, in denen auch auf der Ebene der Geschlechtshormone die größten geschlechtsspezifischen Unterschiede beobachtet wurden: 1. während der ersten Schwangerschaftshälfte (wenn die Genitalien gebildet werden), 2. um die Zeit der Geburt (bei Neugeborenen, die zwischen der 34. und 41. Schwangerschaftswoche auf die Welt kommen, ist der Testosteronlevel bei Jungen 10mal höher als bei Mädchen) und 3. während der Pubertät.

In der präoptischen Region des Hypothalamus liegen noch drei weitere Kerne, denen man wesentliche Funktionen hinsichtlich der Geschlechtsidentität oder der sexuellen Orientierung zuschreibt. Allen und Gorski gaben ihnen den Namen »Interstitielle Kerne des vorderen Hypothalamus«, im Englischen abgekürzt INAH, und numerierten sie von 1 bis 4. (Den SDN-POA benannten sie um in INAH 1.)

Beim INAH 4 konnte man keine morphologischen Unterschiede zwischen den Geschlechtern feststellen, wohl aber bei INAH 2 und INAH 3. Bei letzterem entdeckte Simon LeVay 1991 sogar, daß der INAH 3 bei heterosexuellen Männern größer ist als bei homosexuell veranlagten. Das Problem ist allerdings auch hier wieder, daß lediglich Gehirne von Erwachsenen nach ihrem Tod untersucht wurden. Man weiß also nicht, ob der Dimorphismus Ursache oder Folge der sexuellen Orientierung war.

Beim Suprachiasmatischen Nucleus (SCN) des vorderen Hypothalamus stellte man fest, daß sich die Form des vasopressinhaltigen Subnucleus bei den Geschlechtern unterscheidet. Frauen haben einen längeren SCN, Männer einen eher kugelförmigen. Der Kern bestimmt den Takt der inneren Uhr und koordiniert den Rhythmus des hormonellen, physiologischen und verhaltensbezogenen Tagesablaufs.

Einen geschlechtlichen Größenunterschied entdeckte man bei einem anderen Subnucleus des SCN, dem »Vasoactive Intestinal Polypeptide« (VIP)-Subnucleus. Der ist bei Männern bis zu 30 Jahren doppelt so groß wie bei jungen Frauen und enthält auch doppelt soviele Zellen. Im Alter zwischen 45 und 65 Jahren geht der Unterschied zurück und verschwindet bei beiden Geschlechtern nach 65. Hinsichtlich der sexuellen Orientierung kamen Swaab und seine Kollegen beim SCN 1990 zu einem überraschenden Ergebnis: der vasopressinhaltige Subnucleus war bei männlichen homosexuellen AIDS-Opfern 1,7mal größer als bei heterosexuellen AIDS-Opfern und wies 2,1mal soviele Zellen auf.

Hier, wie bei den anderen Kernen, kann man keine definitiven Funktionszuweisungen geben. Man weiß nicht, ob die anatomischen Gegebenheiten tatsächlich Einfluß auf die sexuelle Orientierung oder die Geschlechtsidentität haben, geschweige denn auf das sexuelle Verhalten und wenn ja, welchen. In jedem Fall hängen die wesentlichen Unterschiede in der Struktur des weiblichen und männlichen Hypothalamus vom Alter ab. Die vor allem von den Medien oft verbreitete Hypothese, der Hypothalamus eines homosexuellen Mannes sei weiblich, ist falsch. Das bezeugen Beobachtungen beim SDN-POA, beim SCN und auch bei der vorderen Kommissur. Viel eher, so drückt es Swaab aus, könnte man von einem »dritten Geschlecht« sprechen: ein anderer Hypothalamus bei homosexuellen Männern, der sich sowohl von heterosexuellen Frauen als auch von heterosexuellen Männern unterscheidet. Untersuchungsergebnisse zum Hypothalamus bei lesbischen Frauen gibt es nicht.

Bei Problemen mit der Geschlechtsidentität, wie Transsexualität, vermutet man vor allem, daß Hormonstörungen während der Fötalentwicklung das sich entwickelnde Gehirn beeinflußt haben (siehe Kapitel »Die sexuelle Entwicklung des Gehirns«, S. 180). Interessant ist in diesem Zusammenhang folgende Statistik: Nur 60 Prozent der Mann-zu-Frau-Transsexuellen sind in ihrer Sexualität auf Männer ausgerichtet, 10 Prozent sind bisexuell. Überraschende 95 Prozent der Frau-zu-Mann-Transsexuellen fühlten sich zu Frauen hingezogen.

Die Niederländer Dick Swaab und Louis G. Gooren hatten die Gehirne von fünf verstorbenen Mann-zu-Frau-Transsexuellen untersucht und dabei festgestellt, daß die Gehirne auch tatsächlich weibliche Strukturen im Hypothalamus aufwiesen, obwohl sie mit einem männlichen Körper geboren wurden. Es ist aber ebenso möglich, daß soziale und psychologische Einflüsse der ersten Lebensjahre eine Rolle gespielt haben könnten. In der Tat gibt es kulturelle Unterschiede: Männer, die sich als Frau empfinden, gibt es in westlichen Ländern fast dreimal häufiger als Frau-zu-Mann-Transsexuelle. In der Türkei dagegen gibt es die Frau-zu-Mann-Variante achtmal häufiger als die umgekehrte.

Die Erbe-oder-Umwelt-Debatte wird sicher auch hier unter den Wissenschaftlern und in der interessierten, vielleicht sogar inzwischen etwas toleranteren, Öffentlichkeit weitergehen. Sicher ist die sexuelle Orientierung keine Frage der Wahl, wie Breedlove betont. Mit allergrößter Wahrscheinlichkeit aber ist sie jedoch auch nicht ausschließlich eine Frage der Erziehung, wie das aus heutiger Sicht amüsante Beispiel von Ernest Hemingway zeigt: Psychoanalytiker seiner Zeit hätten Stein und Bein geschworen, Klein-Ernest könnte homosexuell werden oder einen Hang zum Transvestitentum entwickeln. Der Bursche wurde von seiner herrschsüchtigen Mutter nämlich in Mädchenkleider gesteckt. Aber weit gefehlt: »Für diese Maskerade räche ich mich mein Leben lang!«, trotzte der spätere Großwildjäger, Kriegsreporter, Boxer und Schöpfer literarischer Helden in Empörung, »ein Mann will ich werden wie keiner sonst, der Macho des Jahrhunderts!«

Kognitive und emotionale Unterschiede

Der amerikanische Psychiater Mark George vom National Institute of Mental Health in Bethesda in der Nähe von Washington begab sich auf die Suche nach den Ursachen für Depressionen. Statistisch weiß man seit langem, daß doppelt soviele Frauen an Phobien oder unter Depressionen leiden wie Männer. George benutzte als »Lauschinstrument« für die Gefühle seiner Versuchspersonen einen Positronen-Emissions-Tomographen (PET). Dieses Gerät ist in der Lage, den Hirnstoffwechsel mittels radioaktiv markierter Glukose sichtbar zu machen. Der Computer errechnet die aktiven Teile des Gehirns, während es denkt und fühlt. Auf dem Computerbildschirm ist die Hirntätigkeit farbig dargestellt wie eine Satellitenaufnahme der Erde. Der amerikanische Psychiater also forderte ebensoviele Frauen wie Männer auf, an für sie besonders erschütternde Geschehnisse zurückzudenken, etwa an den Tod eines geliebten Menschen, an Scheidungen oder Unfälle. Bei beiden Geschlechtern leuchtete der präfrontale Cortex, ein wichtiger Mitspieler in der Emotionsspirale (siehe Kapitel »Das Gehirn als Liebesnest«, S. 85 ff.), am PET-Gerät auf. Allerdings war die aktive Hirnregion der Frauen achtmal größer als die der Männer. Dieser Unterschied könnte eine Erklärung für die doppelt so große Anfälligkeit von Frauen für Depressionen sein, zumindest aber für eine stärkere emotionale Anteilnahme.

Empfindsamkeit, Einfühlungsvermögen, Mitgefühl, feines Gespür, Wärme, Instinkt – Eigenschaften, die man klischeehafterweise Frauen eher zuordnet als Männern. Meist genügt ein Blick, und Frauen können relativ sicher erfassen, in welcher Gemütsstimmung sich ein Mensch befindet. Ob ihr Mann Ärger im Beruf hat, sich körperlich unwohl fühlt oder Probleme in der Partnerschaft hat, erkennt eine Frau ohne viele Worte am Gesichtsausdruck. Männer tun sich umgekehrt – zum Leidwesen der Frauen – relativ schwer damit. Vor allem bei Beziehungsproblemen halten Frauen ihre Partner oft für gefühlskalt, blind und verständnislos. Trotz – für sie – eindeutiger Signale, die schon fast an die »Holzhammermethode« heranreichen, »merken Männer nicht, was los ist«. Das amerikanische Neurologenehepaar Ruben und Raquel Gur von der Universität Pennsylvania stellte bei seinen Untersuchungen über geschlechtsspezifische Gefühlsfähigkeiten durch PET-Sondierungen fest, daß ein Frauenhirn weniger hart arbeiten muß, um Emotionen anderer Menschen zu erkennen, als ein männliches Hirn. Bei letzterem wurde ein höherer Energieverbrauch des Hirnstoffwechsels gemessen. Im Test der Gurs hatten Frauen und Männer beurteilen sollen, ob männliche oder weibliche Gesichter von Schauspielern Trauer oder Freude signalisieren: Glückliche Gesichter erkannten beide Geschlechter nahezu tadellos. Interessante Differenzierungen ergaben sich, als es darum ging, Trauer oder Depressionen auf die Schliche zu kommen. Erwartungsgemäß decouvrierten Frauen 90 Prozent aller unglücklichen Gesichter. Männer dagegen hatten zwar eine 90prozentige Trefferquote bei gleichgeschlechtlichen Betrübten, doch leidende Frauen nahmen sie nur zu 70 Prozent wahr.

Evolutionstheoretisch macht dieses auf den ersten Blick überraschende Ergebnis Sinn: Unsere männlichen Vorfahren waren darauf angewiesen, Rivalen aufgrund ihrer Mimik richtig einschätzen zu können, um vor möglichen Angriffen gewappnet zu sein. Die Fehlinterpretation eines weiblichen Gesichtsausdrucks brachten dem Gatten maximal eine Nacht vor der Höhle ein. Frauen dagegen haben durch die Aufzucht ihres Nachwuchses eine treffsichere Geschicklichkeit entwickelt, um die Bedürfnisse anderer an deren Gesichtsausdruck erfolgreich zu enträtseln. Diese Fähigkeit kommt ihnen natürlich auch im Umgang mit ihren Partnern zugute, wenn es darum geht, Stimmungen auf den Grund zu gehen. »In Liebesdingen«, so drückt es die amerikanische Autorin Helen Rowland aus, »kann eine Frau schneller zuhören, als ein Mann sie auszusprechen vermag.«

Daß die von unseren Genen angekurbelte Produktion von Sexualhormonen die Hauptrolle für die Realisierung weiblicher und männlicher Anlagen und Verhaltensweisen spielen, wissen wir inzwischen: Östrogene lassen Frauen weicher, gefühlsbetonter und nachgiebiger werden; Testosteron hat einen gewissen Einfluß auf Aggressivität und Libido. Generell ist es so, daß Frauen viel größeren Hormonschwankungen unterliegen als Männer, innerhalb eines Monatszyklus und auch während verschiedener Lebensabschnitte. Menstruation, Schwangerschaft und Wechseljahre wirbeln das Seelenleben der Frauen durch das An- und Absteigen von Östrogenen,

Progesteron- und Gestagenspiegeln gewaltig durcheinander, was für die meisten Männer nicht wirklich nachvollziehbar ist.

Der Mann ist aufgrund seiner geringen Hormonschwankungen fast immer und vergleichsweise gleichbleibend auf Lust und Sex eingestellt. Sein Testosteronpegel macht ihn schneller erregbar als die Frau. Visuelle Reize, die ihn in seinem Alltag umgeben, können ihn innerhalb von Sekunden stimulieren, ohne daß er einen direkten Kontakt mit dem Objekt seiner Begierde hätte, sie vielleicht gar nicht kennt. Bereits Nacktfotos können ihn anheizen, aber auch der Anblick roter Wangen und Lippen, schwingender Hüften, langer Beine, eines schönen Busens und schmeichelnder Frauenhaare. Die bekannten, evolutionsbedingten weiblichen Signale und Muster erregen ihn spontan, oftmals kaum kontrollierbar. »Der kleine Freund« macht sich selbständig. Die Regisseurin Doris Dörrie trieb in ihrem Film *Ich und Er* die potentielle Asynchronität von Lust und Willen auf die humorige Spitze, machte »Ihn« für alles verantwortlich, Karriere oder Mißerfolg, Seitensprünge oder Liebe. Manche Zyniker spielen den Ball dagegen gern zurück, wenn es um Schuldzuweisungen geht, wie hier zum Beispiel der irische Schriftsteller Samuel Beckett: »Die Frauen wittern einen stehenden Phallus schon, wenn sie noch über 10 Kilometer von ihm entfernt sind und fragen sich dabei: Wie hat der mich überhaupt sehen können?«

Kein männliches Vorurteil hält sich weltweit so beharrlich, wie das über die geringere Intelligenz von Frauen im Vergleich zur männlichen Krone der Schöpfung. In Umfragen, die ergründen sollen, was Frauen besonders auf die Palme bringt, kommt selbst heutzutage stereotyp an erster Stelle die Antwort: »Wenn Männer mich für dumm halten.« Viele Männer halten gern an dem Schön-aber-dumm-Märchen fest, dabei müssen sie keine sexistischen Dinosaurier sein wie Beckett (»Wenn sie nicht mehr wissen, was sie tun sollen, ziehen sie sich aus, und das ist wahrscheinlich das Beste, was sie tun können.«) oder sein französischer Kollege Charles Baudelaire (»Die Liebe zu einer intelligenten Frau ist ein Päderastenvergnügen.«). Daß der höchste jemals gemessene Intelligenzquotient bei einer Frau nachgewiesen wurde, kann den Aberglauben nicht ausrotten. Genausowenig die Tatsache, daß das klügste Kind der Welt ein Mädchen ist: die heute vierjährige Britin Chantelle Coleman mit einem IQ von 152. Fähigkeiten, die Männern eher zugeordnet werden – wie Zielorientiertheit, Durchsetzungsvermögen, Härte, räumliches Vorstellungsvermögen, mathematisch-sachliches Denken – sind karrierefördernd. Eher weibliche Fähigkeiten – wie Nachgiebigkeit, Teamgeist, Gefühle – gelten als schwach und Karriereblocker. Allerdings gibt es seit einigen Jahren einen Sinneswandel in der Wirtschaft, dem Erkenntnisse der Intelligenzforschung vorausgegangen sind: Wer Erfolg und gesellschaftliches Ansehen erreichen will, schafft das nicht nur mit Verstand und Intelligenz (IQ). Zum absoluten Glück gehört auch, daß man die eigenen

Gefühle erkennt und optimal einsetzt. »Emotionale Intelligenz« (EQ) – dieses Schlagwort prägten 1990 die beiden amerikanischen Psychologen Peter Salovey von der Yale University und John Mayer aus New Hampshire. In den USA gibt es inzwischen Tests, die das Einfühlungsvermögen unter Beweis stellen sollen. Stellenbewerbern wird dabei ein Film vorgeführt, in dem Frauen Gefühle, wie Wut, Freude, Trauer, Entsetzen oder Eifersucht, nonverbal zum Ausdruck bringen. Wer die Gemütsverfassungen gut enträtselt, hat eine höhere Chance auf die Anstellung als ein Bewerber mit einem »nur« höheren IQ.

Howard Gardner, Neurologe an der Harvard University zeigt in seinem Standardwerk *Multiple Intelligences* auf, daß der Intelligenzbegriff nicht nur aus mathematisch-logischer und verbaler Kompetenz bestehen darf, sondern daß es auch soziale, emotionale oder musische Intelligenzen gibt. Die Intelligenz des Fühlens entsteht in den hochkomplexen Schaltkreisen zwischen Vernunft und Emotionen.

Gibt es zwar keine Geschlechtsunterschiede in der Gesamtintelligenz, so sind doch auffällige kognitive Unterschiede zwischen den Geschlechtern bei einzelnen Fähigkeiten nachweisbar. Die Unterschiede spiegeln hormonelle Einflüsse auf den Feinbau des Gehirns wider. Dies geschieht bereits im Mutterleib. Die Umwelt trifft somit bereits ab der Geburt bei Jungen und Mädchen auf unterschiedlich verschaltete Gehirne. Man kann also Erziehung und Umwelteinflüsse nicht ohne die grundlegende physiologische Disposition verstehen. In einer Reihe von Untersuchungen kamen folgende Unterschiede kognitiver Fähigkeiten bei Mann und Frau heraus:

Frauen sind sprachbegabter. Sie haben eine höhere verbale Gewandtheit und verfügen über eine ausgeprägte Wortflüssigkeit. Verantwortlich gemacht wird hierfür die größere funktionale Symmetrie weiblicher Hirnhälften und der größere Verbindungsbalken (Corpus callosum) zwischen beiden. Beim Sprechen sind beide weiblichen Hirnhälften aktiv. Wird die linke Hirnhälfte – generell für Sprache zuständig – bei einer Frau beschädigt, kann sie sich in der Regel sprachlich besser erholen als ein Mann. Bei Männern werden nach Hirnverletzungen der linken Hälfte meist größere Sprachstörungen festgestellt, wenn nicht ein völliger Ausfall der Sprache. Doreen Kimura bezweifelt allerdings die Folgerung, Sprache sei bei Frauen stärker beidseitig organisiert. Sie stellte in ihren Untersuchungen fest, daß Sprachstörungen bei Frauen dann am häufigsten auftreten, wenn vordere Teile des Gehirns verletzt sind. Die würden vergleichsweise seltener verletzt. Bei Männern handelte es sich bei Verletzungen und nachfolgenden Sprachstörungen meist um die hinteren Hirnregionen, die häufiger verletzt werden. Neuere PET-Untersuchungen wiederum konnten eindeutig zeigen, daß Frauen beim Sprechen beide Gehirnhälften aktivieren.

Elisabeth Hampson von der Universität Western Ontario in London (Kanada) differenzierte zudem die Leistung weiblicher Sprachfähigkeit: Jene ändert sich mit dem Steigen und Fallen von Hormonen während des Menstruationszyklus: Stieg der Östrogenspiegel, verfügten Hampsons Testpersonen über gesteigerte sprachliche Ausdrucksfähigkeiten.

Frauen sind Männern beim Lösen von Rechenaufgaben überlegen (wenn also 14 mit 3 multipliziert werden soll, davon 17 abgezogen und 52 hinzugefügt). Umgekehrt sind Männer in mathematischen Schlußfolgerungen talentierter (wenn nur 60 Prozent aller Setzlinge angehen, wieviele muß man pflanzen, um 600 Bäume zu erhalten?). Für letzteres wird ein Areal in der linken Hirnhälfte verantwortlich gemacht. Die größere funktionelle Hirnsymmetrie der Frauen, so die Theorie, hat eine stärkere Kommunikation beider Hirnhälften zur Folge, verzögere und irritiere eine zielgerichtete Lösung der Aufgabe.

Untersuchungen von Doreen Kimura, sicher die bekannteste Expertin auf diesem Gebiet, zeigten, daß Männer mit niedrigen Testosteronwerten bessere Leistungen in mathematischen Schlußfolgerungen erreichten als ihre Geschlechtsgenossen mit einem hohen Wert. Dies entspricht nicht der Erwartung, aber offenbar gibt es einen optimalen Androgenwert.

Männer haben einen ausgeprägten Orientierungssinn. Frauen erinnern sich in einer Landschaft oder Stadt wiederum besser an markante Punkte. Steigt ihr Hormonspiegel um den Eisprung, verringert sich ihr räumliches Vorstellungsvermögen und umgekehrt. Frauen mit hohem Androgenspiegel schnitten bei räumlichen Tests wiederum besser ab als Frauen mit niedrigem, wie Valerie S. Shue von der University of California in Santa Barbara feststellte. Interessanterweise verhält sich dies bei Männern genau umgekehrt: Männer mit einem niedrigen Androgenspiegel zeigten bessere Leistungen als jene mit einem hohen Hormonpegel.

Männer schneiden bei zielgerichteten, motorischen Handlungen, wie Werfen oder Auffangen, besser ab. Ein möglicher Grund: Die hierfür zuständigen Hirnrindenregionen sind mit den visuellen Arealen eng vernetzt. Beide Regionen liegen beim Mann im hinteren Bereich des Gehirns. Frauen haben dagegen eine ausgeprägtere manuelle Feinmotorik, wofür die unmittelbare Nähe des visuellen Cortex zum motorischen Rindenfeld verantwortlich gemacht werden könnte, beide bei Frauen in vorderen Hirnarealen.

Die Fähigkeit, abstrakt und räumlich zielgerichtet zu denken, ist bei Männern offensichtlich deshalb größer, weil sich dieser Denkprozeß bei ihnen lediglich in der rechten Hirnhälfte abspielt und sich also auf den Bereich, der für eine spezielle Aufgabe benötigt wird, beschränkt. Bei weiblichen Hirnen kommunizieren die beiden Hemisphären auch dann, wenn es gar nicht sein muß. Karl-Friedrich Wessel, Leiter des Instituts für Wissenschaftsphilosophie und Humanontogenese der Berliner Humboldt-Universtität, beschreibt den Unterschied in einem praktischen Beispiel: »Wenn Sie Mädchen und Jungs vor die Aufgabe stellen, mit einer Rakete zum Mond zu fliegen, dann baut der Junge seine Rakete, startet und korrigiert unterwegs die Fehler. Das Mädchen dagegen denkt nach, bevor es einsteigt, plant die Rückkehr zur Erde mit ein und korrigiert alle Fehler vorher. Es wird also auch fliegen, nur etwas später.«

≡ Der Unterschied zwischen Sex und Liebe

Was ist wichtiger: Sex oder Liebe? Auf was könnte man eher verzichten? Oder funktioniert das eine nur zusammen mit dem anderen? Welche Prioritäten setzen Frauen, welche Männer? Ein alter Aphorismus gibt eine salomonische Antwort: Der Mann gibt Liebe, um Sex zu bekommen, die Frau gibt Sex, um Liebe zu bekommen. In der Liebe regiert bei Frauen in der Regel das Bedürfnis nach der Nähe zum Partner. Für Männer hingegen sind Sex und Leidenschaft Bedingung einer glücklichen Partnerschaft. Diese unterschiedlichen Präferenzen der Geschlechter führen zu asymmetrischen Wertmaßstäben und folglich zu Konflikten. Nimmt man diese asymmetrischen Wertmaßstäbe unter die Lupe, zeigt sich das Dilemma ganz konkret: Mann und Frau sind selten zeitgleich aus demselben Grund glücklich. Ihr Gefühlsleben hat eine unterschiedliche Dramaturgie.

Der »kleine Unterschied« hat – im evolutionären Geschlechterkampf betrachtet – seine Ursache in der nahezu grenzenlosen Reproduktionsfähigkeit des Mannes und den vergleichsweise geringen Fortpflanzungsmöglichkeiten der Frau. In seinen Untersuchungen konnte Anthony Walsh mehrfach belegen, daß Liebe in der statistischen Angabe der Selbsteinschätzung unter Frauen 2,8mal wichtiger war als unter Männern:»Männer neigen dazu, Sex als ein Mittel zum Zweck anzusehen – das Produkt davon ist der Orgasmus –, während die Frau dazu tendiert, Sex als einen Prozeß anzusehen, durch den emotionale Nähe erreicht wird.«

Unverbindlicher Sex mit x-beliebigen Männern ist für Frauen wenig reizvoll, es sei denn, sie werden dafür bezahlt. Für Männer sieht die Sache hier schon ganz anders aus. Die amerikanische Psychologin Elaine Hatfield von der University of Hawaii hat diese Allgemeinaussage in einem einfachen Experiment unter Beweis gestellt: Trainierte Interviewer sprachen auf dem Campus der Universität von Florida attraktive Männer und Frauen an. Da fragten junge, gutaussehende Damen einen Studenten, ob er a) mit ihnen ausgehen möchte, b) mit ihnen ins Appartement käme, c) jetzt mit ihnen schlafen würde. Die jungen Männer antworteten evolutionsgerecht: 50 Prozent wollten ausgehen, 69 Prozent mit ins Appartement kommen und 75 Prozent sagten ohne Umschweife für den Quickie zu. – Die Studentinnen, von attraktiven Interviewern befragt, sahen die Sache ganz anders: 56 Prozent ließen sich zum Essen einladen, nur noch sechs Prozent gingen mit ins Appartement, und keine wollte Sex.

Daraus zu folgern, daß Frauen ihr Leben am liebsten als Jungfrauen in platonischer Liebe genießen möchten, wäre naiv. Der amerikanische Kinofilm *Ein unmoralisches Angebot* mit Robert Redford und Demi Moore hatte 1993 heftige Debatten vor allem unter weiblichen Zuschauern ausgelöst. Demi Moore bekam für eine Nacht eine Million Dollar. Bei einer amerikanischen Umfrage »Hätten Sie es auch getan oder es ihrem Partner erlaubt?« meinten 80 Prozent: »Ja«. Wesentlich dabei war die Aussicht, *Robert Redford* als den Mann für gewisse Stunden zu bekommen. Eine vorangegangene Umfrage der amerikanischen Zeitschrift *Entertainment Weekly* hatte nämlich das genau entgegengesetzte Ergebnis ermittelt, daß 79,6 Prozent der Amerikaner »es nicht für Geld« tun. Von dem Frauenhelden Redford, der für Prestige und Abenteuer steht, aber auch als gefühlvoller Ehemann und Vater taugt, war bei dieser Erhebung nicht die Rede.

Bleibt man allerdings von Versuchungen wie Robert-Redford-Typen, Millionengewinnen und anderen handgemeißelten Schönheiten verschont, ist das Leben ganz einfach. Für Männer gilt nach wie vor das »Heilige-oder-Hur-Prinzip«. Frauen, die sexuell schnell erregbar und nicht sonderlich wählerisch sind, werden von Männern nicht selektiert. Grund dafür ist die Urangst des Mannes, um seine Vaterschaft betrogen zu werden. Allerdings, das ergaben Untersuchungen des amerikanischen Sozialpsychologen und Liebesforschers Robert J. Sternberg von der Yale University, findet sexuelle Untreue bei Männern gerade dann statt, wenn in ihrer Ehe die Leidenschaft fehlt. Mangelnde Intimität und Vernachlässigung dagegen ist der Motor für einen Seitensprung bei Frauen. Die Bereitschaft fremdzugehen, so Sternberg, sei aber bei beiden Geschlechtern heute *prinzipiell* gleich.

Die Tatsache, daß Männer von Frauen nichts halten, die man schnell »rumkriegt«, hält sie umgekehrt nicht davon ab, selbst ohne große Umwege die Befriedigung ihrer Lust in Angriff zu nehmen. Die meisten Frauen sind sich sehr wohl über ihre eigenen Reize im klaren und betonen sie mit Kosmetik und Mode. Trotzdem fühlen sich die wenigsten in einer machtvollen Position, werden sie von einer fremden oder nicht-intimen Mannsperson am Arbeitsplatz oder im öffentlichen Leben überraschend »angemacht«. Die meisten Frauen sind irritiert und empfinden sich in solchen Situationen als Opfer oder Sexobjekt. Für sie gehört zum Sex Nähe, Erotik, Wertschätzung oder Liebe. Visuelle Reize, wie zum Beispiel ein nackter Mann oder gar pornographische Filme, beeindrucken sie in der Regel nicht. Reize, die die körperliche und seelische Nähe eines Mannes voraussetzen, gehören zur Ouvertüre zu einem für sie befriedigenden Sexspiel. Der Geruch des Partners, Hautkontakt und seine warme Stimme stimulieren die Frau (siehe Kapitel »Liebesreize«, S. 19). Die Kosmetik- und Modeindustrie spricht hier einen ganz wesentlichen Bereich der weiblichen Erotik an. Frauen sind durch Bäder, Cremes, Parfüms, seidige Unterwäsche durchaus in der Lage, sich selbst zu erotisieren. Ein wesentlicher Unterschied zum Mann ist, daß die verschiedenen Gefühlsebenen der Frauen viel weniger voneinander zu trennen sind. Zärtlichkeiten, Harmonien, Gleichklang und Zuverlässigkeit grenzen an erotische Emotionen.

Francesco Alberoni, Professor an der Universität Mailand hat in seinem Buch *Erotik* den Unterschied weiblicher und männlicher Erotik aus soziologischer Sicht thematisiert. Als wesentliche Ursache der Gegensätzlichkeiten macht Alberoni die verschiedenen Zeitstrukturen der Geschlechter verantwortlich: »Frauen haben eine ausgeprägte Vorliebe für Kontinuität, Männer eine ausgeprägte Vorliebe für Diskontinuität.« Hier sei auch das Bedürfnis der Frauen nach Zärtlichkeit einzuordnen, das das Begehren nach dem reinen Geschlechtsakt sogar übertreffen könne. Es drücke das Verlangen »nach kontinuierlicher liebevoller Aufmerksamkeit und kontinuierlich auf ihre Person gerichtetem Interesse aus«. Völlig unverständlich sei ihr deshalb auch das Phänomen, daß sich der Mann nach dem Geschlechtsakt satt, zufrieden und bereichert wieder von ihr abwendet und meist einschläft oder aufsteht. Der Testosteronpegel ist im Keller, die Begierden und Zärtlichkeiten vor dem Orgasmus, die so erscheinen, als wolle er nie mehr von ihr lassen, sind wie fortgeblasen. Viele Frauen fühlen sich jetzt abgelehnt und auf ihren Körper reduziert: »Der Mann braucht«, so sieht es Alberoni in Konsequenz, »da er verschiedene, nicht vergleichbare Gefühle erlebt, auch seine emotionale Orientierung nicht rapide zu wechseln. Er braucht nicht umschalten von Liebe auf Ablehnung, von Nein auf Ja oder umgekehrt. Die Frau dagegen, da sie sich zwischen lauter sehr ähnlichen Gefühlen bewegt, definiert – wenn sie Unterschiede spürt – diese in Begriffen von Annahme und Ablehnung, als Ja oder Nein.«

Im Lichte der Evolution betrachtet schließt sich hier der Kreis wieder: Die Frauen legen Wert auf Kontinuität, um ihren Nachwuchs zu sichern, die Prioritäten der Männer liegen immer noch in dem Verlangen, ihren Samen möglichst vielfältig zu verteilen. Gefühle werden dabei zweitrangig. Das Erbe unserer Intuitionen, Bedürfnisse und Gefühle ist so tief in uns verankert, daß Frauen auch dann so empfinden, wenn sie keine Kinder in die Welt setzen wollen oder »einfach nur einen netten Abend« haben wollen.

Eine Reihe von Studien läßt vermuten, daß dieselben Neuronenschaltkreise im limbischen System des Mannes gleichzeitig sowohl sein Sexualverhalten als auch sein väterliches Verhalten steuern. Für Frauen gilt das offenbar nicht in diesem Maße. Das hat Auswirkungen auf das Liebensverhalten beider Geschlechter. In Tierstudien stellte man fest, daß sexuell abstinente Männchen kein Interesse an Jungtieren zeigten oder oft aggressiv waren. Sexuell aktive Männchen dagegen zeigten spontanes Brutpflegeverhalten. Umgekehrt verhielt es sich bei den Weibchen: Ist ein Weibchen bereit zur Verpaarung, vertreibt es seine eigenen Jungen. Säugt es aber seine Jungen, ist es sexuell desinteressiert und jagt den Liebesanwärter in die Wüste. Beim Weibchen gilt also gleichbleibend: entweder Sex auf der einen Seite oder Brutpflege auf der anderen. Ganz anders das Männchen: Ohne Sex kein Brutpflegeverhalten. Seine sexuelle Aktivität muß also etwas in seinem Gehirn verändern. Schaltkreise im limbischen System werden neu geschlossen und sorgen für ein bisher nicht vorhandenes Bindungs- und Brutpflegeverhalten (siehe Kapitel »Die Macht der Sexualhormone«, S. 111).

Das Repertoire partnerschaftlicher Streitereien, die durch diese chemischen Prozesse »verschuldet« werden, ist vielfältig und grenzenlos. So wundern sich zum Beispiel viele Frauen, daß ihr neuer Liebhaber bereits nach der ersten gemeinsamen Nacht ein nie dagewesenes dominantes, fast väterliches Verhalten an den Tag legt. Diese eigentümliche Wandlung verärgert sie: »Kaum hat er mich rumgekriegt, spielt er sich auf wie ein Pascha!« Dabei hatte er zuvor gerade ihre Selbständigkeit so sehr bewundert. Gleichzeitig mag sie, daß er sich um sie kümmert.

Ein anderes Beispiel, was sich zuverlässig bei jedem jungen Elternpaar einstellt: Mütter, die Babys oder Kleinkinder versorgen, haben ein viel geringeres Bedürfnis nach Sex. Selbst wenn sich der Hormonspiegel nach der Geburt wieder eingepegelt hat, ist es im Ehebett deutlich schläfriger als vor dem Kinderglück. Meist wird die Mehrarbeit als »Entschuldigung« vorgeschoben. Tatsächlich scheint sich aber im limbischen System der Frau etwas verändert zu haben. Sie ist auf Kinderaufzucht programmiert und – was nicht zu unterschätzen ist – erreicht dort auch eine gehörige Portion emotionale Befriedigung durch Körperkontakt, Streicheleinheiten, Zärtlichkeiten. Nicht nur, daß der Mann diese Wandlung seiner Frau nicht nachvollziehen kann – bei ihm hat sich außerdem nichts geändert, Sex und Kinderaufzucht scheinen gekoppelt – er wird selbst auch noch wie ein Kind behandelt: »Schatz, mach bitte die Zahnpastatube zu.« »Mit den dreckigen Schuhen kannst du wirklich nicht aus dem Haus gehen!« Wird's dem Gatten zu bunt, nimmt er sich eine neue Sexgefährtin. Nicht viel klüger geworden, zeugen viele Männer in der neuen Verbindung wieder Kinder und stehen dann – *the same procedure as last time* – wieder vor demselben Dilemma. Der Rat aller Paartherapeuten, neben der Elternrolle die Rolle als Liebende nicht zu vergessen, bedeutet für viele Partner schlicht harte Arbeit.

Sex ist auch ein Machtfaktor. Potenz ist etwas Offensichtliches beim Mann, auf das er höchsten Wert legt. Wehe dem, der unter Potenzstörungen leidet oder gar unter Impotenz. Guter Sex mit abschließendem Höhepunkt bedeutet für Männer erst tiefe Befriedigung und Sieg. Erfolg beim Sex ist für Männer bekanntlich von so großer Bedeutung, daß Frauen um des lieben Friedens willen ihren Liebhabern oft etwas vormachen. Der Berliner Sexualpsychologe Konrad Sprai will nach vierjähriger Untersuchungszeit in allen Alters- und Sozialschichten zu dem Ergebnis gekommen sein, daß sich 63 Prozent der männlichen Befragten für gute Liebhaber hielten. 76 Prozent der befragten Frauen allerdings erklärten, sie seien sexuell frustriert. Nahe-

zu alle Frauen gaben zu, ihrem Mann schon einmal einen Orgasmus vorgespielt zu haben. Mit der heimlichen Beschwichtigung, ein Orgasmus sei ja
nicht so wichtig, loben sie selbst die Potenz eines lausigen Liebhabers, um
dessen Stolz nicht zu verletzen. Der wiederum, überwältigt von der eigenen
Erektion, kommt gar nicht auf die Idee, daß seine Sexgespielin schauspiele-
risch so begabt ist wie Meg Ryan in dem Film *Harry and Sally*. Sally spielte
ihrem Freund in einem Lokal laut und überzeugend einen phänomenalen
Orgasmus vor.

  Sex versus Gefühl – ein Antagonismus der Geschlechter? Ganz so
simpel ist es nicht. Bei etlichen Untersuchungen von Robert J. Sternberg
kam sogar heraus, daß Männer in bestimmten Phasen die größeren Roman-
tiker sind: Sie verknallen sich schneller und häufiger, während die Frauen
sich evolutionsgemäß spröder geben. Allerdings trennen sie sich auch wieder
schneller von ihren Partnerinnen als umgekehrt. Wenn sie aber ihr Herz
vollkommen an die Frau ihrer Träume verlieren, sind sie euphorischer, zeigen ihre Gefühle wie auf einem Tablett und haben Konzentrationsschwierig-
keiten bei ihrer Arbeit. Sind die Flitterwochen vorüber, dreht sich der Spieß
um: Die Romantik wird zunehmend Ehefrauensache.

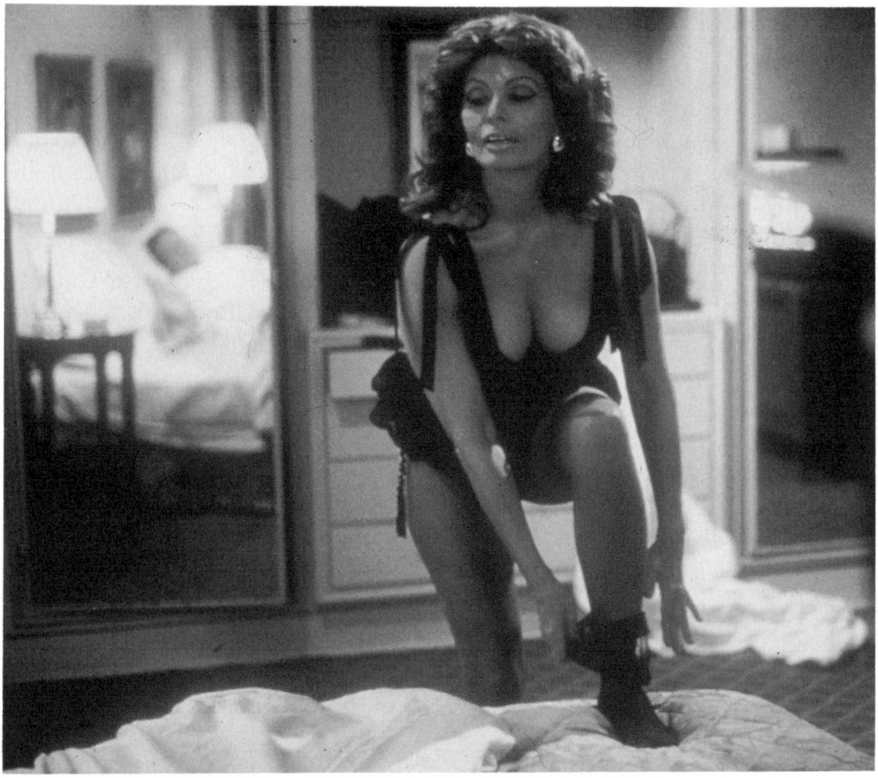

»Erinnerst du dich nicht mehr? Hast du es schon vergessen?«

Sophia Loren und Marcello Mastroianni in *Prêt-à-porter* – 1995 –

Liebesdrogen

Aphrodisiaka sollten schon vor Jahrtausenden das flüchtige Liebes-
glück einfangen. Aber bis heute hat die Forschung keine effektive
Sexpille ohne Nebenwirkungen entdeckt. Alte Liebe rostet nicht –
das glaubten auch Sophia Loren und Marcello Mastroianni. Doch
keine Leidenschaft hält ewig wach. Ist denn gegen den Verfall kein
Kraut gewachsen?

Mae West war die Sexgöttin 30er Jahre. Sie war der Inbegriff erotischer Selbstinszenierung und rief mit ihrer anrüchigen Weiblichkeit permanent Tugendrichter auf den Plan. Die Männermordende verheimlichte nicht,
daß ihr Liebesleben in reichlicher Fülle in ihrem 13. Lebensjahr begann. Ansonsten – und das konnten sich die wenigsten vorstellen – war sie überzeug-
te Abstinenzlerin. Mae West trank und rauchte nie und fand »all die üblen
und trostlosen Gewohnheiten, die zur sogenannten Ausgelassenheit gehören«, abscheulich. Sie genoß Sex pur. Ein so ungetrübtes Selbstwertgefühl
über das eigene, sinnliche Empfinden und die persönliche Ausstrahlung ist
nicht jedem vergönnt. Aphrodisiaka – benannt nach der griechischen Liebes-
göttin Aphrodite – werden deshalb seit Jahrhunderten gern genommen. Immer wieder begibt sich die Menschheit auf die Suche, neue Wege und Mittel-
chen zu entdecken, die die sexuellen Begierden wecken, aufrechterhalten
oder steigern.

Auch Marcello Mastroianni hätte davon profitieren können, als die
hinreißende 60jährige Sophia Loren mit einem aufregenden Striptease die
letzten Reserven des alternden Beau aktivieren wollte. Der aber entschlum-
merte in Robert Altmanns Kinofilm *Prêt-à-porter* selig auf dem Bette. Die
erotisierenden Stimmungsmacher bedienen den alten Wunsch, grenzenlos
fruchtbar, potent und unwiderstehlich zu sein. Der Sinnesrausch hilft, Hemmungen abzubauen, Tabus ohne Schuldempfinden zu brechen, erotische
Phantasien und Sensitivität zu steigern und somit den Geschlechtsakt in
ungeahnter Intensität zu erfahren. Liebesdrogen fungieren als Bindeglied
zwischen den scheinbar unvereinbaren Welten von Leib und Seele. Ob sie
nun als Seelentröster eingesetzt werden, als Partyknüller oder nur aus sexueller Neugier, Aphrodisiaka haben eine höchst reizvolle Wirkung, die
wesentlich von der persönlichen Disposition abhängt. Als Scharfmacher
werden sie eher von Männern als von Frauen eingesetzt: *Er* will damit beiden eine Hängepartie ersparen, *Sie* kann sich zur Not darauf verlassen, daß
der Appetit beim Essen kommt. Generell ist die Liebesbereitschaft bei der
Frau mehr vom Gehirn gesteuert. Eine Frau kann theoretisch immer, will
aber nicht immer. Ein Mann will theoretisch immer, kann aber eben nicht
immer, so die Hypothese.

Ob »nur« der omnipräsente Alkohol zum Einsatz kommt, ob traditionelle Pflanzen, aphrodisierende Lebensmittel, suchtgefährdende Halluzinogene oder stimulierende Designerdrogen genommen werden oder ob körpereigene Hormone als Jungbrunnen (siehe Kapitel »Die Macht der Sexualhormone«, S. 111) wirken sollen – viele wollen damit das flüchtige Glück immer wieder einfangen. Der deutsche Philosoph Immanuel Kant behauptete, daß Einbildungskraft ein Bestandteil der Wahrnehmung sei. Hirnforscher wissen heute, daß Drogen deshalb außergewöhnliche Bewußtseinszustände hervorrufen können, weil sie die Informationsverarbeitung und Aktivität vor allen in den emotionalen Schaltkreisen des Gehirns manipulieren.

Einig ist man sich darüber: Es gibt kein wirksames und gleichzeitig nebenwirkungsarmes Aphrodisiakum. Aber der Glaube kann bekanntlich Berge versetzen, deshalb wird die Suche nach der omnipotenten Liebesdroge nie aufhören. Nashörner müssen dafür ihr Leben lassen ebenso wie Riesenmuscheln und Spanische Fliegen (die in Wahrheit Käfer sind). Das wußte selbst der Moralapostel Friedrich Nietzsche: ... »doch alle Lust will Ewigkeit, will tiefe, tiefe Ewigkeit!«

≡   **Klassische Aphrodisiaka: von Alkohol bis Cannabis**

Bier wurde schon vor 4000 Jahren von den Sumerern gebraut. In der griechischen Mythologie brachte Dionysos als Wein- und Fruchtbarkeitsgott das alkoholische Getränk zu allen Ehren und die Römer mit ihren legendären Zechgelagen in Verruf. Im Mittelalter destillierten die Araber bereits »Alkohol« aus Wein und gaben ihm seinen Namen: »das Feinste von etwas«. **Alkohol** trat einen unaufhaltsamen Siegeszug als stimulierendes Schwipsmittel an. Aber auch als Medium für Kreativität. Unter den ersten sechs Amerikanern, die den Literaturnobelpreis erhielten, waren fünf schwere Trinker: Ernest Hemingway, Sinclair Lewis, William Faulkner, John Steinbeck, Eugene O'Neill. Alkohol beflügelt die Phantasie, und wenn ein Liebespartner einmal nicht willig ist, dann braucht er vielleicht nur ein Gläschen Champagner, oder zwei. Allerdings sind die psychischen und physischen Reaktionen auf Alkoholkonsum unterschiedlich. Nach einer Umfrage von *Psychology Today* sagten 45 Prozent der Befragten, daß Alkohol das sexuelle Vergnügen steigere, 42 Prozent meinten das Gegenteil. In jedem Fall spielt dabei die Menge eine bestimmende Rolle. Alkohol hat generell eine dämpfende Wirkung, er verlangsamt körperliche Prozesse, die für sexuelle Erregung und Höhepunkte notwendig sind. Während sich die Wirksubstanzen anderer Drogen »nur« an spezifische Rezeptoren im Gehirn binden, überschwemmt Alkohol den ganzen Körper, um dann seine Wirkung im Gehirn zu entfalten. Die Magenwand nimmt ein Fünftel des Alkohols auf, der

Rest gelangt über den Dünndarm ins Blut und erreicht durch den Kreislauf in Minutenschnelle die letzte Gehirnwindung. In der Leber erfolgt der Abbau durch Enzyme zu Acetaldehyd und zu Acetat. Wird das Acetaldehyd nicht schnell genug entgiftet, führt es zu einer vermehrten Freisetzung von Adrenalin. Und dies verursacht die Gesichtsrötung durch erweiterte Gefäße, blutunterlaufene Augen, eine gesteigerte Herzfrequenz und andere unangenehme Symptome.

Das Äthanol im alkoholischen Getränk stimuliert diejenigen Nervenzellen, die den aktivierenden Botenstoff Glutamat benutzen. Eine niedrige Dosis aktiviert diese Zellen im Hippocampus. Außerdem erhöht Alkohol den Dopaminspiegel; Dopamin ist eines der wichtigsten Signalmoleküle im limbischen System, vor allem im Belohnungssystem des Gehirns. Gleichzeitig sind die Dopaminrezeptoren vermindert. Dieses Mißverhältnis bringt uns wahrscheinlich den euphorisierenden wohltuenden Effekt – aber nur bei einer bestimmten Dosis. Der beruhigende und angstlösende Einfluß des Alkohols wird dagegen durch seine Wirkung auf die GABA- beziehungsweise Benzodiazepin-Rezeptoren hervorgerufen. Die Gammaaminobuttersäure (GABA) ist ein hemmender Neurotransmitter. Man schätzt, daß etwa ein Drittel aller Synapsen durch GABA gehemmt werden. Bindet GABA am GABA-Rezeptorkomplex, ist eine Nervenzelle innerhalb von Millisekunden nicht mehr erregbar. Mittlerweile sind über ein Dutzend unterschiedlicher Subtypen von GABA-Rezeptoren bekannt, was die Vielfalt der Effekte erklären könnte. Nicht nur Alkohol, sondern auch angstlösende Medikamente aus der Gruppe der Benzodiazepine wirken hier. Unter Alkohol entsteht das Gefühl von gleichzeitiger Entspannung und Enthemmung. Die sexuelle Hemmschwelle sinkt. Außerdem ändert sich die Wahrnehmung mit zunehmendem Genuß: Dieselbe passable Frau wird im Laufe des Abends zur attraktivsten der gesamten Gesellschaft. Ein durchschnittlicher Mann wird für eine Frau plötzlich zum starken Held.

Bei steigendem Genuß ist die Lust allerdings schnell im Keller: Frauen haben unter Alkohol ein geringeres Lustempfinden. Die vaginale Durchblutung und die Orgasmusfähigkeit nehmen ab. Bei Männern kann auch gemäßigter Alkoholgenuß zeitweise die Spermienanzahl senken. Bei schweren Trinkern wird die Produktion von Steroidhormonen beeinträchtigt, Testosterone werden gesenkt, Östrogene erhöht, so daß es sogar zu vergrößerten Brustdrüsen kommen kann. Die Libido nimmt ab, und das Nervensystem, das sie für Erektion und Ejakulation benötigen, ist geschädigt. Das führt nicht nur zu Impotenz und Infertilität, sondern ist manchmal auch dann irreversibel, wenn der Betreffende aufhört zu trinken.

Alkohol schwächt zwar die fühlbaren psychischen Streßreaktionen ab – in Streßsituationen trinken wir gerne ein Gläschen, um mit der

Belastung besser fertigzuwerden –, aber auf der körperlichen Ebene aktiviert Alkohol das Streßhormonsystem. Die Cortisolwerte steigen, und das kann Lust und Potenz auf Dauer nur abträglich sein (siehe Kapitel »Liebesverlust«, S. 217).

Obwohl im Laufe der Geschichte über tausend Pflanzen als Aphrodisiaka benutzt wurden, bevorzugte man einige immer wieder, und das bis heute. Aphrodisierende Alkaloide, Pflanzenstoffe, die Stickstoffe enthalten, haben eine spezifische starke Wirkung auf den Organismus. Eine der wichtigsten Pflanzen ist der **Hanf** (Cannabis), besonders beliebt die weibliche Blüte. In den *Märchen aus Tausend und einer Nacht* wird von seiner psychedelischen Wirkung berichtet. Das Rauchen eines Joints regt die erotische Imagination an, baut Hemmungen ab und aktiviert die Sexualität. Ähnlich wie bei Alkohol oder Opium bewirken höhere Dosen allerdings das Herunterschalten körperlicher Empfindungsfähigkeit. Die körperfremde Substanz Tetrahydrocannabiol (THC) in Haschisch und Marihuana, wird im Gegensatz zu Alkohol sehr langsam, manchmal erst nach einer Woche abgebaut. 1990 entdeckte ein amerikanisches Forscherteam im Gehirn die Bindungsstelle für THC. Inzwischen weiß man, daß Haschischrezeptoren zu den häufigsten Rezeptoren unseres Hirns gehören. Nun konnte die Evolution nicht vorhersehen, daß Haschisch und Marihuana eines Tages zu den beliebtesten Rauschdrogen werden würden. Wozu also der Rezeptor? Die Antwort lieferten 1992 zwei Wissenschaftler der hebräischen Universität in Jerusalem. Sie spürten ein körpereigenes Cannabinoid auf, das Euphorien auslöst, und nannten es Anandamid. Seinen poetischen Namen hat es aus dem Sanskrit, er bedeutet »Glückseligkeit«. Jetzt wollen sie klären, ob Störungen des Gehirns, wie Gedächtnisschwund, Appetitmangel oder die Schizophrenie, möglicherweise auf einen Mangel an körpereigenem THC oder einen Fehler im Anandamidrezeptor zurückzuführen sind. Das THC als Droge hat viele pharmakologische Wirkungen: Es senkt den Blutdruck, lindert Schmerzen und erhöht den Serotoninspiegel. Mit genügend Serotonin fühlen wir uns wohl und zufrieden bis freudig euphorisch. Selektive Wiederaufnahmehemmer, die die Wirkzeit von Serotonin im synaphischen Spalt verlängern, werden zum Beispiel als Antidepressiva eingesetzt. Sie vermögen die Stimmung der Patienten spürbar zu heben. Aufgrund dieses Effektes wurde das Medikament Prozac in den USA zur »Glückspille« hochstilisiert. THC verlangsamt aber auch viele zentralnervöse Vorgänge. Die Rezeptoren, an denen THC bindet, liegen vor allem im Hippocampus, wo Sinnenreize codiert und das Gedächtnis zum Teil organisiert werden. Zum eigentlichen Geschlechtsakt kommt es im Haschischrausch oft gar nicht. Im Freudschen Sinne mißlingt hier der Übergang von der oral-zärtlichen Phase zur genitalen Phase. In der Phantasie spielen sich dann auch mehr selbstbezogene Träume ab, als daß der Partner mit von der Partie wäre. Trotzdem vermittelt

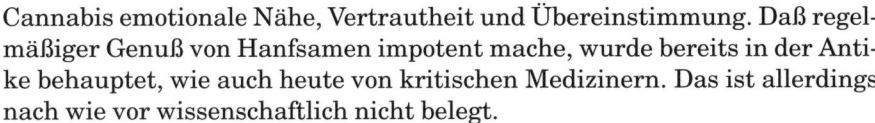

Cannabis emotionale Nähe, Vertrautheit und Übereinstimmung. Daß regelmäßiger Genuß von Hanfsamen impotent mache, wurde bereits in der Antike behauptet, wie auch heute von kritischen Medizinern. Das ist allerdings nach wie vor wissenschaftlich nicht belegt.

Opium, aus Mohn gewonnen, wurde bereits 2500 v. Chr. als Heilmittel angewandt und später als »Pflanze der Freude« bezeichnet. In Asien, wo es die Rolle unseres Alkohols spielte, waren Opiumhöhlen nicht nur Orte zur Berauschung, sondern auch solche freizügiger und genüßlicher Erotik. Opium und Sex gehörten im alten China eng zusammen: Opium – ein Sexualsymbol. In ihren »Lenzmitteln« (Aphrodisiaka) kombinierten die Chinesen oft Ginseng und Moschus als libidosteigernde Ingredienzien mit Opium. Gemäßigter Opiumgenuß – so die Saga – fördere die Potenz. Vielleicht sind die Chinesen deshalb ein so fruchtbares Volk?

Im Gegensatz zu seinen eher sexhemmenden Verwandten Morphium und Heroin, wird eigentlich nur das gegessene Opium – auch in Form von Pillen oder Tinkturen – als Anreger von Wollust und Sexualität geschätzt. »Ich glaube, daß keiner, der einmal die göttliche Fülle des Opiums gekostet hat, danach zu den groben, vergänglichen Genüssen des Alkohols hinabsteigt«, schrieb 1822 Thomas De Quincey in seinen *Bekenntnissen eines englischen Opiumessers*. Opium macht klar und nicht dumpf wie Alkohol. Das fermentierte Rauchopium dagegen dämpft aufgrund des höheren Anteils von Morphin sexuelle Potenz, Bewegungslust, Aggressivität und den Drang, mit anderen zu reden und zu diskutieren. Es macht eher still und zärtlich, steigert die Empfindung von Berührungen und die Phantasie. Die Opiatrezeptoren, an die Opium, Morphium und Heroin binden, wurden 1973 entdeckt. 1975 fand man die körpereigenen Opiate, Endorphine und Enkephaline genannt. Sie regulieren unser Gefühlsleben (siehe Kapitel »Das lange Glück der Ehe«, S. 145) und wirken schmerzstillend ebenso wie Morphium. Opiatrezeptoren finden sich bevorzugt in der Amygdala, im Hippocampus und im präfrontalen Cortex. Im Rausch verändern sich deshalb vor allem die Bewertungen von Gefühlen. Im primären Belohnungszentrum, vom Nucleus accumbens ausgehend, kommt es durch die Drogen zu einer Dopaminausschüttung, so daß sich, wie bei vielen Drogen, auch hier schnell starke psychische und physische Abhängigkeit einstellt.

Bei der Suche nach ungefährlichen Aphrodisiaka fällt eine häufige enge Verbindung zwischen Sinnlichkeit und **Ernährung** auf. Der italienische Kulturanthropologe Piero Camporesi beschreibt in seinem Buch *Geheimnisse der Venus* die reichhaltige, aphrodisierende Wunderküche vergangener Zeiten. Elixiere und Liebeslatwerge (Brotaufstriche), die »das Sperma vermehren, den Wunsch zum Beischlaf erhöhen und die männliche Rute eregieren lassen«, gehörten zu den Lieblingsspeisen italienischer

Männer des 16. und 17. Jahrhunderts. Zwiebeln, Minze, Gewürze oder Boh-
nen dienten der »Auferstehung des Fleisches«. Es gab sogar schon Liebes-
pillen, die man aus den Knollen der »Geilwurz« drehte und »Diasatirion«
nannte. Damit auch bei Männern höheren Alters die Lenden nicht erlahm-
ten, empfahl man ihnen in der Barockzeit Spatzenfleisch, weil, wie schon
Aristoteles beobachtet hatte, diese »in einer Stunde 83mal kopulierten«.
Vielleicht sind deshalb Italiens Spatzen noch heute von Vogelfängern be-
droht. Aber auch die Damen sollten nicht zu kurz kommen. Caterina Sfor-
za, die Mutter von Giovanni di Medici (1475 bis 1521), mixte ihren Ge-
schlechtsgenossinnen Tinkturen und Salben aus den Hoden von Hirsch und
Fuchs. Helenkraut, Moschus, Ginsengwurzeln und vieles mehr brodelte in
den Tiegeln und Töpfen vergangener Generationen. Auch im Liebestrank,
den Tristan und Isolde schlürften, schwammen »die Hoden eines zweijähri-
gen weißen Hahnes, Alraunenblüten, Trüffel, Thymian und Kümmel«. Der
griechische Dichter Eunuchus wußte: »Ohne gutes Essen und Trinken er-
kaltet die Liebe« und Casanova brachte sich am liebsten mit Austern und
Schokolade auf Touren.

Ein erotisches Revival erleben viele Lebensmittel und Ingredienzien heute wieder, zum Beispiel Sellerie, Eier, Basilikum, der japanische
Fugufisch oder die Betelnuß. Sie sollen vornehmlich den Mann aufrichten,
unterstützt von Vitaminpillen, Enzymen und körperlichen Ertüchtigungen
im Fitneßstudio, was die Ausschüttung von Sexualhormonen und körpereigene Endorphinen ankurbelt. Auf der Zeitgeist-Hitliste wiederentdeckter
aphrodisierender Speisen stehen: Aal, Austern, Ginseng, Honig, Spargel,
Hummer, Knoblauch, Kaviar, Pfirsiche und Trüffel. Daß Genußmittel Wohlbefinden und Gesundheit steigern (und gerade diese den Geldbeutel gewaltig erleichtern) können, steht außer Zweifel. Als direkt stimulierende Aphrodisiaka kann man sie wohl nicht bezeichnen. Ein möglicher chemischer Wir-
kungsmechanismus konnte bislang nicht nachgewiesen werden. Sollten
dennoch lustfördernde Substanzen in diesen Nahrungsmitteln enthalten
sein, dürfte die Magensäure ihnen den Garaus machen.

Karl Stifter, Sexualtherapeut in Wien, ist allerdings nach wie vor
der Überzeugung, daß Naturalien – ohne gefährdende Nebenwirkungen
–aphrodisieren können. In mehrjähriger Arbeit wertete er insgesamt
51 882 961 internationale Fachartikel aus den Bereichen Biologie, Pharma-
zie, Medizin und Psychologie aus, die über klinische Testergebnisse hinsichtlich aphrodisierender Pflanzen berichteten. Dabei kristallisieren sich fünf
Substanzen heraus, denen eindeutig aphrodisierende Wirkung attestiert
wurde: Hafer *(Avena sativa)*, Brennessel *(Urtica dioica)*, Zink, Ginkgo *(Ginkgo biloba)* und eine Substanz des tropischen Muira-puama-Baumes *(Ptycho-
petalum olacoides)*. Allerdings, so Stifter, dürfe man von einer einzelnen
Substanz keine Wunder erwarten. Seiner Meinung nach wirken sie, wie in

vielen Studien zu sehen war, vor allem in fein abgestimmten Kombinationen, die derzeit klinischen Tests unterzogen werden.

Sextonica, Salben und Tinkturen, die in Drogerien, Sexläden und im Versandhandel rezeptfrei angepriesen werden, gehen ebenfalls auf jahrhunderte alte aphrodisierende Stoffe zurück. Aber auch sie halten alle nicht, was sie versprechen. Eine spezifische Wirkung auf Potenz und Wollust konnte bei wissenschaftlichen Untersuchungen nicht belegt werden. Trotzdem gibt man allein in Deutschland jährlich rund 25 Millionen Mark für diese Hoffnungsträger aus. Potenzprobleme werden übrigens nicht als Gesundheitsstörungen anerkannt, und Potenzmittel können nur auf Privatrezept verschrieben werden.

Nichtsdestotrotz enthalten viele Pflanzen und tierische Organe Wirkstoffe, die Einfluß auf Leib und Seele nehmen. Sie werden seit Menschengedenken bei rituellen Kulthandlungen der Naturvölker angewandt. Die Bantu in Afrika kochten zum Beispiel die Rinde des Yohimbébaumes bei Hochzeitsfeiern. »Diese sollen angeblich bis zu zehn Tage gedauert und sich in fast endlosen sexuellen Gelagen geäußert haben«, vermerkt das Buch *Pflanzen der Liebe* von Christian Rätsch, übrigens eines der informativsten und optisch reizvollsten Bücher zum Thema Aphrodisiaka. Der von den Einheimischen gerne als »Liebesbaum« bezeichnete Yohimbébaum gelangte natürlich auch nach Europa, und erste Versuche brachten die Zauberwirkung schnell zutage. In vielen Präparaten, die als Aphrodisiaka im Handel sind, ist deshalb der Wirkstoff enthalten. **Yohimbin** aus der Rinde des afrikanischen Yohimbébaumes verhalf Versuchspersonen zu langanhaltenden Erektionen. Immerhin befriedigende Erfahrungen hat man mit dem rezeptpflichtigen Yohimbinhydrochlorid gemacht. Es hat einen stimulierenden Effekt auf das zentrale Nervensystem, was durch hormonelle Anregung den Penis und das kleine Becken besser durchbluten läßt. Außerdem wird die Hautsensibilität gesteigert. Yohimbin hat zudem eine antidepressive und leicht psychedelische Wirkung. Es hemmt nämlich das Enzym Monoaminoxidase (MAO), das die Neurotransmitter Noradrenalin und Serotonin abbaut. Wird das verhindert, erhöht sich der Serotoninspiegel – und dieser Botenstoff kann seine stimmungsaufhellende Wirkung entfalten. Vermutlich ist Yohimbin eines der wenigen echten Aphrodisiaka, doch organische Nebenwirkungen können die Freude leicht wieder trüben.

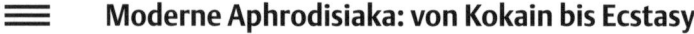

≡   Moderne Aphrodisiaka: von Kokain bis Ecstasy

Die berühmt-berüchtigste Droge dieses Jahrhunderts ist **LSD**: Lysergsäure-Diäthylamid. Albert Hofmann, Chemiker der Basler Pharmafirma Sandoz, hatte sich nach fünfjähriger Erforschung der Mutterkornalkaloide 1943 in einen unbeabsichtigten, farbenprächtigen Rausch versetzt. LSD, inzwischen synthetisch herstellbar, wurde anfangs in der Psychotherapie eingesetzt und erlangte durch Timothy Leary, damals Psychologie-Dozent an der Harvard-Universität, in den sechziger Jahren einen absoluten Kultstatus. Die »psychedelische Ära« begann. Aphrodisierende Wirkung erreicht man mit diesem Halluzinogen aber nur, wenn man es auch will und sich darauf einstellt. Das »Setting« – Umgebung und Situation, in der man es nimmt – beeinflußt die Wirkung richtungweisend. Dann aber, so der LSD-Guru Leary, sei es »das stärkste Aphrodisiakum der Welt«. Von Superorgasmen, die gar nicht aufhören wollen, berichtet er, von grenzenlos euphorischen Gefühlen, von Enthemmung und Steigerung der Sensitivität sowie von einer nie dagewesenen Brillanz der Farben.

Der Wissenschaftler Stanislav Grov beschrieb auch die Kehrseite: Die sexuellen Erfahrungen in LSD-Sitzungen »können sadistische oder perverse Elemente enthalten«, manchmal sogar »die Gestalt satanischer Sexualität annehmen«. Horrortrips und innere Vereinsamung können die Folge sein. Das Problem ist, daß LSD, täglich in konstanter Dosis genommen, am dritten Tag bereits keine Wirkung mehr zeigt. Man muß also die Dosis steigern oder einige Tage warten, bis die Sensibilität wieder hergestellt ist. Außerdem besteht eine Kreuztoleranz zu anderen Halluzinogenen wie Meskalin oder Psilocybin. Wer an Meskalin gewöhnt ist, spürt auch von normalen Dosen LSD keinen wirklichen psychischen Effekt mehr. Durch ständig erhöhte Dosen stellt sich die Sucht bald ein. LSD wirkt vor allem auf das limbische und auf das retikuläre System. Diese Hirnareale steuern die emotionalen Reaktionen auf Sinnesreize und beeinflussen die Informationsauswahl.

Im Gegensatz zu den dämpfenden Opiaten, hat LSD eine anregende Wirkung, vor allem durch die Hemmung des Neurotransmitters Serotonin, der sonst beruhigende, befriedigte Stimmungen auslöst. Die Serotoninrezeptoren werden geblockt, so daß der Neurotransmitter Serotonin selber nicht mehr binden kann. LSD wirkt vor allem im Locus coeruleus, einem kleinen Neuronenkern, der den Wachheitsgrad unseres Hirns bestimmt. Das Drogenmolekül ähnelt frappierend den Botenstoffen Noradrenalin, Dopamin und Serotonin. So steigt unter LSD die Noradrenalin- und Dopaminkonzentration an. Das führt zu der extremen Wachheit, der enormen Aufnahmefähigkeit des Gehirns und gleichzeitig zu mystischen Wahrnehmungen. Das Hirn wird von sensorischen Reizen überflutet. Wir riechen, schmecken, sehen und hören Dinge, die sonst außerhalb unserer Wahrnehmungen liegen. Dieser halluzinogene Effekt ermöglicht uns auch sexuelle Sinneserfahrungen, die ohne Rauschzustand nur schwerlich zu erreichen sind. Jeder, der Halluzinogene versucht hat, spricht nach dem Sinnesrausch von einer gleichzeitigen Steigerung seiner Kreativität. »Potente Gehirne stärken sich nicht nur durch Milch, sondern durch Alkaloide«, meinte der Schriftsteller Gottfried Benn, und Aldous Huxley fragte sich 1954, wie die Menschheit das Leben ertragen könne ohne »chemische Ferien«.

Seit den achtziger Jahren gehört **Kokain** wieder zu den Modedrogen, nicht zuletzt deshalb, weil sich in der Wohlstandsgesellschaft immer mehr den teuren »Schnee« leisten können. Die Tatsache, daß Kokain ungeheuer anregt, wach hält, leistungssteigernd wirkt, machte das seit 1923 synthetisch herstellbare Pulver rasch zur Arbeitsdroge für Jungmanager, Computerfreaks oder Workaholics und zum Partyknüller. In den USA sind über zwei Millionen der Kokainsucht verfallen. Über die Wirkung als Aphrodisiakum ist man geteilter Meinung. Vor allem Ex-Kokser berichten, daß die Droge nur »kopfgeil« mache, Geschlechtsverkehr aber oft gar nicht zustande komme.

Die berühmteste Anklageschrift ist der in den zwanziger Jahren von dem zuvor süchtigen Journalisten Pitigrilli geschriebene Bestseller *Kokain*. Andere schwärmen, daß die Droge beim Mann die Erektion auch noch nach zwei Orgasmen halten könne. Überhaupt bewirke Koks eine stärkere Kontrolle über den Orgasmus, was vor allem bei denjenigen von Vorteil sei, die unter vorzeitigem Samenerguß leiden. Sigmund Freud beurteilte Kokain in Selbstversuchen anfangs »als Anreger der blockierten Kreativität«. 1884 als junger Arzt in einem Wiener Krankenhaus hörte er erstmals von Kokain und probierte es selbst an sich aus. Viele berühmte Werke wurden unter dem Einfluß dieses Pulvers geschrieben, wie *Dr. Jekyll and Mr. Hyde* von Robert Louis Stevenson in nur sechs Tagen. Der Komponist Richard Strauss mußte sich 1928 einer Nasenscheidewand-Operation unterziehen und bekam zur Vorbetäubung kokaingetränkte Wattebäusche in die Nase. Zwei Stunden nach der Operation, das berichtete sein Arzt Hans Leicher 1978 in einer Fachzeitschrift, hatte er zwei Arien für seine Oper *Arabella* im Krankenzimmer geschrieben. Der Komponist meinte zu ihm: »Die Nachwelt wird Sie dafür verantwortlich machen.«

Kokain bewirkt eine phantasieankurbelnde, seeligmachende Stimmung, die allerdings mit einer stark herabgesetzten Selbstkritik einhergeht. Es überflutet das Gehirn mit den Nervenbotenstoffen Dopamin, Serotonin und Noradrenalin. Diese Mega-Freisetzung von Signalsubstanzen macht aktiv, wach, selbstbewußt und entschlußkräftig. Meist wird der Rücktransport der Neurotransmitter im synaptischen Spalt verhindert, so daß Millionen Nervenzellen länger als üblich erregt bleiben. Hier werden dieselben neuronalen Schaltkreise benutzt wie beim Genuß von Alkohol oder Opium. Kokain ist eine Stimulanzdroge, kein Halluzinogen, und hat einen stimmungsaufhellenden Effekt. Man fühlt sich besser, euphorisch und damit auch sexy. Außerdem beschleunigt Kokain den Puls, läßt den Blutdruck steigen und führt generell zu einer Erregung des sympathischen Nervensystems. Der »coke-blues« setzt je nach Dosis nach wenigen Stunden ein, verlangt zunehmend Nachschub und kann auf Dauer das zentrale Nervensystem irreversibel schädigen. Vor allem das Dopamin dürfte der Schlüssel zur Sucht sein. In einem aufsehenerregenden Experiment gelang es Marc Caron vom Howard Hughes Medical Institute an der Duke University in Durham, North Carolina, eine Maus zu züchten, die unfähig ist, Dopamin aus dem synaptischen Spalt zurückzuholen. Es verbleibt dort etwa 100mal länger als beim Wildtyp. Den gentechnisch konstruierten Mäusen fehlt das Gen für das Dopamin-Transporter-Protein, deshalb sind sie hyperaktiv und rasen wieder und immer wieder durch ihren Käfig. Auf Kokain und Amphetamine reagieren sie nicht mehr. Es bringt ihnen kein zusätzliches Vergnügen, was Caron zu der Vermutung veranlaßte, daß Kokain den gleichen Effekt hat wie der Gendefekt in der Maus.

In den sechziger Jahren entdeckten kalifornische »speed freaks«, daß die in Appetitzüglern verwandten **Amphetamine** – verwandt mit dem körpereigenen Adrenalin – zentral anregende Wirkungen zeigten: Euphorische Gefühle kommen auf, Müdigkeit und depressive Stimmungen verschwinden rasch, Enthemmung und Stimulierung der Sexualität bescherten rasende Sinnesräusche. Reines Amphetamin wurde erstmals 1887 synthetisiert und ist chemisch identisch mit dem Pflanzenalkaloid Ephedrin. Amphetamine sind aber auch mit den körpereigenen Transmittern Serotonin und Dopamin verwandt. Aller Wahrscheinlichkeit nach potenzieren sie den sexaktivierenden Effekt von Dopamin. Die Freuden der »speed freaks« hielten nicht lange an. Nebenwirkungen wie Herzrasen, Leberschäden, Angstpsychosen oder Nervenzusammenbrüche ließen die Drogen, auch als Weckamine bekannt, vom legalen Markt verschwinden. In den meisten Ländern ist Amphetamin nicht mehr als Medikament zugelassen.

Aber schon in den siebziger Jahren machten Derivate des Amphetamins wieder unter dem Namen »love drugs« Furore. Dabei handelte es sich anfangs um das Methylendioxyamphetamin (MDA) und später um Methylendioxymethamphetamin (MDMA). In den fünfziger Jahren wurden Berichte des chilenischen Psychiaters Claudio Naranjos bekannt; er beschreibt zwar, daß MDA nicht halluzinogen sei, keine Wahrnehmungsverzerrungen erzeuge, sondern »eine Steigerung der Fühlfähigkeit« und ein oft sehr lustvolles Körpergefühl, aber dies ist ein durchaus strittiger Punkt. Der amerikanische Arzt Andrew Weil bezeugte, daß in MDA-Sitzungen unter den Teilnehmern zwar starke Liebesgefühle entwickelt würden, sie aber »nicht ausgesprochen sexuell« seien, »da MDA das Verlangen nach einem

Orgasmus mindere«, so das Buch *Pflanzen der Liebe*. Nach einiger Zeit wurde MDA, nachdem es in der Psychotherapie eingesetzt worden war, als den Mißbrauch begünstigende Droge verboten.

MDMA, heute als Ecstasy, XTC oder kurz E bekannt, wurde 1985 als Antidepressivum und Libidoverstärker verboten. Neben Haschisch ist die »Liebesdroge« die populärste unter Jugendlichen. Sie wird als Kapsel oder Tablette eingenommen und erreicht durch die Blutbahn Gehirn, Herz und Lunge. Das Gehirn setzt schlagartig große Mengen Dopamin und Serotonin frei, so daß in der Folge ein Serotoninmangel auftritt. Das Serotonin reguliert die Laune, den Schlaf, Aggressionen und die Sexualität. Dopamin sorgt dafür, daß Schmerz betäubt wird, die Lungen mehr Luft aufnehmen und das Herz Puls und Blutdruck steigert. Die Designerdroge erzeugt Gefühle von Offenheit, Liebe, Euphorie, erweitert Antrieb und Wahrnehmung und kennt vor allem keine Müdigkeit. Jugendliche, die Ecstacy genommen haben, können stundenlang tanzen und nehmen Musik ganzkörperlich wahr. Zwar macht es sinnlich, aber, wie Naranjo bereits bei MDA beschrieb, verhindert es häufig den Orgasmus. Die große Gefahr ist, daß man unter Ecstasy die extreme Erschöpfung und den verstärkten Flüssigkeitsbedarf nicht oder zu spät wahrnimmt, deshalb kommt es unter Umständen zum Kreislaufkollaps. Eine Anfang 1996 im *Journal of Clinical Pathology* veröffentlichte Studie der Universität Sheffield zeigt, daß die Modedroge schwerwiegende Langzeitschäden verursachen kann. Nicht nur an der Leber und im Gehirn, sondern auch am Herzen können sogar Nekrosen, ein völliges Absterben von Körpergewebe, auftreten. In England, der Ecstacy-Hochburg, hat »apple«, wie es dort genannt wird, bis 1996 58 Teenagern das Leben gekostet.

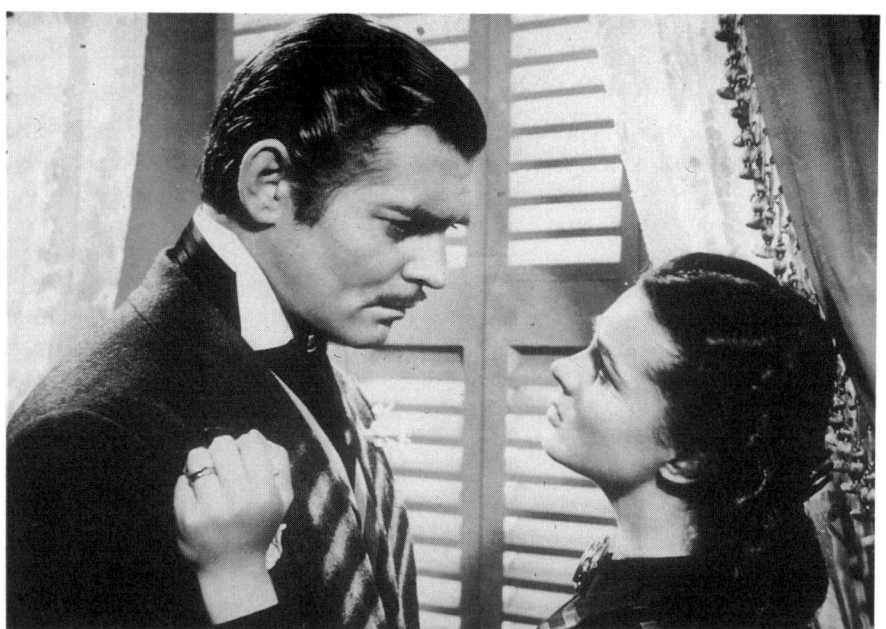

»Morgen wird mir schon einfallen, wie ich ihn mir wieder erobere. Schließlich, morgen ist auch ein Tag.«

Vivien Leigh und Clark Gable in *Vom Winde verweht* – 1939 –

Liebesverlust

Die Sehnsucht nach ewiger Liebe führt Regie in jedem Leben: Ihre Begierden führen Vivien Leigh und Clark Gable zu- und auseinander. Die Lust im Alltagsstreß zu verlieren, ist das einzige, von dem sie verschont bleiben. Und über den üblichen Potenzschwund im Alter mag man bei dem leidenschaftlichsten Liebespaar der Filmgeschichte gar nicht nachdenken. Liebe und Leid gehören ebenso zueinander wie Lust und Verlust.

Wenn wir verlieren, was wir lieben, erleben wir einen psychischen und physischen Schmerz. Es ist wohl eine der tiefgreifendsten Empfindungen, die wir erleiden – neben der Liebe selbst, versteht sich. Solange wir fähig sind zur Liebe, solange sind wir auch durch sie verletzbar. Da packt die Gattin ihre Koffer und läßt den treulosen Ehemann alleine die Kinder großziehen. Rache? Selbstschutz? Hoffnungslosigkeit? – Ein junges Mädchen schneidet sich die Pulsadern auf, in der Hoffnung, ihr Freund kehre zu ihr zurück. Trauer? Unerfüllte Leidenschaft? Sehnsucht? – Ein gutmütiger Mann nimmt sein Beil aus dem Keller und tötet seine Freundin, die ihn verlassen wollte. Eifersucht? Haß? Schmerz?

Rund 50 000mal kam es 1993 in Deutschland zu einer Handgreiflichkeit unter eifersüchtigen Paaren, so die Statistik der Gesellschaft für Rationelle Psychologie in München. Als der prominenteste Fall galt bis zum Freispruch Football-Star O. J. Simpson, der verdächtigt wurde, seine Exfrau Nicole und deren Liebhaber ermordet zu haben. Die Gefühlsmischung aus Haß, Liebe und Selbstzweifel macht alles möglich, wobei in rund 90 Prozent der Fälle Männer die Täter sind. Eifersucht, so Shakespeare in *Othello*, ist ein »grünäugiges Ungeheuer, das das Fleisch verhöhnt, von dem es sich ernährt«.

Unendlich viele Liebes- und Gefühlskonstellationen können uns Kummer bereiten, und im Laufe eines Lebens werden wir nur wenige auslassen. Doch nicht immer bereitet der Partner den eigentlichen Kummer, häufig sind es auch die Umwelt und die Lebenssituation. »Immer weniger Lust auf Sex«, die »Last mit der Lust« oder »Lust und Langeweile« sind unübersehbare Schlagworte, die ein Phänomen der neunziger Jahre kennzeichnen. Sexualtherapeuten wollen einen immer deutlicheren Lustverlust festgestellt haben, vor allem bei jüngeren Paaren. Die Ursachen dafür sind sicher vielfältig. Und die grundsätzliche Frage bleibt: Wieviel Sex ist normal? Keine wissenschaftliche Studie kann dies erfassen, denn was normal ist, entscheidet immer ein Paar gemeinsam. Lustverlust wird nur dann als solcher bezeichnet, wenn einer mehr will als der andere. Die aufwendigste Untersuchung in den USA hat 1994 immerhin geklärt, daß der ewig ekstatische, zu jeder Tages- und Nachtzeit willige Partner zu den vielen Sexmythen zählt. In dem Sexreport wurden 3432 Personen befragt und die gaben an: 71 Prozent hatten im vergangenen Jahr nur einen Sexpartner, 12 Prozent gar keinen und nur 14 Prozent brachten es auf drei bis vier Partner, drei Prozent auf mehr als fünf. 37 Prozent der 18- bis 59jährigen berichteten, sie hätten ein paarmal im Monat Geschlechtsverkehr, im allerbesten Fall zweimal pro Woche. Erleben wir eine Sexmuffelwende oder stören Streßfaktoren wie ein anstrengender Beruf, Kinder, die kein gemütliches, ungeplantes Schäferstündchen mehr zulassen, zu hohe Anforderungen an den Partner als Freund, Lover, Finanzier Lust und Liebe?

Der größte Lustkiller ist unter Umständen das Alter. »War das alles?«, wer sich diese Frage mit 50 Jahren nicht befriedigend beantworten kann, droht in die »Midlife-crisis« zu schlittern. Plötzlich wird einem klar, daß man viele seiner Liebes- und Partnervorstellungen nicht verwirklicht hat. Da will man alles ändern. Es ist Zeit für den zweiten oder dritten Anlauf, um das Liebesglück nochmals beim Schopfe zu packen. Zudem drohen altersbedingte Veränderungen, die ein Handeln in diesem Alter offenbar besonders dringlich erscheinen lassen. Die Muskeln schrumpfen, der Fettanteil steigt, das Kollagen in der Haut verliert die Elastizität, die Knochen werden brüchiger. Das Schönheitsideal der Jugend entpuppt sich als immer unerfüllbarer. Wir produzieren immer weniger Sexualhormone und Wachstumshormon, was uns einen Teil unserer gewohnten Vitalität raubt. Dafür produzieren wir mehr und schneller Streßhormone und können mit Belastungen immer schlechter zurechtkommen. Libido- und Potenzverlust werden immer häufiger, zumindest bleibt die Angst davor.

So droht der Liebe in all ihren Facetten in jeder Lebensphase der Verlust. »Oh, daß sie ewig grün bliebe, die schöne Zeit der jungen Liebe«, schwärmte Schiller im *Lied von der Glocke*.

Wenn die Liebe Kummer macht

»Sie konnte Rhett zurückgewinnen. Sie wußte, daß sie es konnte…
›Morgen wird mir schon einfallen, wie ich ihn mir wieder erobere. Schließlich,
morgen ist auch ein Tag.‹« Mit diesen Worten von Scarlett O'Hara endet *Vom
Winde verweht*, der meistverkaufte Roman und meistgesehene Film aller Zeiten. Als Ashley Wilkes aus Atlanta die sanfte Melanie heiratet, ist die ver-
schmähte Scarlett O'Hara so verzweifelt, daß sie aus Enttäuschung und Trotz
Melanies Bruder Charles ehelicht. Der reiche Rhett Butler verliebt sich in die
verwitwete Scarlett und schafft es nach vielen Schicksalsschlägen, die schöne Widerspenstige zur Frau zu nehmen. Aber Scarletts Herz hängt manisch
an Ashley, was Rhett immer eifersüchtiger werden läßt. Ihr gemeinsames
Töchterchen kommt auf tragische Weise ums Leben. Trauer, Alkohol, tiefe
Verzweiflung und dunkle Einsamkeit bestimmen ihr Leben. Scarlett begreift
jetzt ihre eigentliche Liebe zu Rhett, aber der will nicht weiter um die Gefühle
seiner Frau kämpfen und verläßt sie. Millionen Kinobesucher leiden seit fast
60 Jahren mit dem größten Liebespaar des Jahrhunderts in einer Geschichte
um Liebe, Liebeskummer und unerfüllte Sehnsüchte.

Jeder, ob 17 oder 70, versteht diesen tiefen Schmerz, den Menschen
erfahren, wenn die Liebe krank macht. »Liebeskummer« ist nur eine harm-
lose Bezeichnung für ein ganzes Spektrum von intensiven Gefühlen wie:
Haß, Trauer, Eifersucht, Hoffnungslosigkeit, Sehnsucht. Die Franzosen
nennen es »*amour fou*«, verrückte Liebe. Liebeskummer ist kein Phänomen
einer bestimmten Lebensphase oder Altersstufe. Wir erleben ihn mit hun-
dertprozentiger Sicherheit bei unserer ersten großen Liebe, und fühlen noch
immer dasselbe, wenn wir als Großmütter oder -väter vom Partner verlassen
werden. Sicher erfahren wir ihn, wenn wir älter sind, in einer anderen Dimension. Im Laufe des Lebens lernen wir, mit dem Verlust von Liebe zu leben. Und trotzdem wird immer wieder dieselbe Kaskade von körperlichen
Schmerzen und zermürbendem Leidensgefühl ausgelöst, ohne sie wirklich
erfolgreich unterbrechen oder ausschalten zu können. Es nützt auch nichts
zu wissen, daß das »nicht das Ende der Welt« ist, und daß dies »jeder mal
durchmacht«.

Liebeskummer tritt charakteristischerweise auf, wenn man gegen
seinen Willen eine Liebe verliert. Sie wird nur bedingt von dem empfunden,
der sich trennt. Der, der verlassen wird, leidet, er fühlt sich halbiert, ein Teil
in ihm stirbt. Unter eine langjährige Beziehung und ein gemeinsames Leben
ist rabiat der Schlußstrich gezogen worden. Und ausgerechnet von dem, den
man liebt. Wir haben jetzt regelrechte Entzugserscheinungen; wie Süchtige
sind wir umhergetrieben; Weinen und Wutanfälle wechseln sich ab. Schlaflo-
sigkeit, extreme Gereiztheit, Unkonzentriertheit, bohrender Schmerz bis ins
Mark und tiefe depressive Verstimmung finden gleichzeitig statt. Die ganze

Welt ist grau und bedrohlich. Dabei haben wir nur ein körperliches Verlangen: ihn oder sie noch einmal sehen. Dann würde es schon besser gehen. Der abtrünnige Ehemann wird für die verlassene Frau wieder das Wichtigste, das Zentrum ihres Lebens. Sie empfindet ihn jetzt wichtiger als sich selbst, wird von Selbstzweifeln gequält. Erst der Augenblick des Verlusts, meint Francesco Alberoni, enthüllt uns, wie wichtig uns der Partner ist, was wir hätten wissen müssen, aber vergessen hatten. Was sich durch den Verlust »entschleiert, wird empfunden als präexistent, als schon immer dagewesen«.

Die wichtigste Person im Leben geht und nimmt auch noch die aus dem Körper gerissene Seele mit. Wir fühlen uns leer. Mit dem Partner wird dem Verlassenen der Signalreiz zur Produktion körpereigener Opiate entzogen, die ihn leiden lassen wie einen Heroinsüchtigen im »cold turkey«. Liebeskummer ist eben nicht nur ein psychologisches Phänomen, sondern auch ein chemisch umschreibbares Ereignis. Im anfänglichen Rausch des Verliebtseins breitet sich die Substanz Phenylethylamin (PEA), dem Adrenalin ähnlich, in unserem Gehirn aus, so eine These. Gleich einem Aufputschmittel könne es Verliebte »high« machen (siehe Kapitel »Der Kick der Verliebten«, S. 98). Das ganze Leben fokussiert sich nur auf den Auserwählten. George Bernhard Shaw meinte dazu lakonisch: »Verliebtsein heißt, den Unterschied zwischen einer Frau und einer anderen gebührlich zu überschätzen.« Später, wenn es zu einer dauerhaften Bindung gekommen ist, treten Endorphine auf den Plan (siehe Kapitel »Das lange Glück der Ehe«, S. 145). Sie sind dem Morphium verwandt und bewirken, wie die Ruhe nach dem Sturm, einen tiefen Seelenfrieden und Geborgenheit. Vor allem die Amygdala, der Hippocampus und Regionen in der Nähe des Hirnstamms, die sogenannten Belohnungszentren, sind voller Endorphinrezeptoren. Wobei sich normalerweise die Menge an Endorphinen und ihren Rezeptoren an die psychische und physische Gesamtsituation anpaßt. Mehr Endorphine und mehr Rezeptoren ist gleich Zufriedenheit. Allerdings erzeugen diese Endorphine auch eine Abhängigkeit: Geht der Partner, kommt es zum Entzug der körpereigenen Opiate, und die Symptome einer Sucht treten auf. Viele Rezeptoren warten jetzt in den unterschiedlichsten Hirnarealen vergeblich darauf, daß Endorphinmoleküle sie beglücken mögen.

Unerfülltes Verlangen führt so zu einer Reihe physiologischer Konsequenzen: Der visuelle Reiz – die Anwesenheit des Partners – erzeugt Erregung. Seine Abwesenheit – also die fehlende Erregung – setzt eine Art Suchtverhalten in Gang, das zum Beispiel bei Alkoholabhängigen bekannte »craving« (»Gieren«). Das Verlangen nach Alkohol wird so übermächtig, daß alle rationalen Argumente verblassen. Wahrscheinlich ändern sich noch eine Menge anderer Aspekte in der Hirnchemie eines Verlassenen. So dürfte auch der Dopamin- und Serotoninhaushalt gehörig durcheinandergewürfelt werden.

Als Trostpflaster soll häufig Schokolade die tiefen Wundschmerzen lindern. Vor allem Frauen fühlen sich nach dem süßen Genuß zumindest etwas wohler, wenn auch nicht schlanker. Wie in vielen Streßsituationen liegt der Griff zur süßen Knabberkiste nahe. Tatsächlich enthält Schokolade große Mengen an Phenylethylamin. Die Behauptung, daß Schokolade den PEA-Spiegel, und somit die Stimmung, anhebt, dürfte jedoch falsch sein. Das PEA in der Schokolade überlebt die Passage durch den Magen-Darm-Trakt nicht unbeschadet und kann deshalb kaum im Gehirn wirken. Wohl aber setzen Schokolade und andere zucker-, fett- und kohlehydrathaltige Speisen Endorphine frei. Der »Wohlfühltank« wird wieder aufgefüllt.

Dorothy Tennov zeigte in ihren Analysen, daß Liebeskummer den jetzt unerreichbaren Ex immer weiter idealisiert; dieses Verhalten wird von ihr *»limerence«* genannt und bewegt sich irgendwo zwischen Vergötterung und klettenhafter Anhänglichkeit. Außerdem verändert sich bei Liebeskranken die Wahrnehmung: Alles konzentriert sich auf die geliebte Person. Man schreibt lange Briefe, ruft an, versucht, eine Verabredung zu treffen, schaut sich alte Photoalben an, redet mit Freunden nur noch über dieses Thema. Sogar der Selbstmordversuch scheint eine Chance, dem Leiden ein Ende zu bereiten oder den Abtrünnigen zur Rückkehr zu bewegen. Viele Therapeuten empfehlen Liebeskranken deshalb auch, den oder die Ex eine Zeitlang nicht zu sehen. Unsere Erinnerungen im Alltag spielen uns einen sadistischen Streich. Die normalsten Umstände bekommen plötzlich den Nimbus des Besonderen: »Hier waren wir zum letzten Mal essen«, oder »an dem Ort haben wir uns das letzte Mal geliebt«. Im Vergleich zur schmerzenden Gegenwart wird die Vergangenheit rosa eingefärbt und erscheint in einem viel schöneren Licht als sie es, objektiv betrachtet, war. Da trauern Frauen einem Mann nach, der sie jahrelang betrogen hat, und behaupten nun, es sei alles gar nicht so schlimm gewesen. Und für den verlassenen Mann wird die Ex wieder zur schönsten Frau der Welt, obwohl er früher an ihrem Aussehen herumgemäkelt und Beautys hinterhergeschaut hat.

Liebeskummer entzieht uns nicht nur »Wohlfühlstoffe«, er produziert auch solche, die den Herzschmerz eskalieren lassen. Viele Symptome werden durch Cortisol hervorgerufen. Cortisol ist das wichtigste Streßhormon, das von der Nebennierenrinde in den Blutkreislauf abgegeben wird. Werden wir durch körperliche Anstrengung oder starke Gefühle gefordert, steigt der Hormonspiegel und ermöglicht uns, in kurzen Streßphasen mit genügend Energie gerüstet zu sein. Kommt es aber zu langanhaltenden Streßphasen, wie beim Liebeskummer, so hat der erhöhte Cortisolspiegel subjektiv negative Auswirkungen. Das Hormon wird in einer circadianen Rhythmik immer in den frühen Morgenstunden (so gegen vier Uhr) ausgeschüttet. Deshalb wachen wir oft um diese Zeit auf, können nicht mehr ein-

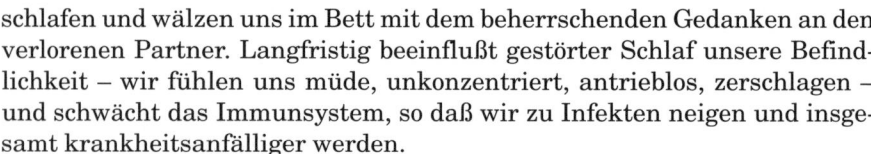

schlafen und wälzen uns im Bett mit dem beherrschenden Gedanken an den verlorenen Partner. Langfristig beeinflußt gestörter Schlaf unsere Befindlichkeit – wir fühlen uns müde, unkonzentriert, antrieblos, zerschlagen – und schwächt das Immunsystem, so daß wir zu Infekten neigen und insgesamt krankheitsanfälliger werden.

Cortisol beeinflußt aber auch direkt die Psyche, beeinträchtigt unser Gefühlsleben und unser Verhalten. Glucocorticoide, wie Cortisol, modulieren die Informationsverarbeitung der Reize in der Großhirnrinde. Liebeskummer bekommt vor allem der Hippocampus zu spüren. Diese Hirnstruktur, als Schaltstelle für die Emotionen und das Gedächtnis verantwortlich, bindet Cortisol besonders gut. Deshalb ist sie für seine toxischen Eigenschaften sehr anfällig. Gefühlsverwirrungen, subjektive Empfindungen, depressive Verstimmungen sind die Folge. Ein Liebeskranker hat den Boden unter den Füßen verloren und keinen normalen Bezug mehr zur Realität. Im psychodynamischen Sinne läßt sich dies als klassischer Objektverlust beschreiben. Bei Narzißten dürfte eher die eigene Gekränktheit im Vordergrund stehen. Wie kann man mich verlassen? Liebeskummer ist meist eine reaktive Depression, also eine angemessene Trauerreaktion. Viele Symptome sind der endogenen Depression – die ohne äußeren Anlaß auftritt – sehr ähnlich: Antriebsschwäche, Appetitlosigkeit, Schlafstörungen, negative emotionale Tönung, Lustlosigkeit. Ein Unterschied ist jedoch eklatant: Bei Liebeskummer tritt meist von ganz alleine eine Besserung ein, bei endogenen Depressionen ist dies nur selten der Fall. Hier hilft nur eine medikamentöse oder eine Verhaltenstherapie. So kann sich beim Liebeskummer die Stimmung durch äußere Anlässe aufhellen, zum Beispiel durch eine nette Einladung oder ein neues Kleid. Außerdem ist man in der Lage, über seinen Kummer nachzudenken. Er ist sozusagen einer rationalen Bearbeitung zugänglich. Diese Bewertung von Emotionen findet vor allem im präfrontalen Cortex statt. Dort entscheidet sich, welche Bedeutung wir einem Gefühl beimessen.

Aber auch das Corticotropin-Releasing-Hormon (CRH) aus dem Hypothalamus, das über die Zwischenstufe des adrenocorticotropen Hormons (ACTH) die Cortisolproduktion in der Nebenniere steuert, wirkt zentral auf das Gehirn. Viele Nervenzellen des vegetativen Nervensystems besitzen zahlreiche Bindungsstellen für CRH, so daß die vermehrte Ausschüttung unter dem Streßfaktor Kummer zahlreiche Symptome hervorruft: Blutdruck und Adrenalinausschüttung erhöhen sich, die Magensäuresekretion ist gehemmt. Bei männlichen Ratten bewirkt CRH das abrupte Ende der sexuellen Aktivität.

CRH reguliert unser Eß-, Schlaf- und Sexualverhalten. Herzschmerz kann Appetitlosigkeit und Magen-Darm-Beschwerden ebenso wie

Schlafstörungen verursachen. Die Lust auf Sex ist bei Liebeskummer quasi nicht vorhanden, es sei denn mit dem Objekt der zentralen Begierde, dem Expartner. Durchschnittlich nehmen Liebeskranke sechs Kilogramm Gewicht ab, ermittelte die Wiener Psychologin Gerti Senger in ihrer Doktorarbeit über Liebeskummer.

Es bedarf Zeit und guter Worte, um sich selbst, sein Leben und eine Liebe nach einer Enttäuschung wieder in den Griff zu bekommen. Manche schaffen es ein Leben lang nicht mehr. Das hängt sicher von den erlernten Streßbewältigungsstrategien ab und auch von der genetischen Veranlagung. Nicht jeder Mensch produziert in jeder Situation gleich viel Cortisol. Bei manchen Menschen gerät die Regulation der Streßhormonkaskade schneller außer Kontrolle als bei anderen. Neigt man dazu, kopflos alles schwarz zu sehen? Ist man ein eher depressiver oder ein aktiver Typ? Charakter, Persönlichkeit, Temperament spielen eine wichtige Rolle. Aber auch, ob man zum Beispiel Hobbys hat, die einen ablenken, oder gute Freunde, die einem beistehen und helfen, oder ob man erfolgreich im Job ist und damit vielleicht den Kummer zumindest zeitweise kompensieren kann. Im wahrsten Sinne hilft hier die Reizvielfalt. Oftmals ist der Grad oder die Tönung des Kummers sicher auch abhängig von sozialen Faktoren: Eine Mittdreißigerin mit zwei kleinen Kindern verkraftet die Trennung vom Ehemann sicher weniger leicht als eine berufstätige 24jährige, die die Hoffnung noch nicht aufgeben muß, eine zweite Chance zu bekommen. Das soll nicht bedeuten, daß eine Frau mit 35 und zwei Kindern nicht wieder einen liebenden Partner findet, nur sind die Chancen geringer, die Kompromisse vielleicht größer und die Belastungen der dann alleinerziehenden Mutter bedrückender. Geldnot und Zukunftsangst wiegen womöglich sogar noch schwerer als der Liebesverlust.

Im wesentlichen sind die Symptome bei Liebeskummer bei Männern und Frauen gleich, auch wenn Männer ihren oft gar nicht recht zugeben wollen. Bei der Bewältigung gibt es allerdings auffällige Unterschiede. Obwohl heute die Frauen in 75 Prozent der Scheidungsfälle die Initiative ergreifen, leiden sie oft länger als Männer. Das liegt zum einen sicher daran, daß die Frauen evolutionsgemäß eher auf Kontinuität in ihrer Beziehung gepolt sind, wie Alberoni es ausdrückt, und Männer eher auf Diskontinuität. Zum anderen sind sie grundsätzlich emotionaler veranlagt. Männer verdrängen ihren Kummer häufiger mit Alkohol, Arbeit und Sex oder stürzen sich schnell in eine neue Partnerschaft, um dieses Gefühl des Verlassenseins nicht länger ertragen zu müssen. Die grundsätzliche Fähigkeit, Sex und Liebe trennen zu können, kommt ihnen hierbei zugute (siehe Kapitel »Der Unterschied zwischen Liebe und Sex«, S. 198). Die meisten Frauen durchleiden die stereotyp aufeinanderfolgenden vier Phasen des Liebeskummers:

1. Phase: Den Schock und das Geschehene nicht wahrhaben wollen.
2. Phase: Aufbrechen des Trennungsschmerzes als leidvollste Phase; Verzweiflung, Abwertung der eigenen Person und Apathie.
3. Phase: Langsam los- und sich wieder auf die Umwelt einlassen.
4. Phase: Durch Analyse und Akzeptanz der Trennung ein neues Lebenskonzept aufbauen.

Liebeskummer muß aber nicht nur bedeuten, daß man verlassen worden ist. Vor allem Teenager leiden unendlich, wenn sie den ersehnten Partner erst gar nicht an sich binden können. Man kann also nicht vom Entzug der Liebe sprechen, sondern hier geht es um die Nichterfüllung von Erwartungen, Wünschen und Illusionen. Der Schmerz ist deswegen nicht weniger intensiv. Im Gegenteil, die mangelnde Erfahrung, daß es tatsächlich irgendwann wieder aufwärts geht, kann Jungverliebte in hoffnungslose Selbstzweifel und in Depressionen stürzen. Allerdings beobachten Psychologen bei jungen Leuten ein Phänomen, das so früher wohl nicht existierte. Verschiedenen Umfragen zufolge ist Liebeskummer »out« und meist nach einer Woche »vergessen«. Der Kölner Diplompsychologe Peter Lauster beschreibt in seinem Buch *Liebeskummer als Weg der Reifung*, daß sich das Beziehungskarussell heute schneller dreht als noch vor 15 Jahren. Im Schnitt haben Frauen heute mit 25 Jahren acht Männer »gehabt«. Allerdings, so Lauster, sei das lediglich die Tendenz, den Schmerz zu verdrängen, was auf Dauer psychische Probleme bereite. Je mehr und je schneller man sich verliebt, desto öfter und kürzer der Liebeskummer. Die Liebe bleibt dabei meist unerfüllt. New Yorks komisch-intellektueller Filmemacher Woody Allen wundert sich: »Man tut sich zu zweit zusammen, um Probleme zu umgehen, die man als einzelner gar nicht gehabt hätte.«

Wenn Streß die Lust killt

38 Millionen Amerikaner haben überhaupt keine Lust mehr auf Sex – Männer wie Frauen. 60 Prozent spüren immer weniger Verlangen. »Zwei Drittel aller Paare leiden irgendwann unter sexuellen Appetenzstörungen«, schätzt Rosmarie Welter-Enderlin, Paartherapeutin in Meilen bei Zürich und Leiterin des Ausbildungsinstitutes für Systemische Therapie und Beratung, wobei die sexualtechnokratische Umschreibung des Massenphänomens den alltäglichen Lustverlust meint. Männlein wie Weiblein fehlt die Motivation für eine aufregende Nacht zwischen zerwühlten Laken, halbvollen Champagnergläsern und aromatischen Ölen. Weder Erektionsstörungen noch Vaginismus hindern sie, allein die Lust will nicht aufkommen. Klagten Mitte der siebziger Jahre nur acht Prozent der Patientinnen in der Hamburger Sexualberatungsstelle der Universität über »sexuelle Lustlosigkeit«, waren es 1992 74 Prozent. Bei Männern stieg der Anteil von vier auf 17 Prozent. Offensichtlich mutieren die Kinder der potenten Alt-68er zur Kuschelgeneration. Wo ist die Libido geblieben?

»Wir sind einfach zu müde für Sex!«, klagen immer mehr Paare, vor allem Mütter und Väter, die beide ihren Job haben. Sie fallen abends abgehetzt und völlig ausgelaugt ins Bett, oft fassen sie einander wochenlang nicht an. Die Ursache der alltäglichen Enterotisierung ist für die New Yorker Sexualtherapeutin Janet Wolfe eindeutig: »Die meisten Patienten kommen, weil sie unter Streß leiden und deshalb physische und emotionale Schwierigkeiten haben, sich auf den Partner einzulassen.«

Das Phänomen hat Konjunktur: Streß ist eine Krankheit unserer Zeit, die ihren Tribut nicht nur an Herz und Magen fordert, sondern auch unterhalb der Gürtellinie. Niemand wundert sich, wenn er unter großer Anspannung Migräne oder Gastritis bekommt. Daß die gleichen physiologischen Mechanismen auch zu sexuellen Störungen führen, ist dagegen – obwohl banal – für die meisten überraschend. Wer aber ein Leben auf der »Überholspur« führt, der nimmt sich zu selten die Muße für ein romantisches Picknick in der Parkbucht. Umfragen bestätigen: Etwa zwei Drittel glauben, daß sich beruflicher Streß negativ auf das Sexualleben auswirkt, insgesamt 70 Prozent erkennen Streß im privaten Bereich als Sexbremse. Jeder dritte verliert unter Streß generell die Lust auf Sex.

»Sieben von zehn Patienten, die zu mir kommen, haben auch sexuelle Probleme«, bestätigt der Münchner Streßtherapeut Louis Lewitan. Er therapiert vor allem ausgepowerte Führungskräfte. Zunächst steht der Lustverlust meist nicht auf der Beschwerdeliste. Ein verheirateter Arzt, um die 30, klagt zum Beispiel über einen Leistungsknick. Er könne kaum schlafen, sei oft schweißgebadet, habe Spannungsschmerzen in Schulter und Nacken und leiste schlichtweg nicht so viel wie früher. Auf Nachfrage, wie es denn um das Sexleben bestellt sei, kommt die Antwort: »Das findet nicht statt.« Und nach einer Pause: »Ich kann schon lange nichts mehr genießen.«

»Sex läuft über die Sinne«, so Lewitan, »wer gestreßt ist, kann aber nicht mehr sinnlich sein, und damit verflacht sein Gefühlsleben.« Charakteristisch ist, daß Streßpatienten den Verlust ihrer Lust selten als Mangel erleben. Der tägliche Kampf gegen die verschiedensten Anforderungen absorbiert die Lebenskraft und Lebenslust: Essen, schlafen, arbeiten – mehr geht oft nicht. Die gefährlichste Phase erleben die meisten Paare um den 30. Geburtstag herum, wenn man bereits einige Jahre zusammenlebt, beide im Job den Turbolader einschalten, um Karriere zu machen, und dann das erste Kind kommt. Vier Streßfaktoren treffen zusammen: Langeweile, Karrieresorgen, Zeitmangel und hohe Erwartungen. Das Lustkiller-Streß-Phänomen läßt sich eindrucksvoll belegen: Gestreßte Manager, die nicht gut mit den täglichen Belastungen umgehen können, sind mit ihrer Sexualität viel häufiger unzufrieden als Manager, die nicht streßbelastet sind. Karrierefrauen leiden doppelt so häufig unter Sexunlust und sexuellen Problemen wie Frauen, die nur wenig oder gar nicht arbeiten. Zu diesem Ergebnis kam eine Studie mit 218 Frauen, die am renommierten Masters Johnson Institute in St. Louis in Behandlung waren. Jeder zweite Mann in der Midlife-crisis klagt über nachlassendes Interesse am Sex, jeder fünfte über Potenzstörungen, und 60 Prozent ärgern sich über Müdigkeit und Gedächtnisstörungen. Dieses Ergebnis erbrachte eine Befragung von 240 Männern zwischen 35 und 64 Jahren, die Annette Degenhardt 1994 durchführte. Während die Frankfurter Psychologie-Professorin hormonelle Veränderungen ähnlich den Wechseljahren der Frau als Ursache der angegebenen Beschwerden vermutet, geben 33 Prozent der Männer an: »beruflicher Streß«. Arbeitslose Männer wollen seltener Sex und haben größere Probleme, eine Erektion zu bekommen, als Männer, die nicht arbeitslos sind. »Bei Frauen haben wir vergleichbare Zusammenhänge nicht gefunden«, erläutert die amerikanische Psychologin Patricia Morokoff und vermutet, daß gemäß der traditionellen Männerrolle »die maskuline Potenz« leichter Schaden nimmt. Fazit: Streß tötet Lust. Beide Verhaltensprogramme sind so gegensätzlich, daß sie unmöglich gleichzeitig zum Einsatz kommen können. Streß aktiviert über das sympathische Nervensystem sämtliche Flucht- und Kampfimpulse in uns. Die Nebennieren produzieren sofort Streßhormone. Dadurch geht unser Atem schneller, die Blutgefäße verengen sich, Zucker- und Fettvorräte werden aufgebraucht, Muskeln und Gehirn werden besonders gut mit Blut versorgt, dagegen reduziert der Körper die Verdauung und die Tätigkeit der Fortpflanzungsorgane. »Stellen Sie sich ein Zebra vor, das von einem Löwen verfolgt wird. Es wird jetzt keinen

Gedanken an eine Paarung verschwenden«, so pflegt der Verhaltens- und Neuroforscher Robert Sapolsky das evolutionsbiologisch klug ausgedachte Verhalten zu verdeutlichen.

Um Lust auf Sex zu bekommen, muß das parasympathische Nervensystem aktiviert sein. Es erhöht zum Beispiel den Blutfluß im Penis und macht uns ruhig, sinnlich und locker, also genau so, wie wir uns unter Streß nie fühlen. Erotische Phantasien, Verführung, Begehren wecken – das braucht Zeit und Entspannung. Selbst beim Quickie müssen wir für einen Moment andere Probleme vergessen. Nur so kann sich die Spannung in wirklich lustvolle Höhen steigern. Läuft allerdings das sympathische Nervensystem bei Streßbelastungen auf vollen Touren, ist es schwer, das parasympathische System zum Zuge kommen zu lassen. Die Erektion läßt auf sich warten. Es dauert schlichtweg länger. Sollte es dann doch gelingen, stimuliert die zunehmende Erregung oft ungewollt plötzlich den Sympathikus. Die Folge: eine vorzeitige Ejakulation, innerhalb weniger Sekunden. Etwa 60 Prozent aller Männer, die einen Sexualtherapeuten um Rat fragen, kommen wegen Potenzproblemen und vorzeitiger Ejakulation.

»Paare wissen alles über Stellungen und Perversionen, nur was Lust ist, weiß keiner«, behauptet Angelika Wagner-Link, Diplom-Psychologin und Streß-Therapeutin in München. Welche Streßfaktoren die Lust killen, ist individuell verschieden: Kinder, Sexflut in den Medien, extreme Leistungsorientierung beim Akt, Psychoterror durch Emanzipation, zuviel Harmoniebedürfnis.

Eine Frau, die sich ganztags um die Kinder kümmert, wenig Anerkennung bekommt und kein nennenswertes Selbstwertgefühl mehr aufbauen kann, oder die Karrierefrau, die abends mit schlechtem Gewissen völlig erschöpft zu Heim und Kindern rast, können beide die Lust an Sex und Ehemann verlieren. »Eine berufstätige Mutter ist maßlos überlastet. Wenn sie nachts fünfmal aufsteht, um das Kind zu versorgen, tagsüber mit Mühe und Not ein paar Stunden arbeitet, dann will sie sich in ihrer freien Zeit erholen und nicht noch einen Mann sexuell versorgen«, interpretiert Welter-Enderlin nach Hunderten von Gesprächen mit Frauen. Ihr großes Kuschelbedürfnis beschreiben eindrucksvoll elf Frauen nach der Geburt ihres Kindes in dem Buch *Keine Lust auf Lust*. Immer wieder sagen sie: »Ich bin müde und kaputt«. Manche lassen »es über sich ergehen«, wenigstens ab und zu, andere legen aus Not nachts ihr Kind zwischen sich und den Partner.

Verständnis bei ihrem Partner fanden nur die wenigsten. Überall wird uns vorgespielt wie supertoll Sex sein muß. Auf der Kinoleinwand tobt die Wollust, da wird gefesselt und der multiple Mega-Orgasmus vorgestöhnt. Im Fernsehen quasseln berufene Talkmaster nach dem Motto »Let's talk about sex« über jede denkbare Sex-Variante und die Sex-News-Gruppen tauschen sich in Datennetzen über schlüpfrige Details aus – nur im eigenen Bett passiert erstaunlich wenig. Telesex, Telefonsex, Technosex im PC – wenn Sex allgegenwärtig ist, versiegt die eigene Geilheit. Bei einer Umfrage des Computergiganten Microsoft gaben immerhin 37 Prozent der französischen PC-Besitzer an, lieber eine Stunde am Computer verbringen zu wollen als ein Schäferstündchen mit dem Partner. »Erregen, küssen, ausziehen, dann bei der Sache bleiben, Orgasmus, Amen, jetzt haben wir's geschafft«, diese Leistungsschleife im Kopf vermutet Louis Lewitan bei vielen seiner Patienten. Wer gewohnt ist, außerhalb des Bettes leistungsorientiert zu leben, der wird auch im Bett den Druck nicht los. »Daraus resultiert unsere völlige Orgasmusorientierung«, schließt Angelika Wagner-Link, »als wenn es ohne Orgasmus kein richtiger Sex wäre.«

Diesem hausgemachten Erwartungsdruck der »genitalbetonten Sexualität«, so Ruth Kuntz-Brunner, kann auf Dauer niemand gerecht werden. Nicht jeder ist ein Don Juan. »Der Partner muß alle Erwartungen im Job erfüllen, den Wünschen des Chefs Genüge leisten und 150 Prozent funktionieren«, erklärt Janet Wolfe, Sex-Therapeutin in New York. Zu Hause wollen immer mehr Männer nicht auch noch die Erwartungen ihrer Frauen erfüllen. »Lust, Sex, Liebe, Zärtlichkeit, Verständnis, Fürsorge – das kann doch kein einzelner Mensch alles leisten«, behauptet Ruth Kuntz-Brunner, Mitautorin des Buches *Heute bitte nicht*. Die völlige Überfrachtung der Partnerschaft kann nicht gutgehen. Die angestaubte Vision »jeder kann und will immer« bedarf einer gründlichen Renovierung. So ereilt auch die durch Sex befreite 68er-Generation eine Ernüchterung: Wer alles ausgelebt hat, was möglich ist, mag vielleicht im fünften Lebensjahrzehnt seine Ruhe haben. Die große Aufregung hat sich gelegt, Langeweile ist eingekehrt. Vor allem das Streben nach Harmonie verdächtigt Kuntz-Brunner als »großen Lustkiller« bei Paaren, die länger zusammen sind. »Paare, die mal streiten, haben mehr Lust«, so ihr Fazit.

Die Streßfaktoren mögen also unterschiedlich sein, der Effekt bleibt gleich. Typisch ist, daß viele Betroffene am Wochenende und vor allem im Urlaub den besten Sex haben. Ob Frauen oder Männer stärker unter dem Lustkiller-Streß-Phänomen leiden, ist bislang kaum wissenschaftlich untersucht worden. Therapeuten vermuten, daß sich früher vor allem Männer lautstark über das sexuelle Desinteresse ihrer Frauen beschwerten, während sich jetzt immer mehr Frauen über ihre sexmüden Partner beklagen. Wen die mangelnde sexuelle Appetenz häufiger befällt, ist oft Interpretationssache. »Stellen Sie sich vor, da kommt ein Traumpaar zu ihnen in die Praxis. Beide 27, erfolgreich, gutaussehend, sportlich und beide sagen, sie habe keine Lust«, erzählt Angelika Wagner-Link von einem typischen Fall. Aufmerksam zuhören und kritisch nachfragen, ist dann entscheidend, sonst »tappt auch der Therapeut in die Falle«. Wagner-Link: »Ich frage mich dann, wenn er wirklich so oft will, wieso ist er dann seit fünf Jahren mit einer Frau zusammen, die zu wenig sexdrive hat?« Die Spekulation liegt nahe, daß die vermeintliche Unlust der Frau eher seine Ausrede ist, so daß er nicht so oft müssen muß. Er hat selber keine Lust, sucht sich eine lustlose Partnerin und beklagt dann sein freudloses Leben. »Immerhin freue ich mich, daß immer mehr Männer in die Therapie kommen und ihre Unlust zugeben«, meint Angelika Wagner-Link. Gelingt es, die Streßfaktoren zu erkennen und abzubauen, kehrt oft die Lust an der Lust von alleine zurück. Und das wirkt dann weiter streßreduzierend, denn beim Sex sinkt der Streßhormonspiegel. So schlägt man zwei Fliegen mit einer Klappe: weniger Streß macht mehr Lust, und mehr Sex weniger Streß, denn Sex ist eines der besten Antistreßmittel (siehe Kapitel »Liebesheilung«, S. 237). Die Begierde entsteht irgendwo in den Millionen Nervenzellen der Emotionsspirale (siehe Kapitel »Das Gehirn als Liebesnest«, S. 76). Diese Hirnareale sind für die Leidenschaft und unser Sexualverhalten zuständig. Neuronale Signalhormone veranlassen im Fall des Falles den Hoden und die Eierstöcke, Geschlechtshormone zu produzieren. Testosteron und Östrogen aktivieren dann rückwirkend wieder die hormonelle Lustschiene im Gehirn. Die Hirnanhangsdrüse überschwemmt unser Hirn mit dem Liebes- und Orgasmushormon Oxytocin. Das verschafft uns den Kick und das begehrte wohlig-friedliche Gefühl. Streß stört dieses hochkomplexe Zusammenspiel.

Wer sich physisch und psychisch überfordert fühlt und darunter leidet, produziert dauerhaft zuviel Adrenalin und Cortisol. Cortisol stört in den Hirnarealen der Emotionsspirale die Funktion der Nervenzellen. Man weiß, daß bestimmte Neuronenfelder im Hypothalamus, in der präoptischen Region wie auch in anderen Zentren der Emotionsspirale viele Rezeptoren für Glucocorticoide besitzen. Funktionell sind sie eng mit den Östrogenrezeptoren verwandt und können sich – je nach Dosis – gegenseitig entweder blockieren oder hochregulieren. So kann ein leichter Streß die Liebesreize und den Sexualtrieb erhöhen, während andauernder, belastender Streß die Rezeptoren für Östrogen blockiert. Das Cortisol läßt das noch vorhandene Östrogen nicht mehr wirken. Cortisol verhindert auch, daß die in geringerer Menge produzierten Sexhormone im Gehirn die Lustmoleküle Oxytocin und Serotonin aktivieren können. Der negative Effekt wirkt also auf zwei Ebenen.

Die Hirnzellen im Hypothalamus produzieren im Überschuß die Signalsubstanz CRH, die dann über eine Zwischenstufe die Nebennieren veranlaßt, immer mehr Streßhormone abzugeben. Im Gegenzug sinkt die Produktion der Sexhormone Testosteron und Östrogen. Erst kürzlich haben Wissenschaftler herausgefunden, daß CRH aus dem Gehirn beim Mann direkt die Leydig-Zellen in den Hoden blockieren. Sie stellen die Testosteronproduktion ein. Bei der Frau werden die Rezeptoren in den Zellen der Eierstöcke für das luteinisierende Hormon (LH) unempfindlicher, so daß sie weniger Östrogen herstellen. Mehr Streßhormone – weniger Sexhormone, diese Verschiebung im Hormonhaushalt hat langfristig Auswirkungen: Die Samenqualität ist schlechter, der Menstruationszyklus gerät durcheinander, und befruchtete Eizellen nisten sich nicht so gut in die Schleimhaut der Gebärmutter ein. Die negativen Auswirkungen auf die Fruchtbarkeit haben Wissenschaftler eindeutig nachgewiesen. Umgekehrt steigt zum Beispiel die Samenqualität bei Männern oft nach einer Streßmanagement-Therapie, wenn der Cortisolspiegel sinkt. Streß bedingt aber auch eine erhöhte Prolaktinausschüttung, ähnlich wie wenn eine Mutter ihr Baby stillt. Prolaktin reguliert dann in der Hypophyse die Empfindlichkeit der Rezeptoren für die zentrale Sexsignalsubstanz GnRH herunter, so daß Männer weniger Testosteron und Frauen weniger Östrogen bilden (siehe Kapitel »Die Macht der Sexualhormone«, S. 111). Das führt bei stillenden Frauen zu einer Art Empfängnisschutz und oft auch vorübergehend zu weniger Lust auf Sex. Ebenso scheinen bei Männern durch das Prolaktin die sexuelle Motivation und die Fähigkeit zur Erektion zu sinken.

Und noch ein weiteres Liebesmolekül bremst bei zu hoher Konzentration und zu wenigen Rezeptoren das Sexualverhalten: Unter Streß produzieren wir vermehrt Beta-Endorphine in der Hypophyse. Diese Endorphine bremsen die GnRH-Achse, es werden am Ende also weniger Sexualhormone ausgeschüttet. Wahrscheinlich sind es gerade die Endorphine, die zu unpassenden Zeiten, zum Beispiel, wenn wir überlastet sind oder depressiv, die sexuelle Aktivität reduzieren. Das macht evolutionsbiologisch Sinn, denn dann wäre die Zeit, ein Baby zu gebären und großzuziehen, denkbar schlecht. Die Auswirkungen auf das sexuelle Verlangen sind weniger gut untersucht. Die einfache Gleichung – weniger Sexhormone, weniger Lust – dürfte kaum generell gültig sein. Selbst wenn im Alter aufgrund normaler physiologischer Prozesse weniger Sexhormone ausgeschüttet werden, bleibt das Verlangen nach Sex. Selbst kastrierte Männer leben selten völlig abstinent. Auf der Suche nach dem Lustphänomen sind Wissenschaftler in den letzten Jahren auf ein altbekanntes, aber in seiner Wirkung nie richtig verstandenes Molekül gestoßen: Das Dehydroepiandrosteron, kurz DHEA. Diese Vorläufersubstanz für alle Sexhormone, so haben neueste Forschungen ergeben, steuert bei Frauen die Libido, bei Männern vor allem die Erektion. Unter Streß – auch das ist eine neue Erkenntnis – sinkt die Bildung von DHEA rapide.

Die Schlußfolgerung: Lustverlust ist ein Frühwarnsignal bei Streßbelastungen ebenso wie Schlafstörungen, depressive Verstimmungen und Leistungsabfall, und das sollten Therapeuten stärker berücksichtigen. »Die männliche Potenz ist ein eindeutiger Indikator für Überlastungsreaktionen«, weiß Dr. Ludger Ciré aus langjähriger Erfahrung am Institut für Arbeits- und Sozialhygiene in Karlsruhe. Bei den Gesundheits-Check-ups von Führungskräften fragt er routinemäßig nach Sexualität, Liebe und Partnerschaft. Gestreßte Patienten geben etwa viermal so häufig an, in den drei Bereichen unzufrieden zu sein.

Fehlt aber die sexuelle Erfüllung, verursacht auch das wiederum Streß. Dann schließt sich der Teufelskreis, aus dem viele Paare nur mit Hilfe eines Therapeuten wieder herausfinden. Streßmanagement-Programme, Gesprächstherapie, Entspannung- und Genußübungen, aber auch bioenergetische Übungen, neue Sextechniken und Sexmassagen helfen den Kreislauf der Unlust zu durchbrechen. Oft betäuben Sexgeplagte in einer Art Eigentherapie ihre Nervosität mit Alkohol und treiben damit den Teufel mit dem Beelzebub aus. Da Alkohol den Testosteronspiegel senkt, tauchen bei etwa 50 Prozent aller Alkoholabhängigen sexuelle Störungen auf. Mit dem vermeintlich hilfreichen Schluck aus der Flasche zieht sich die Streß-Unlust-Streß-Spirale nur noch weiter zusammen. Positiver Streß wirkt dagegen unter Umständen äußerst aphrodisierend. Wer objektiv zwar gestreßt ist, aber subjektiv damit gut umgehen kann und sich nicht psychisch belastet fühlt, merkt nichts von dem Lustkiller. Im Gegenteil: Bekannt als »Kennedy-Effekt«, können vor allem äußerst unter Zeit- und Leistungsdruck stehende Männer eine ungeahnte Lustpotenz entwickeln.

Wenn Libido und Potenz im Alter schwinden

Ernest Bornemann, Nestor der deutschen Sexualforscher, setzte seinem Leben 1995 kurzerhand ein Ende. Er, der den Koitus so oft wie möglich pflegte und hochhielt, war im Alter von 79 nicht mehr zu dem in der Lage, was er nicht müde wurde zu predigen: guten Sex. Seine Lebensgefährtin wandte sich einem anderen Mann zu. Mit sexueller Verführung konnte er die junge attraktive Gespielin wohl nicht mehr halten. Da wählte er den Freitod. Nicht mehr zu können, obwohl man will, und nicht zu wollen, obwohl man kann, sind die beiden charakteristischen Ängste im Alter, vor allem für Männer. Ist doch die standfeste Manneskraft quasi eine Existenzberechtigung.

Der Alternsprozeß ist eine schleichende Gefahr. Nicht schlagartig wird Sex bedeutungslos, nicht abrupt wird die Erektion unmöglich. Fließend von Jahr zu Jahr verändern – um nicht zu sagen »reduzieren« – sich Libido und Potenz. Etwa ab dem 40. Lebensjahr sinkt beim Mann die Produktion des männlichen Sexualhormons Testosteron. Auf diesen Hormonabfall reagieren viele Männer ähnlich wie Frauen im Klimakterium. Diese männlichen Wechseljahre stehen im Mittelpunkt der Forschung von Annette Degenhardt von an der Universität Frankfurt. Sie untersucht den objektiven und subjektiven Alterungsprozeß des Mannes. Den Begriff »männliches Klimakterium« prägte bereits 1939 ein amerikanischer Androloge. Immer wieder erschienen dazu in der Folge Publikationen, doch so recht wollte wohl niemand das Phänomen wahrhaben. Zumindest glaubte man, das »Climacterium virile« beginne erst mit 50 Jahren. Degenhardt befragte dazu 240 Männer im Alter zwischen 35 und 64 Jahren und kommt zu einem eindeutigen Ergebnis: 55 Prozent klagen über nachlassendes Interesse an Sex, 29 Prozent über Potenzstörungen, 23 Prozent über Hitzewallungen und Schwindelgefühle, 60 Prozent über Reizbarkeit und Konzentrationsstörungen. Die Frankfurter Psychologin fand die klassischen klimakterischen Symptome jedoch auch bei einem Teil der 35jährigen. Insgesamt existieren zwei Beschwerdegruppen: Die eine leidet unter »psychischem Energieverlust mit depressiver Verstimmung und Minderwertigkeitsgefühlen«, die andere unter dem »klimakterischen Syndrom mit Herzrasen, Weinerlichkeit, Schwitzen, Schlaf- und Potenzstörungen«. Die Studie in Frankfurt will prüfen, ob ein Testosteronersatz mit dem synthetisch hergestellten Hormon Linderung schafft. Schon heute bekommen einige Männer mit auffällig niedrigem Hormonspiegel eine Substitution, andere lassen sich die Hormonkristalle – allerdings meist im Ausland – unter der Haut einsetzen, sozusagen als Vorbeugung. Die Angst ist zu groß, im Bett nicht mehr wie mit 18 seinen Mann zu stehen. Goethe brachte das Männerdilemma im

Faust auf den Punkt: »Ich bin zu alt, um nur zu spielen, zu jung, um ohne Wunsch zu sein.«

Annette Degenhardt vermutet, daß die Beziehung zwischen Testosteronspiegel und Beschwerden entscheidend davon beeinflußt wird, welchen Stellenwert Sexualität und Potenz bisher im Leben des Mannes hatten. Wer sein Selbstbild auf der Erektion aufgebaut hat, tut sich im Alter schwerer. Der Hamburger Urologe Hartmut Porst beschreibt die Folgen des Testosteronschwunds so: »Oftmals kommt es zu einer deutlich verlängerten Anlaufzeit in punkto Erektionseintritt. Außerdem kann es auch zu Veränderungen der Ejakulation im Sinne eines mehr fließenden und nicht mehr so stoßweise empfundenen Samenergusses mit herabgesetztem Lustempfinden kommen.« Nach einer Umfrage in Finnland hat jeder vierte der über 55jährigen Männer seine sexuellen Aktivitäten gänzlich aufgegeben. Immerhin 72 Prozent der über 60jährigen haben noch mehr oder regelmäßig Verkehr. Leider haben nur wenige Forscher das Thema »Sex im Alter« überhaupt untersucht, und diese Sexualforschung zeigt die gleichen Mängel wie viele andere Studien. Befragt man Menschen über ihr Sexualleben, muß man damit rechnen, daß sie lügen wie gedruckt. Deshalb sind alle Angaben und Umfragen zum Thema Sex immer mit Vorsicht zu interpretieren.

Aus den USA werden andere Zahlen gemeldet: 10 bis 15 Millionen amerikanische Männer leiden unter Impotenz, 10 Millionen müssen mit einer partiellen Dysfunktion ihr Glück suchen, wobei man annehmen darf, daß die Zahlen eher untertrieben sind. Jeder dritte der über 60jährigen sei betroffen. In Deutschland soll jeder zehnte Mann impotent sein. Glaubte man früher eher an seelische Ursachen für den Potenzverlust, sind sich Wissenschaftler jetzt sicher: Vor allem organische Ursachen geben dem Penis die mangelnde Aufrichtung (Erektion), mangelnde Fülle (Tumeszenz) und verminderte Steife (Rigidität). Mit zunehmendem Alter, mit Gefäßverkalkung, mangelnder Durchblutung, hormonellen Störungen und diversen anderen Erkrankungen, die Impotenz fördern, schnellt die Zahl der Betroffenen in die Höhe; Rheuma, Diabetes, Depressionen, aber auch verschiedene Medikamente, von denen man im Alter immer mehr einnehmen muß, stören die Potenz. Am Ende stellt der Herr des Hauses die frustrierenden Bemühungen ganz ein. Dementsprechend groß ist das Angebot an Hilfsmitteln: Bei der SKAT, der Schwellkörper-Autoinjektionstherapie, injiziert sich der Mann eine vasoaktive Substanz, etwa Prostaglandine, durch eine kleine Nadel in den Schwellkörper. Hydraulische Penisprothesen und Pumpen sollen ebenfalls zu festem Stand verhelfen. Millionen geben die Betroffenen noch einmal für Salben und Tinkturen aus, und in Zukunft wahrscheinlich auch für Hormone wie DHEA.

Bei der Frau tritt das Klimakterium etwa mit dem 50. Lebensjahr ein, vehementer und auffälliger als bei Männern. Es ist ein entscheidender Einschnitt: Die Monatsblutungen hören auf, eine Frau kann nicht mehr schwanger werden (zumindest nicht ohne medizinische Hilfe), es beginnt ein neuer Lebensabschnitt. Die Kinder sind aus dem Haus, vielleicht verwirklicht sie einen neuen Berufswunsch oder ein lange zu kurz gekommenes Hobby. Seelisch wie körperlich machen sich die Veränderungen bemerkbar. Die Östrogene sinken auf ein Minimum ebenso die Progesterone und das DHEA. Der Testosteronspiegel sinkt zwar, steigt aber mit zunehmendem Alter wieder an. So wächst bei älteren Damen schon mal ein zartes Bärtchen, und die Stimme wird tiefer. Durch den Östrogenabfall und die damit verbundene Minderdurchblutung kann die Scheide schrumpfen und trockener werden, so daß der Geschlechtsverkehr unter Umständen als schmerzhaft oder weniger lustvoll empfunden wird. Hitzewallungen, Stimmungsschwankungen, Schlafstörungen, Gewichtszunahme, Konzentrationsstörungen, Spannungsverlust der Haut und mehr und mehr Falten sind die Folgen, die sich entweder milde zeigen oder zu massiven Beschwerden führen können. Verursacht werden sie meist von den hohen Mengen an Hypophysenhormonen wie FSH und LH. Die Hypophyse versucht eine Zeitlang, den sinkenden Hormonspiegel durch eine vermehrte Ausschüttung der Signalsubstanzen im Hirn wettzumachen, was aber nicht gelingt, weil sich die Eierstöcke zurückbilden und kaum mehr stimulierbar sind. Mit dem sinkenden Östrogenspiegel steigt auf der anderen Seite der Cholesterinspiegel, was das Risiko für Herz- und Gefäßerkrankungen erhöht. Gleichzeitig reduziert sich auch die Produktion von Beta-Endorphinen, was zum Teil die gedämpfte Stimmungslage erklären könnte.

Viele Frauen lassen sich deshalb heute mit Hormonpräparaten – Östrogene mit Gestagenen – helfen: Die Haut wird straffer, die Vitalität gestärkt. Die Sekretion in der Scheide gefördert, der Knochenabbau gebremst und die Stimmung aufgehellt. Über das Für und Wider existiert eine Unzahl an Ratgeberbüchern. Hormone im Alter haben nicht nur Vorteile, sondern für einige Frauen auch Nachteile. So wird immer wieder diskutiert, ob sie das Risiko für Brustkrebs erhöhen. Außerdem ist es sicher eine generelle Entscheidung, ob man im Alter – nach der Antibabypille – weiterhin synthetische Hormone einnehmen möchte. Einige Faktoren beeinflussen die Menopausesymptome. Streß und Rauchen wirken beispielsweise negativ auf den Hormonhaushalt. Sehr schlanke Frauen leiden meist stärker darunter, weil das Körperfett eine Art Östrogenreservoir ist.

Winnifred Cutler, Biologin an der Universität von Pennsylvania, rät dagegen zu regelmäßigem Geschlechtsverkehr. Schon ein einziger Akt pro Woche reguliert die Hormonfunktionen der Eierstöcke, vor allem die

Gelbkörperfunktion. Wie sie in ihrer Stanford-Studie herausfand, haben Frauen Ende 40, die in jeder Woche einmal Sex mit einem Mann hatten, einen doppelt so hohen Östrogenspiegel wie eher enthaltsame Frauen. Die klassischen Beschwerden in den Wechseljahren waren geringer. Mehr Sex bedingt höhere Hormonspiegel, und das führt zu mehr Wohlbefinden.

Die Karriere des Themas »Menopause« begann vor einigen Jahren. Auslöser waren sicher die flotten 50jährigen »Menopause-Frauen«: Jane Fonda, Lauren Hutton, Tina Turner, Christine Kaufmann und Gloria Steinem. Sie predigten und lebten die pure Menopause-Lust: aktiv, lustbetont und selbstbewußt. Frauen behalten, dies wies auch Winnifred Cutler nach, durchaus ihre Orgasmus- und Liebesfähigkeit. Masters und Johnson schränken den Optimismus allerdings ein: Nicht nur die sexuelle Erregbarkeit ist vermindert, sondern auch die Orgasmusphase kürzer. Sexualität im Alter verliert so zwangsläufig die jugendliche Orgasmuszentriertheit. Nähe und Zärtlichkeit werden wichtiger.

Dies zeigt, daß auch die Menopause nicht unweigerlich zum hormonellen Gruselschicksal werden muß. Der kognitive Umgang mit dem Phänomen Sex im Alter beeinflußt zum Teil wiederum die Hormonproduktion und das psychische und sexuelle Befinden.

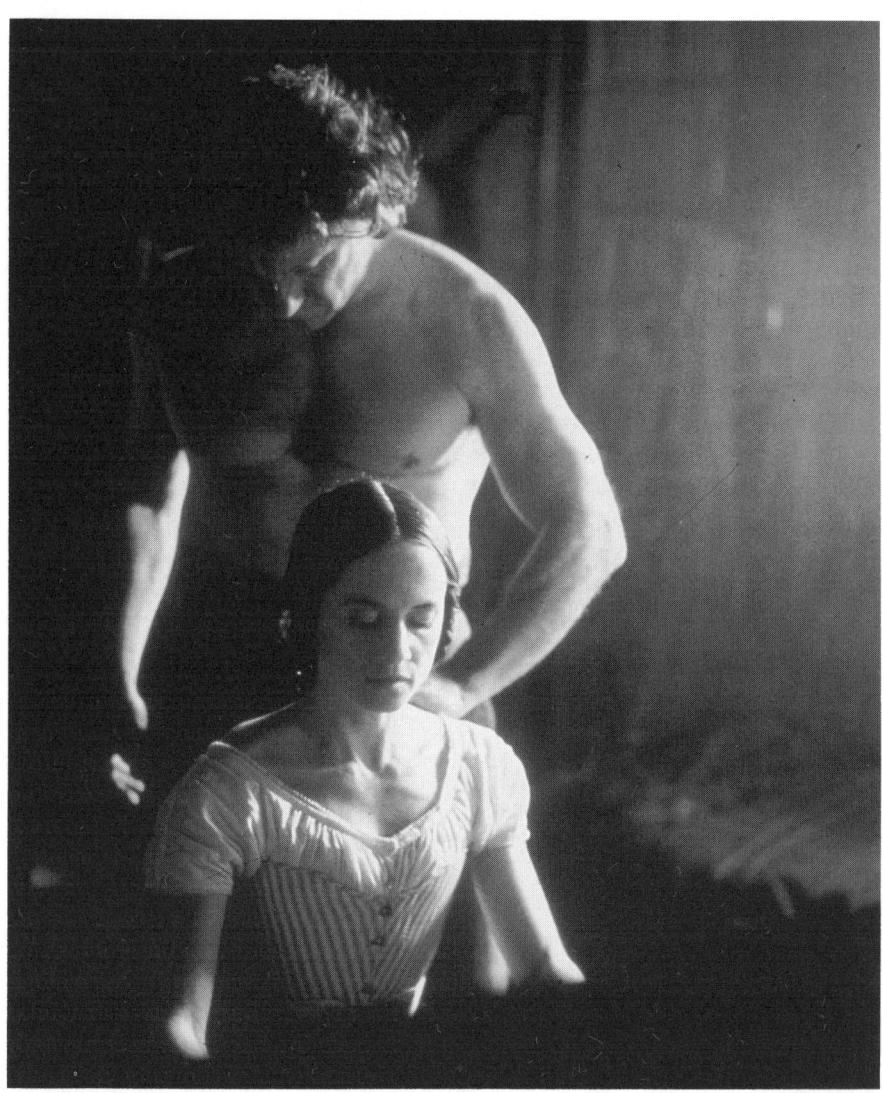

»Was für ein Tod. Was für eine Möglichkeit. Was für eine Überraschung. Mein Wille hat sich für das Leben entschieden.«

Holly Hunter und Harvey Keitel in *Das Piano* – 1993 –

Liebesheilung – Warum uns Zärtlichkeit gesund macht

Eine heiße Liebesnacht bringt unser Immunsystem ebenso auf Trab wie eine glückliche Ehe. Im Hochgefühl der Glückseligkeit wehren wir Krankheitserreger wirksamer ab als in flauen ungewollten Single-Tagen. Daß Zärtlichkeit und Hingabe heilsam sind, erfahren Harvey Keitel und die stumme Holly Hunter, die mit der Liebe sogar ihre Sprache wiederfindet.

»Sie saß auf seinen Schenkeln, den Kopf an seine Brust geschmiegt, und die elfenbeinschimmernden, von den Flammen überflackerten Beine baumelten herab. Er saß mit gesenktem Kopf und betrachtete die Falten ihres Körpers im Feuerschein und das Vlies weichen braunen Haars, das zwischen ihren geöffneten Schenkeln zu einer Spitze auslief«. Mit solch einem Auszug aus *Lady Chatterley* versuchte der Psychiater Nicholas Hall von der University of Florida Anfang der achtziger Jahre, auf Vorträgen skeptische Immunologen zu überzeugen, die mit beschleunigtem Puls den erotischen Ausführungen lauschten. Sie sollten in ihrem eigenen Körper spüren, daß Phantasien, Erwartungen und Gefühle uns beeinflussen.

Geht man von der molekularen Verbindung zwischen Gehirn und Immunsystem aus, ist damit nur logisch: Der chemische Emotionscocktail unseres Nerven- und Hormonsystems wirkt auch auf das Immunsystem. Ein wichtiger Faktor – das haben Wissenschaftler erst in den vergangenen zehn Jahren in vielen Details nachweisen können – ist die Psyche. Wenn wir uns wohl fühlen, zufrieden, entspannt und glücklich sind, erfüllt das Immunsystem seine Aufgaben besser. Volksweisheiten wie »Kummer macht krank« und »Lachen ist die beste Medizin« behaupten schon seit Jahrhunderten, daß Emotionen unsere Gesundheit beeinflussen. Wir alle kennen das Phänomen: Beziehungskrise, Ärger im Job, Streß mit Kollegen und dann ereilt einen prompt die Grippe oder die Herpesbläschen machen sich auf der Lippe breit.

Dabei kommt unser Immunsystem bereits im »normalen Alltag« einem Kriegsschauplatz gleich: eine Billiarde weiße Blutkörperchen, Killerzellen, T-Lymphozyten und 100 Trillionen Antikörper schlagen täglich eine unvorstellbare Schlacht. Sie müssen Bakterien, Viren und Parasiten abwehren, die uns ansonsten binnen weniger Tage töten würden. Das Waffenarsenal ist äußerst vielfältig und wird immer wieder erneuert, um diese lebenswichtige Funktion erfüllen zu können. Neben der Abwehr von Krankheitserregern ist die wichtigste Aufgabe, Krebszellen im Körper aufzuspüren und sie zu vernichten. Je perfekter diese körpereigene Abwehr funktioniert, desto größer sind die Chancen, gesund zu bleiben. Allerdings werden Schlagkraft und Aktivität der Abwehrzellen von vielen Faktoren beeinflußt. Dazu gehören sicher die genetische Disposition, die Ernährung, die allgemeine Fitneß und eine gesunde Lebensführung.

Psychiater, Psychologen, Gehirnforscher, Anatomen, Neurobiologen, Endokrinologen und Immunologen versuchen nun gemeinsam das hochkomplexe Leib-Seele-Netzwerk zu entschlüsseln. Wobei das Ziel nicht nur sein kann, Grundlagenforschung zu betreiben, um herauszufinden, wie Gefühle das Immunsystem schwächen, sondern es muß auch um einen neuen medizinischen Ansatz gehen. Begreift man eine therapeutische Hilfeleistung als bio-psycho-soziale Maßnahme, wird klar, daß nie nur rein körperliche Ursachen für Krankheiten verantwortlich sind, sondern auch psychische Faktoren wie das soziale Umfeld. Dies gilt genauso für die Heilung. Zu einem Heilungsprozeß gehören Freunde, die dem Kranken die emotionale Unterstützung geben, die er braucht.

Diese »Integrative Medizin« beschreibt ein neues Paradigma. Wieder einmal versucht eine neue Forschungsrichtung, die Trennung von Leib und Seele, wie sie René Descartes postuliert hat, aufzuheben und eine »Netzwerk-Theorie« zu entwickeln. Diese neue Forschungsrichtung nennt sich *Psychoneuroimmunologie* (PNI). Sie will mit Millionen Forschungsgeldern das beweisen, was wir alle ahnen: Streß, Trauer, Einsamkeit, Enttäuschungen und Depressionen schwächen unsere Abwehrkraft; Zärtlichkeit, Zufriedenheit – auch Sex – können es stärken. Lernt die stumme Holly Hunter in dem wunderbaren Liebesfilm *Das Piano* nicht am Ende sogar sprechen? Hat die sinnliche Verzückung, die tiefe Liebe von Harvey Keitel sie geheilt und ihr die Stimme zurückgegeben?

Der Liebe kommt als einem der stärksten Gefühle, zu denen der Mensch fähig ist, eine besondere Bedeutung im Heilungsprozeß zu. Wobei die Formel »Ich liebe und werde geliebt, also bleibe ich gesund« sicher zu simpel ist. Glücklichsein ist eine sehr persönliche Definition, die sich dem oberflächlichen Betrachter nicht unbedingt erschließt. So mag der eine Mann über die Scheidung von seiner Ehefrau tiefbetrübt sein, der andere veranstaltet ein inneres Freudenfest. Wer will dann sagen, ob eine Krise positiv oder negativ erlebt wird? Scheint eine Ehe nach außen hin perfekt und glücklich, sagt das nur bedingt etwas über den inneren Gefühlszustand des Paares aus.

Wie positive Gefühle auf einer molekularen Ebene Abwehrzellen direkt beeinflussen oder die diffizile Kommunikation dieser Millionen Zellen untereinander modulieren, ist noch lange nicht entschlüsselt. In den letzten Jahren mehren sich jedoch die wissenschaftlichen Erkenntnisse. Fest steht: Das Gehirn und das Immunsystem unterhalten sich intensiv miteinander und tauschen auf vielfältige Art Informationen über ihren Zustand aus. Deshalb entstehen weltweit immer mehr Forschungsabteilungen mit dem Schwerpunkt Psychoneuroimmunologie. Sie widmen sich speziell der Entschlüsselung dieser Zusammenhänge. Dabei haben die PNI-Forscher, quasi als Nebenprodukt, dem Begriff »Psyche« den esoterischen Anstrich genommen und der Psychosomatik eine naturwissenschaftliche Basis verschafft. Grundlage ist die neue Erkenntnis: Immunzellen verstehen die Botschaften aus unserem Gehirn. Sie besitzen Rezeptoren für nahezu alle neuroaktiven Stoffe – Hormone, Botenstoffe, Peptide. So gelangen die Informationen aus dem Gehirn in das Immunsystem. Eine These ist, daß jede Stimmungslage sozusagen einen eigenen Molekülmix repräsentiert, der dann – neben anderen Faktoren – die Aktivität der Abwehrzellen moduliert. Immunzellen sind sogar in der Lage, einige Signalmoleküle herzustellen, von denen man dachte, sie würden exklusiv von Hirnzellen produziert. Offensichtlich benutzen das Immun-, Hormon- und Nervensystem einen gemeinsamen Pool von Signalmolekülen. Einige Organe des Immunsystems, zum Beispiel die Thymusdrüse und die Milz, werden sogar direkt von Nervenfasern beeinflußt. Erst vor wenigen Jahren entdeckte der Neuroanatom David Felten aus Rochester, USA, diese direkte Verbindung zwischen Seele und Leib. So werden die Immunzellen im Blut von Lady Di sicher wissen, daß der Exgatte Charles für die schöne Diana eine emotionale Tortur war.

Wie direkt das Immunsystem auf das Sexualverhalten wirken kann, zeigt das Beispiel der Geruchsidentifikation (siehe Kapitel »Liebe geht durch die Nase«, S. 32, und »Pheromone als Sexlockstoffe«, S. 106). Offenbar sind metabolisierte Teile der immunologischen Erkennungsstrukturen, unsere individuellen immunologischen »Pässe«, über die Haut riechbar und beeinflussen unsere Partnerwahl; sie entscheiden mit, ob wir jemanden »riechen können« oder nicht. Sympathie und Antipathie werden so vielleicht über das Immunsystem gesteuert. Allein schon deshalb lohnt sich die genaue Analyse der Einflüsse auch anders herum. Wie beeinflussen unser Sexualverhalten und unsere Gefühle das Immunsystem? Zunächst hatten Forscher allerdings nur eine Menge über den immunsupprimierenden Einfluß von Streßfaktoren gelernt.

Streß Die körpereigene Abwehrkraft von Medizinstudenten während und nach der Prüfung sinkt. Die Aufregung, die Sorgen, schlechter Schlaf und die Angst vor dem Versagen, lassen T-Helferzellen und natürliche Killerzellen im Blut verkümmern. Sowohl Anzahl als auch Aktivität sind reduziert. Das konnten die Psychologin Janice Kiecolt-Glaser und ihr Ehemann Ronald Glaser von der Ohio State University in Columbus in vielen Studien nachweisen. Ein kurzfristiger Streß, wie ein Fallschirmsprung, dagegen stärkt sogar die Immunkraft. Bei einer kurzfristigen Streßreaktion wird nämlich vermehrt Adrenalin abgegeben, und das putscht das Immunsystem zur Höchstleistung. Evolutionsbiologisch macht das auch Sinn: Wer zum Beispiel auf der Flucht ist, sollte gegen Krankheitserreger gewappnet sein. Dauert der Streß zu lange, gewinnt das Streßhormon Cortisol die Oberhand. Lange ist bekannt, daß Cortisol das reinste Gift für Immunzellen darstellt. Aus diesem Dualismus zwischen Adrenalin und Cortisol erklärt sich auch, warum wir meist erst im Urlaub, nach dem ganzen Vorbereitungsstreß und der langen Arbeitsphase, krank werden. Das Adrenalin fällt weg, weil wir plötzlich zur Ruhe kommen, das Cortisol wird viel länger noch weiter in erhöhtem Maße hergestellt, auch wenn schon lange kein Streß mehr in Sicht ist. Kaum am Urlaubsort, legt man sich dann oft erst einmal einige Tage ins Bett. So schädlich Cortisol langfristig für unsere Immunzellen ist, so schädlich könnten auch die Präparate mit synthetischen Glucocorticoiden wie Cortison sein, die viele Patienten mit Rheuma oder allergischen Erkrankungen einnehmen müssen. Im Oktober 1995 wiesen erstmals zwei Arbeitsgruppen aus den USA im Wissenschaftsmagazin *Science* nach, über welche Proteine und Enzyme Cortison wirkt. Die immunhemmende Wirkung bei Allergien und Rheuma ist gewollt, da den Erkrankungen ein überaktives Immunsystem zugrunde liegt. Genauso tritt der Effekt aber auch als Nebenwirkung auf, wenn man ihn gar nicht beabsichtigt.

Einsamkeit   Das Ehepaar Glaser stellte auch fest, daß die Qualität der sozialen Beziehungen bei ihren untersuchten Medizinstudenten eine zusätzliche wichtige Rolle spielten. Wer angab, einsam zu sein, und an einem Mangel an sozialen Kontakten litt, der hatte unter Streß noch schlechtere Immunwerte. Auch in anderen Studien zeigte sich: Ängstliche und einsame Menschen haben häufig ein beeinträchtigtes Abwehrsystem.

Sorgen   Infiziert man freiwillige Versuchspersonen per Nasenspray mit Schnupfenerregern, erkranken vermehrt die, die von sich sagen, sie litten derzeit unter einer aktuellen Lebensbelastung.

Depression   Viele Patienten mit Depressionen leiden häufiger an Infekten. Zudem haben zwei Drittel auch einen erhöhten Cortisolspiegel. »Es ist zu vermuten«, so Florian Holsboer, Direktor des Max-Planck-Instituts für Psychiatrie in München, »daß durch die gestörte Streßhormonregulation auch das Immunsystem in Mitleidenschaft gezogen wird.«

Trauer   Guiletta Masini starb nur fünf Monate nach ihrem Ehemann, dem berühmten Regisseur Federico Fellini. Trauer – so dürfen wir vermuten – hemmt das Immunsystem vehement. In vielen Studien erwies sich der Tod des Ehegatten als stark immunschwächender Faktor bei dem zurückgebliebenen Partner. Erst nach einem Jahr bessern sich die Immunfunktionen.

Trennung Je schlechter die Ehe, desto schlechter die Abwehr-kraft – auf diesen einfachen Nenner lassen sich die Forschungsergebnisse des Ehepaars Glaser an getrennt lebenden, geschiedenen und glücklichen Ehefrauen bringen.

Zu Recht darf man die Schlafstörungen, die fast bei allen Streßbela-stungen auftreten, als eine Art zentralen Indikator auffassen. Ob bei Liebes-kummer, Beziehungskrisen, Depressionen und Verlusterlebnissen, zu allerst schlafen wir schlechter. Unsere circadiane Rhythmik ist gestört, was zum Teil durch die vermehrte Cortisolproduktion in den frühen Morgenstunden zu erklären ist. Dann liegen wir wach, grübeln, wälzen uns im Bett und können nicht mehr einschlafen. Horst Fehm, Neuroendokrinologe an der Universität Lübeck, ließ einige Männer in seinem Labor eine Nacht nicht schlafen und untersuchte ihre Immunfunktionen. Fazit: Selbst eine einzige Nacht ohne Schlaf bringt sowohl einige Subgruppen von Immunzellen als auch die Immunbotenstoffe ziemlich durcheinander.

Zusammenfassend läßt sich sagen: Liebesheilung ist unter zwei Aspekten zu betrachten. Erstens sollte man langandauernde negative Streß-belastungen vermeiden. Das erhöht die Chancen, gesund zu bleiben. Unter Streß darf man allerdings nicht nur starke körperliche Belastungen, Zeitnot, Leistungsdruck und Überarbeitung verstehen. Psychischer Streß im priva-ten Bereich wirkt sich genauso negativ aus. Sei es die Beziehungskrise, die über Jahre glücklose Ehe oder unerfüllte Sexualität. Da stauen sich seeli-sche Belastungen an, die krank machen können. Autogenes Training, Streß-managementtraining oder eine Gesprächstherapie können hier helfen, mit den Belastungen besser umzugehen. Zweitens sollte man die Leib-Seele-Ver-bindung aber auch positiv nutzen. So wie negative Gefühle krank machen, sollten positive Gefühle auch gesund machen können.

Positive Gefühle sind aber viel schwieriger zu erforschen. Für den Menschen ist die Erkenntnislage extrem mager. Psychoneuroimmunologen bedienen sich lieber einfacher zu handhabender Modelle, wie die Auswir-kungen eines Fallschirmsprungs als akuter Streß, als daß sie dem Effekt von Massagen, Sex und positiven emotionalen Erlebnissen nachspüren. Das ist im Labor auch schwerlich zu erforschen. Nicht nur, weil man kaum Ver-suchspersonen fände, die sich während des Liebesspiels ein wenig Blut ab-nehmen ließen, sondern weil der Akt an sich extrem störanfällig ist. Ob eine Masturbation im Laborstübchen zur gleichen Ausschüttung von Neuro-transmittern und Hormonen führt wie der Sex bei Kerzenschein auf dem heimischen Sofa, kann einfach niemand sagen. Die Sexualwissenschaftler wiederum, die sich von Natur aus für die Materie noch stärker interessieren sollten als die Psychoneuroimmunologen, halten sich ebenfalls sehr zurück. Zumindest in Deutschland ist die sexualwissenschaftliche Forschung stark sozialwissenschaftlich ausgerichtet. Molekulare Ansätze haben da kaum eine Chance. Ein deutscher Forscher, der jetzt die Fronten aufbrechen will, formulierte es so: »Wenn Sie denen sagen, Sie wollen periphere Transmitter im Penis messen, schlagen die die Hände über dem Kopf zusammen.«

Deshalb ist leider über die Wirkung von Sex auf das Immunsystem sehr wenig bekannt. Man kann nur vermuten, daß der Effekt von Oxytocin und Beta-Endorphin positiv ist, sonst hätte uns die Natur vielleicht nicht mit diesem Verhalten und dem Orgasmus belohnt. Aber genauso kann Sex ein starker Streßfaktor sein. Bedenkt man, daß Millionen Menschen irgendwann in ihrem Leben an sexuellen Störungen leiden, dann wird die Dimension deutlich. Vielleicht ist unbefriedigender Sex geradezu Gift für unser Immunsystem, und wir wissen es nicht? Dies sollte ein Plädoyer sein, die weiße Landkarte in der Forschungslandschaft baldmöglichst zu füllen. Hier tut Forschung not und sollte von alten Tabus befreit werden.

Eine populäre Heilsmeldung verkündet der amerikanische Buchautor Paul Pearsall in seinem neuesten Werk *A Healing Intimacy. The Power of Loving Connections* (»Heilende Nähe. Über die Macht von Liebesbeziehungen«). Unter dem Stichwort: »Psychoneurosexualität« beschreibt er die heilenden Wirkungen von Körperkontakt, Sex und Liebe. »Wenn eine innige Beziehung durch erotischen Körperkontakt intensiviert wird, wird auch das Immunsystem massiert, beruhigt und in ein erotisches Gleichgewicht gebracht, das uns hilft, mit beinahe jeder Bedrohung unseres Wohlbefindens fertigzuwerden«, so die Erklärung von Pearsall. Leider fehlen auch ihm die wissenschaftlichen Beweise für seine These.

Einen ersten Ansatz wagte Dr. Kerstin Uvnäs-Moberg, eine schwedische Physiologin: Sie hat versucht, die Effekte von Berührungen zu untersuchen. Sticht man einer Ratte mit einer kleinen Nadel in die Pfote, steigt der Cortisolspiegel, kitzelt man sie an der Pfote mit einer Zahnbürste sinkt das Cortisol. Körperliche Berührungen lassen auch den Oxytocinspiegel ansteigen. Streichelt man eine Ratte, die an Menschen gewöhnt ist, 40mal pro Minute fünf Minuten lang, dann lassen sich alle bekannten Oxytocineffekte beobachten: Das Cortisol sinkt ebenso wie der Blutdruck, der Glukosespiegel steigt und die Muskelanspannung sinkt. Man darf vermuten, daß die Ratte sich so wohl fühlt, wie jede Katze und jeder Hund, der gestreichelt wird. Das gilt genauso für Menschen. Wir sind auf körperliche Nähe, Zuwendung, Zärtlichkeit und Hautkontakt angewiesen und brauchen dies ein Leben lang, nicht nur als Babys. Nur dann fühlen wir uns rundherum zufrieden.

Bedeutsam ist auch der immunaktivierende Effekt von Adrenalin. Das Aufmerksamkeitshormon aus der Nebenniere kann die Synthese von Proenkephalin (PENK) ankurbeln. Das ist ein endogenes Opioid, von dem man lange dachte, es würde nur von Nervenzellen gebildet. Dann stellte sich

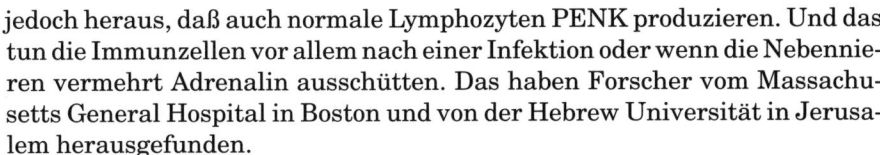
jedoch heraus, daß auch normale Lymphozyten PENK produzieren. Und das tun die Immunzellen vor allem nach einer Infektion oder wenn die Nebennieren vermehrt Adrenalin ausschütten. Das haben Forscher vom Massachusetts General Hospital in Boston und von der Hebrew Universität in Jerusalem herausgefunden.

Adrenalin (siehe Kapitel »Der Kick der Verliebten«, S. 98) ist sicher ein Hormon der generellen leichten Erregung, auch bei der ersten Verliebtheit. Es verursacht diese leichte beschwingte Nervosität. Aber offensichtlich stimuliert es nicht nur unsere Sinne und unser Begehren, sondern auch unser Immunsystem. Über den Zwischenschritt der PENK-Produktion spornt es unsere Abwehrkraft zu Höchstleistungen an. Himmelhochjauchzend verliebt, wehren wir jedes Grippevirus und jedes Bakterium ab. Wir fühlen uns stark und sind es auch. Als Gesundheitstip jetzt »ständiges Verliebtsein« zu empfehlen, wäre allerdings grundverkehrt. Der Effekt hält nur kurzfristig an. Auch die Fallschirmspringer verzeichnen bereits beim zweiten Sprung nurmehr einen viel geringeren Effekt auf das Immunsystem. Die Aufregung legt sich rasch. So wie wir uns nach einigen Tagen oder Wochen der kribbelnden Verliebtheit langsam in ruhigere Bahnen begeben. Außerdem darf man nicht vergessen, daß der kräftigende Adrenalineffekt durch den Schlafmangel, der die Verliebtheit fast zwangsläufig begleitet, empfindlich gedämpft werden kann.

Ein ausgeglichenes Gefühlsleben, eine Homöostase als dynamisches Gleichgewicht von Signalmolekülen und Zellen, ist dagegen eine Grundvoraussetzung für Gesundheit. Das ist keine neue, sondern eine traditionsreiche Sichtweise.

Daß kranke Menschen besonders empfänglich für Zuneigung und Zärtlichkeit sind, ist eine andere alte Weisheit. Kranke Kinder weichen ihrer Mutter oder ihrem Vater keine Minute vom Schoß. Sie möchten die ganze Zeit getragen, gestreichelt und getröstet werden. Das hilft ihnen, die Schmerzen zu ertragen. Nicht umsonst bemühen sich immer mehr Kinderkliniken, Eltern in die Therapie mit einzubeziehen. Eltern dürfen den ganzen Tag und auch nachts bei ihrem kranken Baby sein. Immer mehr Kliniken lassen – nach dem Motto »Lachen ist gesund« – Clowns in ihren Kinderabteilungen auftreten. Die Kleinen vergessen so für Stunden ihre Krankheit und »lachen sich gesund«. Höchstwahrscheinlich wird solch eine »Therapie« kein Kind von seinem Krebsleiden befreien können, aber die Hoffnung ist immerhin berechtigt, daß Selbstheilungskräfte, die wir alle besitzen, gestärkt werden können. Bei Frühgeborenen sollen Eltern sogar bereits im Brutkasten das Neugeborene streicheln und beruhigen. Die Kleinen spüren die Anwesenheit der Mutter oder des Vaters, und dabei bessern sich die Blutwerte, der Blutdruck und die Anspannung. Fallstudien in der Kölner Frühgeborenenstation ergaben, daß Frühgeborene, denen auch während der Abwesenheit der Mutter ein Tonband mit deren Gesang im Brutkasten vorgespielt wird, das Gewicht eines normalen Neun-Monats-Kindes bis zu zwei Monate früher erreichen, als Kinder, die keine Tonbänder hören. Kinder benötigen so unter Umständen keine technisch aufwendige Medizin mehr und keinen zusätzlichen Sauerstoff. Sie erholen sich mit Hilfe der Zuwendung und der emotionalen Wärme, die sie spüren. Was uns bei Kindern so selbstverständlich scheint, verlieren wir bei Erwachsenen gerne aus den Augen.

Dank

Unser Dank für wichtige Anregungen und spannende Diskussionen gilt vor allem dem Neuroanatomen Professor Gustav Jirikowski, dem Hormonforscher Dr. Richard Ivell und dem Neurobiologen Prof. Rainer Landgraf. Daß dieses Buch jetzt zustande kommen konnte, verdanken wir der großzügigen Terminplanung der Chefredaktion des Nachrichtenmagazins FOCUS, Helmut Markwort und Uli Baur.

Bildnachweis

S. 8, *Gold Diggers of 1933*, © 1933 Turner Entertainment Co. All Rights Reserved. S. 18, *Das verflixte 7. Jahr*, Bildarchiv Engelmeier. S. 54, *Die oberen Zehntausend*, Bildarchiv Engelmeier. S. 72; *Basic Instinct*, Bildarchiv Engelmeier. S. 160, *Zwillinge*, Bildarchiv Engelmeier. S. 172, *Manche mögen's heiß*, Rechte: Archiv KirchGruppe. S. 204, *Prêt-à-porter*, Bildarchiv Engelmeier. S. 216, *Vom Winde verweht*, Bildarchiv Engelmeier. S. 236, *Das Piano*, Bildarchiv Engelmeier.

Literatur

Allgemein

Allman, W. F.: Mammutjäger in der Metro. Wie das Erbe der Evolution unser Denken und Verhalten prägt. Spektrum Akademischer Verlag 1996.

Birbaumer, N., Schmidt, R. F.: Biologische Psychologie. Springer-Verlag, 3. Auflage 1996.

Chemie der Gefühle. Video. Spektrum der Wissenschaft Verlag 1995.

Dahl, E.: Die Gene der Liebe. Carlsen Verlag 1994.

Damasio, A.: Descartes' Irrtum. Emotionen, Vernunft und das menschliche Gehirn. List Verlag 1995.

Eibl-Eibesfeldt, I.: Die Biologie des menschlichen Verhaltens. Grundriß der Humanethologie. Piper, 3. Auflage 1995.

Fisher, H. E.: Anatomie der Liebe. Knaur Verlag 1995.

Grammer, K.: Signale der Liebe. Die biologischen Gesetze der Partnerschaft. Verlag Hoffmann und Campe 1994.

Hatfield, E., Rapson, R. L.: Love, Sex and Intimacy. Harper Collins College Publisher 1993.

Hejj, A.: Traumpartner. Evolutionspsychologische Aspekte der Partnerwahl. Springer-Verlag 1996.

Morgan, E.: The Descent of the Child. Souvenir Press 1994.

New Scientist Supplement 27. 4. 1996: Emotions.

Psychology today: Love – Have We Learned Anything Yet? March/April 1993.

Ridley, M.: Eros und Evolution. Die Naturgeschichte der Sexualität. Droemer Knaur Verlag 1995.

Spiegel special Nr. 5/1995: Liebe. Ein Gefühl wird erforscht.

Time 15. 2. 1993, S. 4347: What is love?

U.S. News & World Report 19. July 1993: Sexual chemistry.

Liebesreize

Agosta, W. C.: Chemical Communication. The Language of Pheromones. Scientific American Library 1992.

Birbaumer, N., Schmidt, R. F.: a. a. O., S. 372–449.

Bresser, H.: Leberfleck und Pfirsichhaut. C. H. Beck 1996.

Daniel, H., McCabe, R.: Gender Differences in the Perception of Vocal Sexiness. In: The Nature of Sexes, J. M. G. van der Dennen (Hrsg.). Origin Press 1992, S. 55–62.

Der Spiegel Nr. 41/1990, S. 279–282: Geist aus der Flasche.

Discover Nr. 6/1993, S. 4–85: The Mystery of Senses.

Die Zeit 29. März 1996, S. 66: Musik? Macht total Spaß!

Eibl-Eibesfeldt, I.: a. a. O.

Eltern Nr. 6/1995, S. 14: Liebe geht durch die Haut.

Focus Nr. 30/1994, S. 94-99: Liebe geht durch die Nase.

Freeman, W.: Physiologie und Stimulation der Geruchswahrnehmung. In: Gehirn und Bewußtsein. Spektrum Akademischer Verlag 1994.

Goodall, J.: Wilde Schimpansen. Rowohlt Verlag 1991.

Grammer, K.: Signale der Liebe. a. a. O.

Grammer, K., Jütte, A., Fischmann, B.: Der Kampf der Geschlechter ... und der Krieg der Signale. Unveröffentl. Manuskript.

Herztöne. 27-Minuten-Film für ARD/SWF von NextStep Filmproduktion München.

Jellinek, P., Jellinek, J. St. (Hrsg.): Die psychologischen Grundlagen der Parfümerie. Hüthig Buch Verlag, erweiterte Auflage 1994.

Jütte, A.: Weibliche Pheromone – Wirkung und Rolle von synthetischen »Kopulinen« bei der versteckten Ovulation des Menschen. Diplomarbeit an der Universität Wien 1995.

Karasek, H.: Billy Wilder. Eine Nahaufnahme von Hellmuth Karasek. Hoffmann und Campe 1992.

Kindl, G., Raab, W.: Licht und Haut. Govi-Verlag, 3. Auflage 1995.

Kunst- und Ausstellungshalle der Bundesrepublik Deutschland GmbH (Hrsg.): Das Riechen, Steidl-Verlag 1995.

Landau, T.: Von Angesicht zu Angesicht. Was Gesichter verraten und was sie verbergen. Spektrum Akademischer Verlag 1993.

Maelicke, A. (Hrsg.): Vom Reiz der Sinne. VHC Verlagsgesellschaft 1990.

Maiworm, R.: Menschliche Geruchskommunikation. Einflüsse körpereigener Duftstoffe auf die gegengeschlechtliche Attraktivitätswahrnehmung. Waxmann Verlag 1993.

Marie Claire Nr. 8/93, S. 173–175: Touch – die Macht der Berührung.

National Geographic 188 (6), 1995, S. 102–129: Jane Goodall.

Natur Nr. 2/1995, S. 37–51: Neurobiologie. Im Labyrinth der Sinne.

New Scientist 12. 5. 1988, S. 57–61: Something in the air.

New Scientist 23. 9. 1995, S. 38–42: What's in a Voice?

New Scientist Supplement 4. 4. 1996: Emotions.

Newsweek 19. 2. 1996, S. 41–46: Your child's brain.

Ovid: Liebeskunst. dtv 1996.

Porst, H.: Was jedermann über Sexualität und Potenz wissen sollte. Trias 1991, S. 17, S. 25.

Rost, W.: Emotionen. Elixiere des Lebens. Springer-Verlag 1986, S. 430–434.

Schneider, W.: Die Sieger. Sternbuch, Gruner und Jahr Verlag, ohne Jahresangabe.

Science 270, 1995, S. 305–306: Increased Cortical Representation of the Fingers of the Left hand in String Players.

Scientific American Nr. 9/1992: Mind and Brain.

Scientific American Nr. 10/1995, S. 154–159: The Molecular Logic of Smell.

Spektrum der Wissenschaft Nr. 6/1994, S. 56–63: Bildliches Erfassen von kognitiven Prozessen.

Spiegel special Nr. 12/1995: Musik. Lust fürs Ohr.

Spiegel special Nr. 4/1996: Prost Mahlzeit! Essen, Trinken und Genießen.

Stoddart, D. M.: The scented ape. The biology and culture of human odour. Cambridge University Press 1990.

Thurm, U.: Die mechanischen Sinne. In: Vom Reiz der Sinne, Alfred Maelicke (Hrsg.), VCH Verlagsgesellschaft 1990.

Van der Dennen, J. M. G. (Hrsg.): The Nature of the Sexes. Orogin Press 1992.

Zeki, S.: The Visual Image in Mind and Brain. Scientific American Nr. 9/1992, S. 69–76.

Liebesmuster

Baker, R., Bellis, M.: Human Sperm Competition. Chapman and Hall 1995.

Bellis, M., Baker, R.: Do females promote sperm competition: data for humans. Animal Behaviour Nr. 40/1990, S. 997–999.

Buss, D.: Die Evolution des Begehrens. Geheimnisse der Partnerwahl. Kabel Verlag 1994.

Eibl-Eibesfeldt, I.: a. a. O., S. 106.

Essock-Vitale, S. M., McGuire, M. T.: Women's lives viewed from an evolutionary perspective, I. Sexual histories, reproductive success, and demographic characteristics of a random sample of American women. Ethology and Sociobiology 6, 1985, S. 137–154.

Focus Nr. 33/1994, S. 114 f.: Das Fremd-Gen: Untreue als evolutionärer Vorteil.

Foocus Nr. 36/1994, S. 147–154: Wer will wen?

Focus Nr. 31/1993, S. 81–87: Die Sex-Lüge.

Grammer, K.: Signale der Liebe. a. a. O.

Grammer, K.; Thornhill, R.: Human Facial Attractiveness and Sexual Selection: The Role of Symmetry and Averageness. J. Comp. Psychol. 108 (3), 1994, S. 233–242.

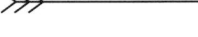
Langlois, J., Roggman, L. A.: Attractive faces are only average. Sociological Sciences Nr. 1/1990, S. 115–121.

Michael, R., Gagnon, J., Laumann, E., Kolata, G.: Sexwende. Liebe in den 90ern. Der Report. Knaur Verlag 1994.

Money, J.: Lovemaps. Irvington Publishers 1986.

Moore, M.: Nonverbal courtship patterns in women: context and consequences. Ethology and Sociobiology Nr. 6/1985.

Newsweek 3. 6. 1996, S. 42–50: The Biology of Beauty.

Ridley, M.: a. a. O., S. 318 ff.

Rozin, P., Fallon, A.: Body image, attitudes to weight, and misperception of figure preferences of the opposite sex: A comparison of men and women in two generations. Journal of Abnormal Psychology Nr. 97/1988, S. 342–345.

Schneider, W.: a. a. O.

Sing, Devendra: Adaptive significance of waist-to hip ratio and female physical attractiveness. Journal of Personality and Social Psychology Nr. 65/1993, S. 293–307.

Tramitz, Christiane: Du und kein anderer. Econ Verlag 1992.

Tramitz, Christiane: Irren ist männlich. Weibliche Körpersprache und ihre Wirkung auf Männer. Bertelsmann Verlag 1993.

Liebesmoleküle: Das Gehirn als Liebesnest

Damasio, A.: a. a. O.

Damasio, H. et al.: The Return of Phineas Gage: Clues About the Brain from the Skull of a Famous Patient. Science 264, 1994, S. 1102–1005.

Donovan, B.: Humors, Hormones and the Mind. An Approach to the Understanding of Behavior. Macmillan Press 1988.

Elsner, N., Roth, G. (Hrsg.): Brain, Perception, Cognition. Beiträge zur 18. Göttinger Neurobiologentagung. Thieme Verlag 1990.

Gazzaniga, M. S.: The Cognitive Neuroscience. MIT Press 1995.

Springer, S., Deutsch, G.: Linkes Rechtes Gehirn. Funktionelle Asymmetrien. Spektrum der Wissenschaft 1987.

Trepel, M.: Neuroanatomie. Struktur und Funktion. Urban und Schwarzenberg Verlag 1995.

Liebesmoleküle: Der Kick der Verliebten

Cutler, W. B.: Rhythmus der Liebe. Heyne Verlag 1994.

ESQUIRE Nr. 6/1984: The Chemistry of Love.

Fisher, H. E.: a. a. O.

Liebowitz, M.: The Chemistry of Love. Little Brown 1983.

Sabelli, H.: Phenylethylamine modulation of affect: therapeutic and diagnostic implications. Journal of Neuropsychiatry and Clinical Neuroscience 7 (1) 1995, S. 6–14.

Liebesmoleküle: Pheromone als Sexuallockstoffe

Discover Nr. 9/1990, S. 28: A Nose for Sex.

Discover Nr. 4/1994, S. 60–67: The Sniff of Legend.

Discover Nr. 8/1995, S. 30 f.: The Smell Files.

Discover Nr. 2/1996, S. 26 f.: Scent of a Man.

FAZ 17. 11. 1994: Sechster Sinn in der Nasenscheide.

Ferstl, R. et al.: Psychobiology of the immune system: behavioural factors in the maintenance of immunogenetical variability. Psychologische Beiträge Band 36/1994, S. 152–157.

Focus Nr. 37/1995, S. 164–166: Liebe auf den ersten Duft.

Focus Nr. 38/1995, S. 126–127: Sexy Duft für den sechsten Sinn.

Fortschritte der Medizin: Den Partner »gut riechen können«, ist nach wie vor entscheidend. 114. Jg., Nr. 3/1996.

Hejj, A.: a. a. O.

Maiworm, R.: Menschliche Geruchskommunikation. a. a. O.

Monti-Bloch, L., Jennings-White, C., Dolberg, D. S., Berliner, D. L.: The Human Vomeronasal System. Psychoneuroendocrinology 19 (5–7) 1994, S. 673–686.

New York Times 7. 9. 1993: Human Nose May Hold An Additional Organ For Real Sixth Sense.

Psychology Today 3/4 1996, S. 38–45: The Smell of Love.

Süskind, P.: Das Parfüm. Diogenes Verlag 1985, S. 246.

The Journal of Steroid Biochemistry and Molecular Biology: Proceedings of the International Symposium on Recent Advances in Mammalian Pheromone Research. Vol. 39, Number 4B, October 1991.

The Journal of NIH Research 6 (1) 1994, S. 47–51: Brave New Nose: Sniffing Out Human Sexual Chemistry.

Trend in Ecology & Evolution, News and Comment: Fragrant Genes Help Damenwahl. 10 (8), 1995.

Wedekind, C. et al.: MHC-dependent mate preferences in humans. In: Proc. R. Soc. London B (1995), 260, S. 245–249.

Liebesmoleküle: Die Macht der Sexualhormone

Bahr, R.: Testosteron – der Männlichkeitsfaktor. Was neueste Hormontherapie beim Mann zu bewirken vermag. Ariston Verlag 1994.

Becker, J., Breedlove, M., Crews, D. (Hrsg.): Behavioral Endocrinology. MIT Press 1993.

Bettendorf, G.: Zur Geschichte der Endokrinologie und Reproduktionsmedizin. Springer-Verlag 1995.

Cutler, W. B.: a. a. O.

Davis, E.: Women, Sex & Desire. Hunter House 1995.

Donovan, B.: a. a. O.

Haeberle, E. J.: Die Sexualität des Menschen. De Gruyter Verlag 1985.

Knussmann, R., Christiansen, K.: Männlichkeitsattribute und Androgenspiegel. Homo 39, S. 45–50.

Knussmann, R., Christiansen, K.: Sex Hormones and Cognitive Functioning in Men. Neuropsychobiology 18/1987, S. 27–36.

McEwen, B. S., Woolley, C. S.: Estradiol and progesterone regulate neural structure and synaptic connectivity in adult as well as developing brains. Experimental Gerontology 29 (3–4), 1994, S. 431–6.

Reinisch, J., Beasley, R.: Der neue Kinsey Institut Report: Sexualität Heute. Heyne Verlag 1990.

Rissman, E.: Behavioral Regulation of Gonadotropin-Releasing Hormone. Biology of Reproduction 54, 1996, S. 413–419.

Scientific American 2/95, S. 77–81: The History of Synthetic Testosterone.

The Sciences 9–10/1995, S. 26–30: Forever Young.

Liebesmoleküle: Das Orgasmushormon Oxytocin

Apotheker Zeitung 18, 1991, S. 3: Ein Hirnhormon weckt Freude.

Arletti, R., Benelli, A., Bertolino, A.: Sexual behavior of aging male rats is stimulated by oxytocin. European Journal of Pharmacology 179, 1990, S. 377–381.

Becker, J., Breedlove, M., Crews, D. (Hrsg.): a. a. O.

Dennerstein, L., Anderson-Hunt, M.: Oxytocin and Female Sexuality. Gynecol. Obstet. Invest. 40, 1995, S. 217–221.

Eibl-Eibesfeldt, I.: a. a. O.

Eicher, W.: Der Orgasmus der Frau. Piper Verlag 1994.

Elle (deutsche Ausgabe) Nr. 3/1993, S. 159–163: Das Liebeshormon.

Ivell, R., Russell, J. (Hrsg.): Oxytocin. Cellular and Molecular Approaches in Medicine and Research. Advances in Experimental Medicine and Biology, Vol. 395. Plenum Press 1995.

Keverne, E. B., et al.: Neurotransmitter release in the accessory olfactory bulb during and after the formation of an olfactory memory in mice. Neuroscience 69 (4) 1995, S. 1075–1086.

Kimura, T., et al.: Structure and expression of a human oxytocin receptor. Nature 356, 1992, S. 526–529.

Landgraf, R.: Central release of vasopressin: stimuli, dynamics, consequences. In: A. Ermisch, R. Landgraf, H.-J. Rühle: Progress in Brain Research. Vol. 91, 1992.

Landgraf, R., Neumann, I.: Septal and Hippocampal Release of Oxytocin, but not Vasopressin, in the Conscious Lactating Rat during Suckling. Journal of Neuro-endocrinology 1 (4) 1989.

Lidberg, L., Sternthal, V.: A New Approach to the Hormonal Treatment of Impotentia Erectionis. Pharmakopsychiat. 10, 1977, S. 21–25.

Lightman, S., et al.: Naloxone Inhibits Oxytocin Release at Orgasm in Man. Journal of Endocrinology and Metabolism 71 (4) 1990, S. 1056–1058.

Lightman, S., et al.: Effect of Naloxone on Neurohypophyseal Peptide Responses to Breast Feeding and Breast Stimulation in Man. Clinical Endocrinology 33, 1990, S. 81–86.

Lightman, S., et al.: Changes in Oxytocin and Vasopressin Secretion During Sexual Activity in Men. Journal of Endocrinology and Metabolism. 65 (4) 1987, S. 738–741.

Mademoiselle Nr. 11/1990, S. 112: The love hormone.

Marie Claire (deutsche Ausgabe) Nr. 9/1991, S. 67–70: Der Stoff, aus dem die Liebe ist.

McCarthy, M.: Oxytocin Inhibits Infanticide in Female House Mice. Hormones & Behavior 24 (3) 1990, S. 365–375.

New York Times 21. 1. 1991: A potent peptide prompts the urge to cuddle.

New York Times 2. 11. 1993: What makes a parent put up with it all?

Pederson, C. A.: Mating alters topography and content of oxytocin immunoreactivity in male mouse brain. Cell Tissue Research 266, 1991, S. 399–403.

Pederson, C., Caldwell, J. D., Jirikowski, G. F., Insel, Th. R. (Hrsg.): Annals of the New York Academy of Sciences: Oxytocin in Maternal Sexual, and Social Behaviors. 652, 1992.

Science News 144 (22) 1993, S. 360–365: Hormone of Monogamy.

Süddeutsche Zeitung 23. 1. 1992, S. 37: Die Chemie der Liebe.

Liebesmoleküle: Das lange Glück der Ehe

Becker, J., Breedlove, M., Crews, D. (Hrsg.): a. a. O.

Csikszentmihalyi, M.: Flow – Das Geheimnis des Glücks. Klett-Cotta 1987.

Der Spiegel Nr. 53/1992, S. 56–73: Ein Hauch, ein Fluß, ein Schweben.

Miketta, G.: Netzwerk Mensch. Psychoneuroimmunologie: Den Verbindungen von Körper und Seele auf der Spur. Trias 1992.

Time: What is love? a. a. O.

Zehentbauer, J.: Körpereigene Drogen. Artemis & Winkler 1992.

Fisher, H. E.: a. a. O.

Liebesmoleküle: Die Chemie der Treue

Buss, D.: a. a. O.

Carter, S., DeVries, C., Getz, L.: Physiological Substrates of Mammalian Monogamy: The Prairie Vole Model. Neuroscience and Behavioural Reviews 19 (2) 1995, S. 303–314.

Focus Nr. 31/1993, S. 81–87: Die Sex-Lüge.

Grammer, K.: a. a. O.

Insel, Th., Young, L., Wang, Z.: Molecular Aspects of Monogamy. Manuskript für die NYAS Konferenz »Integrative Neurobiology of Affiliation«. März 1996.

Insel, Th., et al.: A role for central vasopressin in pair bonding in monogamous prairie voles. Nature 365, 1993, S. 545–547.

Joachim, F.: Treue – die brisante Seite der Liebe. Rasch und Röhring 1996.

Münchner Abendzeitung 14. 3. 1996, S. 5: Warum Männer so gerne fremdgehen.

New York Times 2. 11. 1993: What Makes a Parent Put Up With It All?

Pederson, C., Caldwell, J. D., Jirikowski, G. F., Insel, Th. R.: a. a. O.

Science 265, 1994, S. 2007: Vole Love.

Science News 144, 1993, S. 360–365: Hormone of Monogamy.

Time 15. 8. 1994: Infidelity – it may be in our genes.

Liebesmoleküle: Die Chemie der Impotenz

Der Spiegel Nr. 41/1991, S. 312–314: Giftgas in den Adern.

New Scientist 8. 2. 1992, S. 24: The Chemical Basis of Impotence.

Schuman, E., Madison, D.: Nitric Oxide and Synaptic Function. Annual Review of Neuroscience 17, 1994, S. 153–183.

Snyder, S., Bredt, D.: Stickstoffmonoxid – Regulator biologischer Signale. Spektrum der Wissenschaft Nr. 7/1992, S. 72–80.

Snyder, S., et al.: Nitric Oxide: A Physiologic Mediator of Penile Errection. Science 257, 1992, S. 402–403.

Snyder, S.: Behavioural abnormalities in male mice lacking neuronal nitric oxide synthase. Nature 378, 1995, S. 382–386.

Liebesgene

Badinter, E: XY. Die Identität des Mannes. Piper Verlag 1993.

Bianci, M.: Evolutionary conservation in the DNA-binding and -bending properties of HM-boxes from SRY proteins of primates. Gene Nr. 154, 1995, S. 277–280.

Bishop, J.: Landkarte der Gene. Das Genom-Projekt. Droemer Knaur Verlag 1995.

Der Spiegel Nr. 30/1993, S. 168–177: Trieb in der Wiege.

Discover Nr. 2, 1995, S. 36–38: Whither the Y?

Discover Nr. 4, 1995, S. 24: Not by Testosterone Alone.

Fischer, E. P., Klose, S.: The Human Genome. Piper Verlag 1995.

Focus: Das Fremd-Gen. a. a. O.

Friedman, R. C., Downey, J.: Neurobiology and Sexual Orientation: Current Relationships. Journal of Neuropsychiatry 5 (2) 1993, S. 131–153.

Goodfellow, P.: Herbert Spencer Memorial Lecture. Sex, gender and DNA. unveröffentlichtes Manuskript, 1995.

Goodfellow, P., et al.: SRY and SEX Determination in Mammals. Annu. Rev. Gent. Nr. 27, 1993, S. 73–92.

Hamer, D., Copeland, P.: The science of desire. The search for the gay gene and the biology of behavior. Simon & Schuster 1994.

Horgan, J.: Gene und Verhalten. Spektrum der Wissenschaft Nr. 8/1993, S. 76–83.

LeVay, S.: Keimzellen der Lust. Die Natur der menschlichen Sexualität. Spektrum der Wissenschaft 1994.

Mann, Ch. C.: Behavioral Genetics in Transition. Science 17. 6. 1994, S. 1686–1689

New Scientist 4. November 1995, S. 12: Male rejection.

New Scientist 11. Mai 1991, S. 22: Sex-change engineering makes man of mouse.

New Scientist 11. November 1990, S. 40–42: One gene may not make a man.

New Scientist 25. November 1995, S.17: Sex, Violence and the Single Gene.

Petzold, U.: Was den Mann zum Mann macht. Biologie in unserer Zeit Nr. 2, 1992, Jg. 22, S. 84–90.

Schafer, A.: Genes and phenotypes of the human Y chromosome. Reproductive Medicine Review, Nr. 3, 1994, S. 77–95.

Scherer, G., et al.: Autosomal Sex Reversal and Campomelic Dysplasia Are Caused by Mutations in and around the SRY-Related Gene SOX9. Cell, Nr. 79, 1994, S.1111–1120.

Scherer, G., et al.: Translocations breakpoints in three patients with campomelic dysplasia and autosomal sex reversal more than 130 kb from SOX9. Hum. Gen. Nr. 97, 1996, S. 186–193.

Science 268, 1995, S. 1571: More on Genes and Homosexuality.

Science 269, 1995, S. 1824–1825: Snaring the Genes That Divide The Sexes for Mammals.

Science 268, 1995, S. 1556–1558: Germany Warily Maps Genome Project.

Science 270, 1995, S. 391–393: Genetic Discrimination and Health Insurance: An Urgent Need for Reform.

Science 264, 1994, S. 1686–1713: Behavioral Genetics in Transition.

Süddeutsche Zeitung, 25. Mai 1991: Jagd nach dem Substrat der Männlichkeit.

Süddeutsche Zeitung, 11. Mai 1995: Ob Mann oder Frau ist Sache der Dosis.

Time 15. 8. 1994: Our Cheating Hearts. Devotion and Betrayal, Marriage and Divorce: How Evolution Shaped Human Love.

Werner, M. H., et al.: Molecular Basis of Human 46X,Y Sex Reversal Revealed from the Three-Dimensional Solution Structure of the Human SRY-DNA Complex. Cell Nr. 81, 1995, S. 705–714.

Liebesdilemma

Alberoni, F.: Erotik. Weibliche und männliche Erotik – was ist das? Piper Verlag 1991.

Begley, Sh.: Your Child's Brain. Newsweek 19. 2. 1996, S. 41–47.

Breedlove, M. S.: Sexual Differentiation of the Human Nervous System. Annu. Rev. Psychol. 45, 1994, S. 389–418.

Breedlove, M. S.: Sexual Differentiation of the Brain and Behavior. Becker, J., Breedlove, M., Crews, D. (Hrsg.): a. a. O, S. 39–70.

Damasio, A. R.: a. a. O.

Der Spiegel Nr. 42–44/1995: Auf der Spur der ersten Menschen. Serie.

Diamond, J.: Sex and the Female Agenda. Discover Nr. 9/1993, S. 86–93.

Donovan, B. T.: a. a. O.

Eibl-Eibesfeldt, I.: a. a. O.

Focus Nr. 14/1995, S. 158–164: Warum Frauen anders denken als Männer.

Goleman, D.: Emotionale Intelligenz. Hanser 1996.

Jankowiak, W. R., Fischer, E. F.: A Cross-Cultural Perspective on Romantic Love. Ethnology 31 (2) 1992, S. 149–155.

Kimura, D.: Weibliches und männliches Gehirn. Spektrum der Wissenschaft Nr. 7/1992.

LeVay, S.: a. a. O.

LeVay, S.: A Difference in Hypothalamic Structure between Heterosexual and Homosexual Men. Science 253, 1992, S. 1034–1037.

Natur Nr. 4/1992, S. 44–50: Männer und Frauen – Die wahren Unterschiede.

New Scientist 4. 11. 1995, S. 5: Brain differences found in sex change »men«.

P. M.: Perspektive Nr. 32/1993: Mann und Frau.

Schneider, W.: a. a. O.

Shatz, C. J.: Das sich entwickelnde Gehirn. Spektrum der Wissenschaft Nr. 11/1992, S. 2–11.

Small, M. F.: What's love got to do with it? Discover Nr. 6/1992, S. 46–51.

Sprai, K. W.: Liebe, Lust, Frust. Über die Unfähigkeit der Männer, Frauen glücklich zu machen. Holzinger Verlag 1995.

Psychologie heute Nr. 12/1994: Liebe. Die Zukunft eines altmodischen Gefühls.

Swaab, D. F., Hofman, M. A.: Sexual differentiation of the human hypothalamus in relation to gender and sexual orientation. TINS 6 (18) 1995, S. 264–270.

Swaab, D. F., Gooren, L. J. G., Hofman, M. A.: The human hypothalamus in relation to gender and sexual orientation. Progress in Brain Research 1992, S. 205–219.

Vincent, J.-D.: Biologie des Begehrens. Wie Gefühle entstehen. Rowohlt Verlag 1990.

Walsh, A.: Das biologische Verhältnis zwischen Sex und Liebe. Free Inquiry's 1992 (unveröffentlichte deutsche Übersetzung).

Walsh, A.: Science of Love. Understanding love & its effects on mind & body. Prometheus Books 1991.

Liebesdrogen

Camporesi, P.: Geheimnisse der Venus. Campus Verlag 1991.

Carter, S.: Human Influences on Human Sexual Behavior. In: Becker, J., Breedlove, M., Crews, D. (Hrsg.): a. a. .O., S. 131–142.

de Quincey, Th.: Bekenntnisses eines englischen Opiumessers. dtv 1965.

Die Zeit 22. 3. 1996, S. 33: Die Chemie zur Therapie.

Focus Nr. 31/1995, S. 93 ff.: Das Geheimnis des Glücks.

Handbuch der Rauschdrogen, Fischer Handbücher. Fischer Taschenbuch Verlag 1989.

Hofmann, A.: LSD – Mein Sorgenkind. Klett-Cotta 1979.

Huxley, A.: Die Pforten der Wahrnehmung. dtv 1954.

Körpereigener Haschischersatz im Gehirn. dpa-Meldung vom 4. 1. 1993.

Money, J.: Love & Lovesickness. The science of sex, gender difference and pairbonding. The Johns Hopkins University Press 1981.

Naranjo, C.: Die Reise zum Ich. Psychotherapie mit heilenden Drogen. Fischer-Bücherei 1979.

Pitigrilli: Kokain. Rowohlt 1988. *(P. ist ein Pseudonym)*

Rabow, L. E., Russek, S. J., Farb, D. H.: From the currents to genomic analysis: Recent advances in GABA sub (A) receptor research. Synapse 21 (3), 1995, S. 189–274.

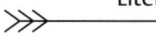
Rätsch, Ch.: Pflanzen der Liebe. AT-Verlag 1990.

Reinisch, J. M., Beasley, R.: Der neue Kinsey Institut Report. a. a. O.

Science 258, 1992, S. 1882–1884: Pot, Heroin Unlock New Areas for Neuroscience.

Science 271, 1996, S. 1499: Rat Study Sheds Light on Cocain Craving.

Science 271, 1996, S. 909: New Clues to Brain Dopamine Control, Cocaine Addiction.

Süddeutsche Zeitung Magazin 10. 7. 1992, S. 11–17: Gestatten, mein Name ist Alkohol.

The New York Times 4. 8. 1993: Personal Health.

Van Dyke, C., Byck, R.: Cocain. Spektrum der Wissenschaft Nr. 5/1982, S. 74–87.

Zehentbauer, J.: a. a. O.

Liebesverlust

Ärzte-Zeitung 12. 7. 1995: Klimakterium bei Männern.

Becker, J., Breedlove, M., Crews, D. (Hrsg.): a. a. O.

Davis, Elizabeth: a. a. O.

Der Spiegel Nr. 11/1993, S. 236 ff.: Männerangst Impotenz.

Der Spiegel Nr. 9/1996, S. 226–139: Müde Spermien.

Dym, B., Glenn, M. L.: Liebe, Lust und Langeweile. Die Zyklen intimer Paarbeziehungen. Trias 1993.

Fahrner, E. M.: Sexualstörungen bei männlichen Alkoholabhängigen. Suchtgefahren 228 (1), 1982, S. 27–37.

Focus Nr. 41/1994, S. 252–258: Sex in den 90ern.

Focus Nr. 42/1995, S. 196–204: Lustkiller Streß.

Hotfilter-Menzinger, C.: Keine Lust auf Sex. Piper Verlag 1995.

Klotz, T., Sengersdorf, A.: Kein Spaß am Sex? Orgasmusstörungen und Frigidität gemeinsam überwinden. Trias 1995.

Kuntz-Brunner, R., Nordhoff, I.: Heute bitte nicht. Rowohlt Verlag 1992.

Lauster, P.: Liebeskummer als Weg der Reifung. Rowohlt Verlag 1995.

McCarthy, B.: Sexually Compulsive Men and Inhibited Sexual Desire. Journal of Sex & Marital Therapy 20 (3), 1994.

Michael, R., Gagnon, J., Laumann, E., Kolata, G.: Sexwende. Liebe in den 90ern. Der Report. Knaur Verlag 1994.

Money, J.: a. a. O.

Morokoff, P., Gilliland, R.: Stress, Sexual Functioning, and Marital Satisfaction. The Journal of Sex Research 30, (1) 1993, S. 43–53.

Porst, H.: Was jedermann über Sexualität und Potenz wissen sollte. Männliche Sexualität. Körperliche und seelische Ursachen für Sexualstörungen. Medizinische Behandlung. Psychologische und partnerschaftliche Bewältigung. Trias 1991.

Psychologie heute Nr. 7/1989, S. 21–28: Die große Einsamkeit zu zweit.

Sapolsky, R.: Why zebras don't get ulcers. W. H. Freeman 1994.

Stern Nr. 6/1993, S. 34 ff.: Wenn die Lust zur Last wird.

Tennov, D.: Love and Limerence. The Experience of Being in Love. Stein and Day 1979.

The Sciences Nr. 9–10/1994, S. 36–39: What Kind of Love is This?

Welt am Sonntag 28. 8. 1994, S. 33: Neue Studie: Wechseljahre auch bei Männern.

Welter-Enderlin, R.: Paare – Leidenschaft und lange Weile. Piper Verlag 1995.

Welter-Enderlin R.: Glut unter der Asche. Leidenschaft und lange Weile bei Paaren in Therapie. Familiendynamik 19 (3), 1994.

Liebesheilung

Ader, R., Felten, D., Cohen, N.: Psychoneuroimmunology. Academic Press 1991.

Der Spiegel Nr. 45/1994, S. 196–214: Heilkraft der Seele.

Focus Nr. 27/1994, S. 102–112: Gefühle, die krank machen.

Miketta, G.: Netzwerk Mensch. Psychoneuroimmunologie: Den Verbindungen von Körper und Seele auf der Spur. Trias 1992.

Moyers, B.: Die Kunst des Heilens. Vom Einfluß der Psyche auf die Gesundheit. Artemis & Winkler 1994.

Neuroimmunologie, Verhalten und Befinden: Symposium der Volkswagen Stiftung 1995.

New Scientist 23. 7. 1994, S. 26–31: Mind over Body.

Pearsall, P.: A Healing Intimacy. The Power of Loving Connections. Crown Trade Paperbacks 1994.

Schedlowski, M.: Streß, Hormone und zelluläre Immunfunktionen. Spektrum Akademischer Verlag 1994.

Science 270, 1995, S. 232–233 und 283–290: How the Glucocorticoids Suppress Immunity.

Sach- und Personenregister

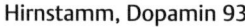

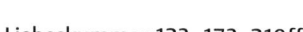